医乃仁术，济世活人之本，入大道之门！
揭开中医的神秘面纱，探索生命的终极奥秘！

医林志·第三部

归真图

青斗 著

中国中医药出版社
·北 京·

图书在版编目（CIP）数据

归真图/青斗著．—北京：中国中医药出版社，2014.10
（医林志）
ISBN 978-7-5132-1967-9

Ⅰ.①归… Ⅱ.①青… Ⅲ.①长篇小说-中国-当代 Ⅳ.①I247.5

中国版本图书馆 CIP 数据核字（2014）第 162421 号

中 国 中 医 药 出 版 社 出 版
北京市朝阳区北三环东路 28 号易亨大厦 16 层
邮政编码　100013
传真　010 64405750
三河西华印务有限公司印刷
各地新华书店经销

*

开本 787×1092　1/16　印张 14.5　字数 280 千字
2014 年 10 月第 1 版　2014 年 10 月第 1 次印刷
书　号　ISBN 978-7-5132-1967-9

*

定价　35.00 元
网址　www.cptcm.com

内 容 提 要

李千在武夷山中，竟然意外见到了那部《金匮玉函》，因不识上面的经文，暂弃而去。后于山中救下一名被强盗绑架的老者，获赠《归真图》中的《人体全形图示》，观摩之下，别有所悟。

历经一番磨难，李千终于找到了桃花居士寒梅生，并且得到了轩辕九针……

杨开习脉玲珑阁。出走多年的大师兄武连东忽然来访，并与师父董岳峰进入了密室之中。此时发生意外惊变，官兵围困玲珑阁，并驾炮欲轰。师父董岳峰神秘失踪，密室中惊现可吞噬炼化一切物质的禹王鼎……

师门变故之后，杨开重走江湖，巧遇枣儿，在徐州城入陆府诊病，见到一位以说病疗疾的高僧，又引出了一段当年旧事……

再遇樟树药帮，发现了枣儿的身世之迷……

李千落魄扬州，医大户之时，意外发现自己有了以针探脉的能力。因医好了"脉瘫症"，李千得以继承扬州首富的万贯家产……

在回山东老家的路途中，李千与江湖巨盗花娘子遭遇，知道了一个针对他的阴谋……

杨开再遇朱云，朱云邀请他共同探访神秘的天外天，那里是天医的世界……

目录
CONTENTS

第一章　金针世家

　　却说李千在武夷山遇上了小道士无心，正说话间忽从山路上奔袭来一只似猪类犬的怪兽，转眼间那怪兽已冲到近前。

　　李千一惊之下，袖里藏针，随手便甩，一柄甩袖针已然打出，正中那怪兽额头。紧接着那怪兽一个翻身滚至李千脚前，便一动不动了，已是一针毙命。

　　"咦!?"那小道士无心忽见李千有动作，欲要阻止，已来不及。他望着地上躺着那只怪兽，懊悔得直摇头，道："适才我是与你开个玩笑，你怎么把它杀了。这是我那师兄驯养的一条谷狼，本是来迎我的。"

　　"啊！它……它是你师兄驯养的?"李千闻之一怔，站在那里不知如何是好。

　　"唉！这条谷狼是我师兄于数年前在深山中捕获的，费了好大的气力才将它驯化出来，甚是听话懂事，观里的师兄们都很喜欢它，现在你却把它射杀了，这如何是好！"小道士无心一脸的沮丧。

　　"若不是道长说山中有魔怪作祟，凑巧这怪物又忽然出现，吓着了人，我岂能将它一针射杀的，又怎生怪起我来。"李千辩解道。知道这个小道士无心面善得很，当无害他之意，想不到这条叫什么谷狼的怪兽竟然是家养的。

　　"对不住了！"李千随又歉意地道。

　　"罢了！罢了！这也怪我，若不是出言唬人，惊着了你，你也不会出手。是我的错，莫怪！莫怪！李道友这一手飞针的本事，真是又狠又准！没想到你竟是位高手！"小道士无心歉疚之余，也自惊叹道。

　　"对了，现在天色已晚，李道友且随我去前面的清风观歇一宿吧，这山中晚上是很不安全的。"小道士无心随又说道。

　　"那就多谢了！"李千闻之一喜。

　　"不过……"小道士无心眉头又自一皱道，"待会见着了我那师兄，你莫要多言。这条谷狼对我那师兄来说，是比自家性命都重要的。若知你杀了谷狼，你这辈子勿要再得清静。"

　　李千听了，后悔得直挠头。

小道士无心随后将谷狼的尸体拖到路旁草丛中用树枝掩盖了，自家又自祷告忏悔了一番，而后引了李千一路前行。说道："李道友面生得很，应该是初至武夷山吧？"

"是啊！初至贵地，还请多多关照。对了，向道长打听一个人，这武夷山中可有一个叫寒梅生的隐者？"李千问道。李千知道隐藏轩辕九针的那桃花洞难寻，不若先行找到寒梅生其人，说明自己与凌霄的师徒关系，或许寒梅生能直接将轩辕九针从桃花洞内取出来，省得自己再去寻找。

"寒梅生！"小道士无心听了，思虑了片刻，摇头道，"这武夷山横跨福建、江西两省，大得很，住山的居士隐者极多，大多不喜人扰，不向人说名道姓，实在不知这寒梅生是哪一个呢。"

李千听了，颇感失望。

小道士无心又说道："你若是来这山里寻人，怕是件难事，各个山头逐一寻访，也要耗费些时日呢！这样吧，我替你打听一下。师父和观里的师兄们在山中住得久些，或能知道。"

"那就多谢了！"李千感激道。李千和小道士年龄相仿，颇觉投缘。

行不多时，前方谷地中呈现出一座道观来，半托山谷，依地势而建，当是那清风观了。

无心此时又叮嘱道："待会见了我师兄，千万别多嘴。"

李千听了，颇为忐忑，然见天色已晚，没时间找别的去处了。不知无心的那位师兄是个怎样的人，若是个不讲理数的，查出他驯养的谷狼是被自己射杀的，那是肯定要找自己麻烦的。

"出家人不打诳语，你这个小道士怎么跟我开这样的玩笑。现在看来也是福祸难测。"李千暗里直是摇头。

无心似乎感觉到了李千的情绪，讪笑道："观中养那谷狼多是不便，常常惊扰上香的信众，师父早让师兄将那谷狼放归山林，师兄却舍不得。这次你意外将它毙了，也算是为观中做了一件好事。只要你我不说破，师兄那里自然不知。这畜生去山中觅野食，几日不回也是有的。到时候即使师兄发觉了什么，李道友已经走了，他也无可奈何。"

李千听了，觉得这小道士无心未脱孩童稚气，尽是找理由安慰自己，倒是可爱得很。他笑道："小道长果是有趣。事已如此，随机应变吧。"

二人说话间，已是走到了清风观的山门前。拾阶而上，一进了山门，只见一个老道士，裹了身破旧的灰色道袍，蹬了双烂草鞋，发髻不整，拿了把几欲散架的大扫帚正在胡乱地划拢着地面上的落叶枯草。

"师兄！"无心走上前，笑着招呼道。

"哦！是师弟回来了。"老道士停了手中的活，抬头应道，却是一副睡不醒的懒散样子。

李千见了，心中稍安。

无心又道："我在路上遇到了一位李道友，特请至观中歇息一晚。"

那老道士望了李千一眼，点了点头道："你去安排一下吧。"

李千朝老道士颔首致意，未敢搭话。

老道士又道："师弟，谷狼知你回来，出去迎你了，可曾见着？"

无心讪笑了一下道："没看到呢。那畜生必是跑去山中开荤去了。"

那老道士听了，未再做理会，又自扫院子去了。无心则是朝李千偷笑了一下，扮了个鬼脸。李千站在旁边，极是尴尬。无心拉了一下李千，朝前面走去。

这清风观虽不算大，却也建得别致，居于古松翠柏之中，别有一番意境。无心将李千引至一房门前，说道："李道友，这是观中的客房，你且将就歇了吧，稍后我让厨下送份茶饭来。"接着又自小声道："放心吧，这三两日内是安全的。"

李千苦笑谢过，无心这才别去。李千进到屋子里，房间却也简朴洁净，正合心意。走了一天的李千，此时感到疲倦不已，一头栽倒在床上歇了。

"师父令我来武夷山寻那轩辕九针，虽然告诉了我藏针的秘密地点桃花洞，却未能指明桃花洞的具体位置。武夷山这么大，找到那座桃花洞也是件难事。此事特殊，且至关重要，又不能随意向人打听。不管怎么样，此次前来，一定要找到轩辕九针。这是令我领悟医道，名扬天下的神器！"李千躺在床上寻思道。

这时，忽闻院落里传来说话声。李千起身临窗看时，见适才在山门外扫地的老道士正恭敬地迎了一人进来。那人长着一张天圆地方的脸，大眼粗眉，长须高鼻。头戴四方平定巾，身穿淡青色的锦丝绸衣，宽袍长袖，大带围腰，脚穿一双方头青布履，气宇轩昂，颇有大儒风范。

"好一个儒雅的人物！"李千心中赞叹道。

随见老道士领着那人进入隔壁的客房。不多时，有道童端了茶饭进院，越过李千的房门送入隔壁的房间去了。

天色见黑时，方才有道童持了火烛端了份茶饭过来，瞟了李千一眼，面露不屑，也不搭话，将托盘放在桌子上径自去了。托盘上摆有一碗白米饭，一碟菜叶豆腐，一壶茶水。李千已是饿得饥肠辘辘，管不得许多，将茶饭一扫而净，复倒于床上便睡。

也不知几时，忽闻得门外有人急切唤道："柳先生！柳先生！"有人疾行而至，在敲隔壁的房门。李千惊醒，忙起身来向窗外看。院中此时站了两名拿灯笼的中年道士。

"什么事？"隔壁那儒士应道。

一道士恭敬地道："今晚观中住进了几位采药的山民，白日里不知在山中吃了什么不洁之物，此时正在害病，多是头热腹痛之症。观中懂医的几位师兄施术不效，师父特吩咐我等前来请柳先生出手救治那几位山民。有劳先生了。"

那柳先生沉吟了片刻，这才道："好吧，既是虚云道长有话，我且去看看。"

然后听到隔壁门声一响，柳先生走了出来，随两名道士去了。

"观中道士都医不得的病，特来请此人，看来他当是个医中的高手，我且去看上一看。若能出手相助，也是酬了今天的食宿。"李千想着，忙自出了房门，尾随而去。

三清殿上，地上胡乱躺着五六名身着粗布衣衫的山民，皆面色青黑，作捂头按腹之痛苦状。

正中坐着一名老道士，头戴纯阳巾，身穿石青镶边长领的白色道袍，脚着一双云头履，鹤发童颜，百岁不止。无心站在他的身后。几名道士在给那些山民灌喂药水。

老道长见柳先生进来，忙起身迎道："柳先生，这些山民不知中了什么毒，我观中的解毒汤竟然不起作用。好在你这个针术高手在此，就请出手救救他们的性命吧。"

柳先生忙回礼恭敬地道："老道长勿与柳某客气，医病救人本是我医家分内之事。"

老道长说道："适才我问过了，他们几个在山中采药时，遇上一种不知名的蘑菇，贪其肥大鲜美，故煮了来吃，不曾想皆中了毒。"

"哦！是这样。"柳先生听了，随后上前查看了一番，点头道，"好在及时被观中的解毒汤护住了心脉，尚可救治！"

老道长和众道士听了，这才松了一口气。

无心这时看见李千进来，笑着朝他打了个招呼。李千见那老道长肃然正坐，知是无心的师父虚云，忙上前施礼相见。

无心一旁介绍道："师父，这位是李千道友，弟子路遇，因天色已晚，故请至观中一歇。"

虚云老道长朝李千点头示意。李千施礼后退至一旁，看那柳先生施针术救治山民。

柳先生先是从怀中掏出一布卷来，展开来长约一米，里面竟自排满了数十根长短不一、金光闪闪的金针。

"竟然都是贵重的金针啊！"李千看得目瞪口呆。

柳先生先在一名山民背部上下拍打了数下，而后持金针刺入三穴，手法娴熟，所取者却都不是经脉上的正穴，当是他自家独知的秘穴。接着又取一金针，刺入一穴，此穴与肺俞穴相邻。随以二指轻弹针身，针身微颤，忽地拔针出穴，一道黑色血水疾射而出。被医治的中毒者立时神色大缓，已无大碍。

虚云老道长在旁边看见，点头不已。

李千这边也自看得真切，暗中惊讶不已。这般解毒针法，可是首见。柳先生如法炮制，又为第二名山民施以金针术解了毒。

李千在旁边看得技痒，他的乾坤针法也有解毒之术，又见未被救治的山民仍旧躺在地上痛苦呻吟，心下不忍，于是上前对虚云老道长深施一礼道："道长，晚辈也知晓些针术，可否也为这些中毒的山民医治？"

虚云老道长听了，颇感意外，点头道："中毒者重在救治及时，你既知医术，可以出手相助柳先生。"

无心听了，高兴地道："原来李道友也是医家，师父既然有话，你就上前施术吧。"

那边正在忙活的柳先生听了，朝李千望了一眼，现出不屑之色。

李千上前，取出阳和针，恐针身不洁，持了针在一旁的菜油灯焰上燎了燎，而后施针法于一山民身上泻乾坤两脉之毒血。

柳先生金针解毒术甚是快捷，未等李千医好一人，他已是将其他山民身上之毒血尽解。他见李千还在施针，于是走上前笑道："小友，你这针法玩玩尚可，却是医不得病解不得毒的。看我的吧。"说话间，柳先生持金针独取那山民背部一穴，一刺即出，又自带出一道黑色的血水来。

"先生金针之术果是高明，实令晚辈佩服，还望多多指教。"李千惊讶之余，佩服道。

"我柳家的金针术自古传男不传女，何况你这个不晓针道的外人。"柳先生讥笑一声，收针而退。李千听了，臊得面红耳赤，尴尬之极。

虚云老道长站起来说道："李千，你适才的针法解毒也已奏效，只不过没有柳先生金针解毒术快速罢了。你还年轻，来日方长。"也自给李千一个台阶来下。

此时那些被解救的山民们起身朝柳先生谢恩。被李千施术的山民也在列，却自不理会李千，认为自家的毒仍旧是那柳先生解的。柳先生站在那里得意非常，望着李千不断冷笑。

"无心，将李施主送回房间歇息去吧。"虚云老道长解围道。

李千心中愤愤道："我习针道日子尚短，暂时比不得你的金针术，但也容不得你这般笑我！"

无心将李千送回房中。李千忙问道："这个柳先生是什么人？竟有如此高超的金针解毒术！"

无心道："这个柳先生唤作柳世安，是师父的朋友，来自江南金针世家。"

"金针世家！"李千闻之讶道。

无心道："江南金针世家的柳家，金针术闻名遐迩，历代传承已有几百年了。柳世安兄弟三人，皆是针术高手，他排行第二。这个柳世安尤是个高傲的人物，对其他的针灸医家甚是看不上眼。就是对针法有天下第一之誉的金针堂也颇有微词。你也莫怪他傲慢，他的确针术高明，非一般高手所能及。"

李千听了，心中道："目前只能看出这个柳世安金针解毒术高明，其他的未必能高过我师门之凌氏针法。好在我没有报出是凌门弟子，否则不知又要遭到他怎样的讥讽呢。"

李千随后喟然一声道："我技不如人，又怎敢怪责人家。"

无心笑道："针法解毒你是不如那个柳世安，但是他一样没有你飞针射杀谷狼的本事。针身本纤细轻飘，不易用力。这手绝活，便是我也佩服得紧呢。不要妄自菲薄，只不过你和柳世安各有所长罢了。"李千听了，信心又起。

"对了。"无心又说道，"本来我明日准备陪你去山中寻访那个寒梅生的，但是今晚师父有令，命我明天陪柳世安去桃花溪。"

"桃花溪！"李千闻之，心中一动，忙说道，"那桃花溪旁边可是有桃花洞吗？"

无心应道："桃花溪旁边的山洞很多，皆称桃花洞，不知你要找的是哪座山洞？"

"这个……"李千听了，一时茫然无措。

无心道："你如果也想去桃花溪那边的话，明日我们倒可同行。"

李千本想应允，想起要与那柳世安同行，免不得又遭他嘲笑，况且寻找轩辕九针事关重大，不便让外人知晓，于是摇头道："我还要找那个寒梅生，就不和你们一起去了。"

无心道："也好。对了，我向师父打听过了，倒是听说过寒梅生这个人的名号，但是不知居于山中哪座洞府。"

李千听了，颇感失望，于是道："谢谢你，只好慢慢访寻了。"

无心道："你日后若是无个去处，晚间仍可来清风观住下。师兄那边也勿过于担心便是。"李千听了，感激不已。二人闲聊了几句，无心便离开了。

李千随后躺在床上寻思道："桃花洞应该就在桃花溪边上，我不熟悉路径，明日且在后面尾随了他们去，别让他们发现我就好了。"

"金针世家！"李千心中冷哼了一声道，"终是比不上我那师叔凌氏针法的名头大。适才解那毒时，我本要收全效的，却又被你来占了功劳去。这个柳世安好是可恶！不过此人的金针解毒术竟能引中毒的血气射出穴外，着实令人佩服。待我日后寻得轩辕九针，晓其运针之道，什么金针世家、银针世家，自然也不在我的眼中。

再也受不得人讽、人欺、人辱！"

李千本是家贫人微，惯受欺凌，又屡遭磨难，胸中不免积了一股怨气。他一个少年，出走山东学艺，一路上饱受苦难，遭世人冷眼，好歹习了一身本事，自想有个出人头地，扬眉吐气的时候。

第二天一早，李千忽被一阵吵闹声惊醒。出来看时，不由一怔，只见无心的师兄正抚了谷狼的尸体咆哮："是谁杀了我的谷狼？是谁杀了我的谷狼？让我抓住他，必要碎尸万段！"全无个出家人的模样。几名道士围在那里，都自摇头说可惜。

原是一大早，那老道士外出闲逛，路经掩盖谷狼尸体的地段时，见有群鸟聚集在路旁的一堆树枝上，心知有异，便过去看。这才发现了谷狼的尸体，怒携而归。

此时一道童出来道："师兄，师父有命，令你将谷狼的尸体扛去山中埋了，勿要再大声喧哗，以免惊扰了观中的客人。"

老道士听了，这才止了怒吼，仍在抹泪咒骂。此人本是山外一流浪汉，数年前赖在清风观要出家为道人，死活不肯离开，以讨个吃闲管住的地方，不曾念过一句道经。因其岁数大了，众道士尊称他一声师兄。虚云老道长也任他逍遥。

李千见不是个事，忙退在一旁，拉了一道士问无心现在何处。道士说一大早无心就和那个柳世安外出了。李千听了，懊悔不已，知自己睡过了头，错过了尾随无心去桃花溪的时机。随后朝那道士打听了无心的去向，便追出了清风观。

李千沿山路急追了一程，仍旧不见无心的身影，知道对方可能走得早些，自家已是迟了，无奈之余，慢下步伐来。后路经岔道，再辨不得去处，情急之下，索性在山中乱走。

时至中午，见前方树木掩映下，散落着几间茅屋。其中一房前竖有一长杆，顶端竟然还飘挂着一面"茶"幌，显然是一处卖茶的铺子。李千见之一喜，走了一上午，已是腹中饥渴。

李千走进那茶铺时，见里面空无一人，便是店家也不知去了哪里。李千拣了张桌子坐了，用手拍了拍桌子，唤道："店家！店家！可有茶水卖？"

里间的门帘一挑，走出一名少女来。发梳雁尾，粉布包头，上穿圆领碎花布袄，窄袖短衣，下穿淡青色的布裤，腰系一方蓝布围裙。体态轻盈，面容俏丽。

"山野小店，怠慢了客官，还请见谅！"那少女迎上前来，笑吟吟地道。

"有茶水吃食，随便上一些吧。"李千应道。暗里却赞叹道："这山中景物和人竟都是清新亮丽得很！果是个好所在！"

"客官稍候，这就上来。"那少女嫣然一笑，转身去了。

不久，那少女复转了来，端了一壶茶和一盘包子，还有一盘素炒山菜。

"客官从哪来？"少女一边将东西摆在桌子上，一边随口问道。

李千犹豫了一下，寻思道："为免她欺生，我且说个熟悉的地方来。"想到这里，便应道："清风观。"

"清风观？"那少女闻之一喜，随又眉头一皱，面呈疑惑道，"清风观内都是道士，可客官……"

李千忙说道："是这样，我昨晚投宿在清风观朋友那里的。"

"原来如此！"那少女释然一笑道，"不知客官识得观里的哪位道长？"

李千心中道："这小丫头果是能刨根问底，多亏认得个无心。"于是应道："观里的无心道长是我的朋友。"

"你是无心哥哥的朋友！"少女闻之，欢喜道。显而易见，这少女和无心还不是一般的熟悉。

"是啊！"李千也自笑道，"怎么，这位姑娘原来也认识无心道长啊！"

"当然了，无心哥哥是我的表哥呢！"少女笑道。

"原来你们是亲戚。"李千听了，颇感意外。

"我叫来香。你既然是无心哥哥的朋友，这顿饭就算是我请了。"来香笑道。

"有熟人果然好！不过这茶饭钱稍后还是给她为好，我已是欠了无心一个人情了。"李千心中欣然道。

"我叫李千，谢谢来香姑娘了。"李千感激道。

"不客气。李大哥稍等，待我为你换壶好的茶水来。"来香说着，一笑去了。

第二章 金匮玉函

不一会，来香果是新端了一壶茶来，放于桌子道："这是上等的武夷山云雾茶，算是我请李大哥品尝的。"

"多谢，多谢！"李千拱手笑道。

李千一边用着茶饭，一边和来香聊天道："来香姑娘，这里看似很偏僻，少有行人，为何在此开茶铺？"

来香应道："山里人家，靠山吃山。这里也常有客人经过的，因为这里是联系山两边的要道。我和爷爷闲时采集些山里的草药卖与过往的客人，倒也能勉强维持家用。"

"哦！是这样。对了，请问来香姑娘，桃花溪如何走法？"李千随后问道。

来香应道："从清风观出来，东行数里后折向东南，而你走到这里却是反了方向了。怎么，无心哥哥没有告诉你去桃花溪的路径吗？"

李千道："今天是无心道长陪同观里的一位客人去桃花溪，我只不过问问而已。"李千胡乱应道。

"那么李大哥要去哪里啊？这里的山路我熟的。"来香说道。

李千道："去哪里现在还未能确定，因为我要找一个人，他住在何处我也不知呢。"

"李大哥找的是何人呢？说来听听，保不准我能认识。"来香应道。

李千正有此意，于是道："有个叫寒梅生的人，是位长年居山的隐者，来香姑娘可否知晓？"

"寒梅生？"来香皱着眉头想了半天，摇头道，"还真是不知道有这个人。武夷山七十二洞天，三十六福地，大得很。有些真正的居山者，隐姓埋名，不令人知其来处。便是常见面的也不知姓氏名谁呢！要找这类人，无异于大海捞针。"

"哦！"李千听了，颇为失望，暗中道，"看来明天只好去那桃花溪慢慢寻找了。"

"那个寒梅生可有道号？隐者之间多以道号相称，或能以此找出些线索。"来香又说道。

李千摇头道:"只知其人姓名,至于道号,家师倒是不曾告知我。"

来香摇头道:"这样可就难找了。"

就在这时,门外忽然走进一个年轻人。戴逍遥巾,锦袍华服,皂皮靴,白绫袜,腰系长剑,背负包袱,浓眉大眼,甚为英俊。一进来便寻了张桌子,放下包袱自顾自坐下,喘着气,风尘仆仆,甚为疲惫。

"客官!"来香见状,忙迎了上去。

"店家,快上些吃喝来。"那年轻人急不可待地说道。显是急着赶了很长的路,已是又饥又渴。随又异常警惕地朝外面张望着,右手不自觉地按住了放在桌子上的那个包袱,紧张得很。来香看到这种情形,眉头微皱,道了声"稍等"便自去了。

待来香端了茶饭上来,未及摆到桌子上,那年轻人伸手抓来便吃,狼吞虎咽。然而未吃上几口,忽又停下,眉头紧皱,左手抚胸,面呈痛苦状,当是吃得急,噎住了。来香复坐在李千桌旁,转头看着那年轻人。这种急三火四的客人倒是少见。

开始时,那年轻人未曾引起李千的注意,待其抚胸时,不由瞟了对方一眼。自是一怔,见其面色青黑,似乎受了严重的内伤,于是提醒道:"这位兄台,且不可食之过急。尤其是有内伤的情况下,会让伤情加重的。"年轻人听了,感激地朝李千望了一眼,这才放慢了吃喝的动作。

"此人面部坤脉色暗,必是受了重伤无疑。这种情形下如何可以急着赶路?"李千心中讶道。

凌霄传授李千的乾坤八脉,另辟蹊径,唯乾坤二脉经行所在与任督两脉类同,位于任督二脉两侧并与之并行,且潜行皮下骨肉间,针之亦深。其中医理,尚未可知。这时,忽闻那年轻人"唉呀!"了一声,一只咬了半口的包子掉在了地上,随见其左手抓住桌角,右手捂住胸口,咬牙皱眉,额头冷汗直冒,已是痛苦难耐。李千见状一惊,与来香互望了一眼,来香已现出惊慌之色。李千犹豫了一下,忙起身来到那年轻人身侧,说道:"这位兄台,在下略懂针术,可否容我试着施针术为你止痛?"

年轻人迟疑了一下,又实在难忍伤痛,于是点了点头。李千见其同意,忙取了一支阳和针朝那年轻人胸部膻中穴刺去。那年轻人受针之际,右手却自按住了腰间佩剑的剑柄,显是有所防范。李千一针刺入,稍施手法。随见年轻人脸色大缓,已是起了止痛的作用。

"谢谢你了,兄弟!"年轻人感激之余,按剑柄的手有所松动,但仍未离开。李千一针取效,随后起针离开,回到座位上坐了。来香则一脸惊讶。李千朝她一笑。

年轻人恢复了常态,坐在那里慢慢进食。心中暗道:"适才多亏这人为我施针止痛,否则肯定倒在这里了。这店中一男一女面相善良,当不是坏人。眼下追兵将至，再拿着这件东西必是脱不得身去。权宜之计，只有将这件东西暂时寄存在这里，待日后有机会再来讨取了。否则必会落入那些人之手，父亲和众师兄弟们可就白白为此物送死了。"想到这里，年轻人犹豫了一下，最后还是慢慢站起身来，朝李千和来香这边一拱手，说道："多谢搭救之恩！现在还有一事相求，希望二位答应我。"

李千与来香听了，俱是一怔，感觉对方有些得寸进尺。李千摆了摆手道："兄台请讲，不知我们还能帮你些什么。"

年轻人轻微叹息了一声，望了桌子上的包袱一眼，又自迟疑了一下，然后从怀中掏出了一锭银子，约有五两之重，放于桌上道："我现有急事要办，身上带着这包袱多有不便，想暂时寄存在你们这里。这是五两银子，权为酬谢。七天之后我自会来取回。这位兄弟和这位姑娘都是好人，我信得过你们，请再帮我一次如何？"

李千与来香相望愕然。对方出手就是五两纹银，是相当得阔绰。不过同时也表明，对方所寄存的包袱里必有贵重之物。

"这个……"李千望了来香一眼，意思是你是店主人，应该由你拿主意才是。

来香却是摇了摇头道："对不住了，这位客官，山野小店，并不安全。若是有所差错，我们也赔偿不起，所以不敢答应此事。"

年轻人听了，愈是增加了对她的信任，点了点头道："这个不劳二位担心，只要为我保存七天即可。如果在这七天里出了什么意外，也自与你们无关，我概不追究。我若不是有急事，也不会麻烦二位。请一定要帮我这个忙。日后必有重谢！"说完，朝李千、来香二人深施一礼。

来香听了，倒犯起难来，显是对方强行寄存，推脱不去了。她又望了望李千，知道他是无心的朋友，并且对方是将那包袱托付他们两个人保存的，自想令李千拿个主意。李千见了，挠了挠头，道："此事稍后再定，若是七天后，你不来取回怎么办？"

年轻人听了，苦笑了一下，说道："七天后我不回来取，就说明我可能回不来了。这件东西你们二位就自行处理吧。"

李千和来香听了，又自一怔，感觉事情不是那么简单了。来香正要拒绝，却见那年轻人似乎感觉到了什么，朝门外望了一眼，脸色微变，朝二人一拱手道："就有劳二位了，现在我必须走了。"说完，舍了桌上的包袱径自走出门外。

"喂！你这人怎么能这样，我们还没有答应呢。"来香站起身来喊道。

走到门外的年轻人停了下来，摇了摇头，而后转过身来，一脸悲凄道："二位好人，就帮了我这个忙吧。"接着脸色一肃道："还请二位马上将这东西藏在一个安全的地方，此事万勿再令第三个人知道。你们这里偏僻，不会引起外人注意。七天后我若是回不来，你们就寻一处僻静的地方将它深埋了或是抛于山崖下，万不可令外人知道东西在你们手里，否则会为你们引来大祸的。就此别过！"说完，拱手一礼，竟自转身跑了。

李千愈加感觉事情蹊跷，对方竟然舍了包袱跑了，不由一惊道："坏了！这个人一定是惹了什么麻烦，而今却将这个麻烦扔给了我们。"

来香惊急道："这如何是好？"

李千道："事已至此，这块烫手的山芋你不接也得接了。"

此时，另一侧的山路上，有一行人正朝这边缓缓而来。李千望见，自是一惊，道："又来人了，怕是和刚才这个人有关的。来香姑娘，快将那包袱藏起来。"

"这是什么事啊！"来香见状，气恼得一跺脚，忙上前收了桌子上那五两银子，接着去拿那包袱，感觉有些沉重，便双手抱了，急出后门找地方藏去了。

"今天怎么会碰上这种奇怪的事！"李千无奈地挠了挠头。待来香转回来，李千忙提醒道："快将那人适才吃过的东西收拾了，就当他没有来过。"

"有道理！"来香应了一声，忙上前将桌子收拾干净了。

来香复坐在李千桌旁，忧虑道："李大哥，你看今天这事如何是好？"

李千劝慰道："这个人硬将东西留下来，我们也没奈何。事已至此，只能走一步看一步了。待七天后他回来取走，也就万事大吉了。"

"李大哥，这件事是你我两人撞上的，并且那人也是将那东西寄存在我二人这里，你又是无心哥哥的朋友，可要在这里陪我七天啊！否则我可不知道怎么办了。"来香恳求道。

"事情都已经这样了，你说我能走吗。"李千道。因知道来香是小道士无心的亲戚，也自不想一走了之，令来香一人为难。况且自家对刚刚认识的来香也颇有好感。来香听了，这才展颜一笑。

李千摸了摸袖里藏着的那一排针，点了点头道："放心吧，我会留在这里等待那人回来的。嘘……那些人过来了。"

一阵杂乱的脚步声响起，有五六名强壮的汉子走了进来，穿的都是粗衣布鞋，窄衫小裤，腰中系的或是草绳，或是布带。俱是脸生横肉、目露凶光。又各持刀枪剑弓，暗藏飞镖短刃，像那打家劫舍的强盗。总之皆非善类，望之令人生畏。

"店家，好酒好肉一齐上来！"一名汉子大声喊道。

"快去招待客人。"李千小声提醒着正在迟疑不动的来香。

"哦！来了，来了！"来香这才回过神来，跑去后厨准备酒菜。

一群人围着桌子坐了。其中一人警惕地朝李千这边望了一眼后，未再作理会。过了一会，来香和一名老者端了酒壶和大盘的肉菜上来。那老者显得有些木讷，当是来香的爷爷了。一群人开始吃喝起来，还不时小声嘀咕着什么。

"跑不了……放心……"

"我们一定要抢在头里，否则会被他人得了手去……"

"……又有几路人马也都现身了呢……"

李千心中讶道："这些人果然是追赶刚才那个人的，怪不得他走得这样急，原是后面有人追。显然是感觉今天走不脱了，才将那东西强行留在这里。那包袱里究竟是件什么东西，竟然有这么多人在抢夺？"

在来香出来上第二次菜的时候，一汉子问道："小姑娘，今天可有一个背着包袱的年轻人来过这里？那是我们的朋友，在山里走散了。"

"不曾见！"来香故作镇静地摇头道。

"哦！"那汉子颇感失望。

另一汉子道："大哥，请放心，他既然已暴露了行踪，应该是走不掉的。"

"喝酒，喝酒！"那汉子打断了另一汉子的话。众汉子不再言语，吃喝起来。待吃喝完毕，一汉子扔了几块碎银于桌上，互相招呼着去了。李千和站在门口的来香，目送那些人走远了，这才各自松了口气。

"刚才我好紧张呢！瞧这些人的架势，都不是什么善类，必是追赶刚才那人而来。"来香心有余悸。

"没想到你这小店，今天的生意竟然这般火爆！"李千站起身来，笑道。

"李大哥，这种钱不好赚的。"来香摇了摇头道，"李大哥，现在怎么办？"

"等！"李千道，"等七天后再说了。"

"既已受人之托，必要忠人之事！我们且保管七天吧。只是要误了李大哥的行程了。"来香无奈地说道。

李千道："我找的人也不知在哪里，权且在此休息七天好了。"

来香说道："这事是我连累了李大哥，不过你是无心哥哥的朋友，只好麻烦你了。"

李千苦笑了一下道："此事说起来也是我惹的祸，我若不为那人施针医痛，他也是信不过我们的，就不会将那东西强行寄存在这里了。"

"所以说，这件事我们要一同承担。"来香笑道。

"只能如此了！"李千摇头无奈地道。

"你说，那到底是件什么样的宝贝，竟然令他为此疲于奔命，后面还有这么多人在追他？"李千迷惑道。

来香摇头道："谁知道呢。这东西可能是先前那人偷窃的，否则何以这样怕人？"

李千道："未必是偷来的。先前那个人的模样不像是做这行当的。"

来香道："七天后他来取走最好。若真是回不来，我们怎么办？真按他说的深埋了或是抛于山崖下？"

李千听了，寻思了一会，说道："到时再说吧。就是要丢，也要看看是件什么东西为好。"

"李大哥倒是好奇得很呢！"来香笑道。

"我猜顶多是件值钱的稀罕物罢了。人所夺者，不外乎财。"李千道。

来香道："我想也是。所以啊，人为财死，鸟为食亡，说得最是有道理呢！"

逢此异事，李千也只好留在来香的茶铺里，在后院住了，和来香一同守护那只包袱。那包袱倒是被来香藏在了一隐蔽处。虽然好奇，这二人也是不敢现在私下取来打开看，只想着七天后那人来取走了事。

来香觉得此事特殊，本想向清风观的无心求助，一起来守护那包袱，以防生变，但想起那人离开时曾叮嘱过，此事不能再令第三人知晓，思前想后，遂止了此念。也是觉得有李千在，多少有些倚仗。

来香随后引了爷爷赵举出来见李千，但说李千是从清风观来的无心的朋友。李千上前礼见了。来香的爷爷还未知事由，应了一声又自转到后面忙碌去了。寡言少语的，显得有些冷漠。当是店里的事全由来香做主，他只是负责厨下的事，其他的事情全不过问。

"李大哥，接下来的七天里，我们就只是等吗?"来香忧虑道。事发突然，自令她颇感不安。

"只能等了。"李千说着，站起身来，望着外面的山景说道，"并且这七天里我们切不可表现出任何能令人感到怀疑的异样来。继续开门做你的生意。那人七天内来取走了东西则罢了，否则，我们看一眼，若是无用之物也只能弃了。"

意外遇上此事，李千心中索然，也只好暂且在此住下了。心中惦记着寻找寒梅生和轩辕九针，每起此念，不禁一叹。

接下来几天，李千不是在茶铺内饮茶，就是在附近观赏山中景致。茶铺内偶有些进出的山民和过路的客人到此歇脚，倒也再未见可疑之人。因有了李千，来香也自颇感兴奋，极喜与他聊天。

如此一晃，七天过去了，那个年轻人并未按约定来取走那个神秘包袱。

来香此时已是没了主意，期待地望着李千。

李千寻思了片刻，说道："再等上三天，三天后他不来再说。"

来香听了，也只得无奈地应了。

此时李千却是眉头紧皱，意识到事情愈来愈严重了。那个年轻人未能按时出现，说明此人极有可能发生了意外。而此人强行寄存在这里的包袱，里面当是一件很贵重的特殊物件了。

三天的时间很快过去，那年轻人仍旧毫无音讯。

傍晚时分，来香早早将店门关了，和李千坐在后院的屋子里，二人望着桌子上的那件包袱发怔。二人虽然也想知道里面到底是什么物件，却也不敢轻易打开来看。从那年轻人临走时说的话，和当天发生的事情来看，似乎有许多人在寻找这件东西。如果打开看了，危险便会降临。

二人沉默了好一阵，来香这才鼓起勇气说道："李大哥，我看就不要为这事犯愁了，索性将这东西抛到后山的悬崖下算了。那个人走时不也说了吗，若是他不按时来取，令我们自行处理，这也不算违了约定。况且也是他强行寄存在我们这里的。否则整天为这东西提心吊胆的，日子过得也不安生呢。我可不想为这东西惹来是非呢。"

"此人既然将这东西放在了这里，若真有麻烦，此时也避不开了。要知道，那个人当天应该是被人追杀而来。如果追杀他的人找到了他，却发现失了所要寻找的东西，必会按原路再行追查下来，也一定再会找到我们这里。当然了，那个人若是守口如瓶倒也罢了，未说出东西放在了这里，便不会有人想到东西会放到这里。倘若他被人抓了，一时受打不住，泄露出了这里，东西便是被我们丢于悬崖下，也会有人找到这里的。并且没有了这东西，事情当会变得更加麻烦。当然这些也仅是目前的猜测。其实事情既然被我们遇上了，我建议不如看个究竟，这些人到底在追寻抢夺一件什么东西。"李千说道。

"你真想看？"来香犹豫了一下。事情毕竟是发生在她的茶铺里，而对李千来说，无论发生什么事情，他都可以一走了之。

李千看出了来香的忧虑，笑道："放心，我既然留下和你共同担当此事，就会负责到底，不会置身事外的。这东西若是件危险的物件，就丢掉它。日后即便有人找到这里，我们也可以来一个死不认账。"

"当然了。"李千右手暗里摸索了一下袖里藏着的那一排针，又自说道，"便是有什么人找来，好言好语地说就罢了，若是对我们用强使横，我自然也不会放过他们。"

来香听了，感激地笑了一下，随后说道："在这山里，我也不是怕事的人呢。真有人来找麻烦，清风观的无心哥哥和那些师父们也会帮助我的。"

李千点头笑道："不错，有无心道友和清风观做我们的后盾，更没有什么可怕的了。况且这是主动找上门来的事，不是我们自己去找的事，主动权应该在我们手里才是。"

"那就打开看看吧！"来香终是下定了决心。

李千于是站起身来，上前提了一下那包袱，感觉颇为沉重。

来香笑道："这东西重得很，那天我藏的时候，也费了好大的气力呢。"

李千这时解开了外面那灰色的包袱皮，里面露出了一红色的包袱皮，复又将红色的包袱皮解去，里面又是一层绿色的包袱皮，且上面绣有字。李千见了，忙将此层解开，里面竟是一只正方形的金属匣子，颇陈旧，四面雕刻有古朴图案，隐隐透着金光。正面雕有四个常人无法辨识的古篆字。

李千见绿色的内层包袱皮上绣有几个字，于是将其从沉重的匣子底下抽了出来。展开来一看，那绿色的包袱皮竟然是一面旗帜，上面绣有"龙虎镖局"四个金色的字。

"龙虎镖局!?"李千讶道，"这只金属匣子难道说是这家龙虎镖局押送的东西？寄存这物件的可是镖局的人?"

"应该是遇上劫镖的了!"来香也自恍悟道。

"怎会只有他一个人押镖?"李千惑然道。

"喂! 李大哥，这匣子该不是金子做的吧?"来香这时伸手抚摸着那只透发着金黄色泽的金属匣子，不由惊讶道。

李千听了，放下手中那面龙虎镖局的旗帜，也上前抚摸了一下金属匣子，心中倏地一惊。那润滑的手感可不是普通黄铜的感觉。

"真的是金子做的!"李千惊讶道。

"竟然做了一个这么大的金匣子，里面装的是什么宝贝啊?"来香惊奇道。

这匣子上倒是无锁，只是上面的盖子封闭得严实些。李千小心翼翼，颇费了些力气才将上面的盖子打开。里面装的却是一层层黄丝绸包裹着的东西。

"什么东西这么珍贵啊!?"来香见状讶道。

"看看就知道了。"李千将手中的金匣盖子慢慢放在旁边，而后又小心地从里面将最上一层的丝绸取出，放在旁边的桌子上，而后将丝绸轻轻掀开，里面竟然露出了一张书页大小的玉片来，却是断裂成了三块。最奇异的是薄薄的玉片上面竟雕刻有三个古篆字，且是镂空的那种。

"这金匣里面装着玉书呢!"李千惊奇道。

"有道是黄金有价玉无价，这里面的玉片可是要比那金匣贵重! 这玉片的质地润泽滑腻，比母亲留给我的那只玉镯看起来还要好呢!"来香也自惊叹道。

李千随手又从金匣里面取了一层丝绸，打开来，也是一页玉片，只是上面镂空的字多了些，但却碎裂成了更多片数。显是这玉片易脆裂，又镂空有字，每片虽裹有丝绸，但在强烈的外力震动下，还是将这些玉片震碎了。李千随手拆看，共计三十几页的镂字玉片，可惜都已碎裂了。

"这些玉片像是一页页的书!"李千惊讶道。

"金匣玉书!"来香惊叹不已。

第三章　桃花溪

　　原来呈现在李千和来香眼前的正是高武和朱云等各方势力追寻的那件"金匮玉函"。龙虎镖局在杭州秘密接下此镖物后，不曾想半路上遭人劫杀。那龙虎镖局倒是坚持"人在镖在"的信条，死命掩护镖局的少主人陆通携"金匮玉函"逃走了。那陆通一路逃亡，不敢再直走去云南的路线，辗转至这武夷山来，竟与李千偶遇。又因陆通已身负重伤，后面追兵将至，万般无奈之下，只好将金匮玉函强行寄存在来香的茶铺中。

　　此时的李千和来香自然不知道这其中的缘由，望着眼前的"金匮玉函"啧啧称奇不已。

　　"什么样的书竟然如此珍贵，用这上等的玉片雕刻而成，还装在这金子做的匣子里？"李千迷惑不已。

　　来香说道："看来这龙虎镖局在押送这东西的路上遭了劫，这个镖局的人虽是护了此物逃脱出来，但仍旧未能摆脱后面追杀他的人。寄存在这里当也是无奈之举。想抢这东西的人也必是相中了这金匮和玉的贵重。"

　　李千望着碎裂的玉片上那些不识得的古篆字，摇头道："事情怕不是那么简单。这金匮和玉片虽是贵重，恐怕也不是那些人抢它的目的。应该抢的是这册玉片雕刻的经书。可惜这上面的古字我们不认识。"

　　来香听了，觉得有理，于是道："这金匮上的字和第一页玉片上的字大些，不如将其字形描绘下来，找个能识得它的人辨认一下，就知道是什么样的一册玉书了。"

　　李千听了，对来香一笑，点头道："好主意。"

　　来香望着其他碎裂的玉片，不无遗憾地摇头道："可惜了，这些碎玉不易拼凑了，否则也描下字形，找人辨识出来，就知道是什么内容了。"

　　李千道："主人家既然过时不取，让我们自行处理，这东西现在就是我们的了。事情发生在你的茶铺里，这堆东西也就归你吧。金匮和玉片都贵重得很，也自值钱得很，只是短时间内不要拿出去换钱。待过几年，那些人将此事忘了，再做打算吧。"

来香听了，心下感激，便自摇头道："既然是我二人担下的事情，这套金匮玉书还是让我们一齐处理的好。要知道处理不好，仍旧会引来麻烦的。"

李千望了望那些碎裂的玉片，眉头皱了一下道："暂时将这些东西找个隐蔽的地方藏起来吧，不过这玉书上到底写的是什么内容呢？"

来香见了，笑道："李大哥感兴趣啊！这样，我先将金匮上和第一页上的那几个大些的字按形状描绘下来，找人辨识是什么字。然后我再慢慢地将那些碎裂的玉片拼凑起来。好在每一页的玉都是分别包裹的，没有混在一起，易于拼凑。只要下些工夫，仍旧能拼出原来的形状。多花些时间，便能把整册书的内容给辨认出来。"

李千听了，欢喜道："好主意呢！这上面的古字我们不识，但肯定有人认识。到时候将内容分开让人辨识，不令对方看到全部内容，事情也自不会泄露出去。便是日后那个镖局的人来寻，还了他的东西就是，这玉书上的内容我们便自留下来了。"

"好了！"李千伸了个懒腰，站起来笑道，"你来处理这些东西吧，我有些累了，先回房睡觉了。"说完，转身去了。

来香忙将桌子上的金匮玉函重新包了起来。

这时，门外走进来一个人，正是来香那位沉默少语，平时不甚露面的爷爷。

"来香啊！你们两个孩子可是担下了一桩祸事呢！"赵举神色一肃道。显然他适才在门外已是将屋子里来香和李千二人的对话听了个清楚。

"爷爷，事情你都知道了？"来香微讶道。

"家里就这么大个地方，什么事能瞒得过我的眼睛。"赵举应道。

"我以为寄存此物件的人七天后来取走了也就罢了，没想到对方失约了，也必是来不得了，而你和李千两个人竟然要探究这玉书上的内容，显是不妥。"赵举随后忧虑道。

"爷爷，那现在怎么办？"来香听了，也有些害怕。

赵举说道："好在李千这个孩子是个正直的人。适才我在门外看见，他见了这贵重的金匮玉书之后，眼中并无贪色。"

来香道："李大哥是无心哥哥的朋友，所以我才信任他的。"

"我看，这件事情应该让无心和清风观的人来处理比较好，你和李千脱身出来才安全些。"

来香听了，摇头道："可是那天寄存此物的人再三交代，不能再让其他人知道。而且如此一来，事情必会泄露出去，岂不会给清风观惹来麻烦。"

赵举说道："可你们毕竟是两个孩子啊，岂能担起这么大的事。"

"爷爷。"来香认真地说道，"那天我们既然答应了人家，就应该遵守诺言。你老人家也看到了，我和李大哥并非贪恋此物的贵重。现在的问题是，应该搞明白这是册什么样的玉书。李大哥说得对，那些人追查此物，应该不是冲着金匣和那些玉片来的。"

赵举听了，犹豫了一会，倒也点头说道："你们能谨守诺言，也是不易。接下此事的是你二人，我自然不会干预，不过要慎重才好。"

"对了。"赵举接着说道，"你且将金匣里第一页玉片上的字描绘下来交给我吧，不过不要按原来的顺序，我找人辨识去。隐居在南山的那位刘先生，据说博古通今，说不定认得这古字。"

"那就谢谢爷爷了。"来香高兴地应道。

且说李千回到房间，躺在床上寻思道："这金匣里的玉书上到底是什么内容呢？难道藏的是一部奇书不成？不过眼下对我来说寻找轩辕九针才是最重要的事。这件事情既然到了现在这个样子，就交给来香姑娘自行处理吧，我明天应该去寻桃花溪了……"

迷迷糊糊的，李千便自睡着了。

第二天一早，李千来到前面的茶铺时，桌子上已备好了早点。随见来香端了壶茶水笑吟吟地过来。

李千问了声早，道了声谢，又道："来香姑娘，打搅多日，我也该走了。那件东西你就自行处理好了。"

来香听了，忙说道："李大哥，何必走得这样急，你不想知道那……"

来香欲言又止，朝四下里望了望，然后轻声说道："你不想知道那是部什么样的玉书吗？"

李千笑道："古字难识，也就不那么费心了，我还有事要办，就不在此讨扰了。"

来香听了，忙道："你还是稍候一下吧，爷爷已持了我描的几个字形一大早找人辨识去了。"

李千听了，笑道："看来爷爷他老人家也知道此事了。比我们还心急呢。那好吧，待他老人家回来我再走不迟。"

"李大哥要去的桃花溪，离这里也不算远。你办完了事，晚上仍旧可以再回来住的，不收饭钱的。"来香笑道。

"谢谢了！"李千感激之余，说道，"到时候再说吧。"

待李千用过早点，偶一抬头，看到山路上有一人缓缓而来。认出是来香的爷爷赵举，李千忙迎了上去。

赵举进了茶铺，坐下来缓了口气，说道："那个刘先生见了我送去的那几个古字，说是上古的文字呢。问我哪里抄来的，我说是孙女读一本古书时偶然看到的，辨识不出，特来请教。那刘先生也是一个字一个字地寻思了半天才逐一认了出来。"说着，从怀里掏出一张纸来。上面七个古字的顺序已被来香故意打乱。

待来香上前按原来的顺序排列好再读时，金匮上的四个古字为"金匮玉函"。那第一页玉片上三个古字为"生死书"。

"金匮玉函！"李千点头道，"这四个字倒是言之有物，和我们从物件上判定的金匮玉书几乎是一样的。这'生死书'嘛……何为生死书？难道这是一部隐藏了生死秘密的奇书？"

来香笑道："我看也是古人故弄玄虚罢了。人之生死都是顺其自然的，哪有什么秘密。"

赵举道："应该是一部上古奇书，否则不会以金玉来制作的。只是那些玉片都已经碎裂，不知道是什么内容了，否则也必是藏着成仙做神的秘法呢。"

来香笑道："若是写此生死书的人成了仙，他也不会制作这件金匮玉函来引世人注意了。世人若都成了神仙，岂不也与他争那天上的口食。"

赵举听了，也自点头道："说得也是！"

李千笑道："看来世人所争的还是金和玉罢了。生死之事岂是人力所及，故作神秘而已。好了，我还有事，先去了。老人家，来香姑娘，告辞了！"说着，李千拱手走出。

"李大哥，我会将那些碎东西拼凑好，再让那位刘先生一一辨识出全书的内容来。你若有空，来取了便是。"来香送出来，挥手喊道。也是此时山间无人，声音大些也无妨。

"谢了！"李千回头一笑，而后转身去了。那件金匮玉函和里面的《生死书》此时对李千来说，是件与自己无关的事情，所以也不甚在意。他心中惦记着的乃是那轩辕九针。

按先前来香所指的路径，行了约两个时辰，李千寻到了那桃花溪所在。这里其实是一处山谷，谷中有溪水流出，偶见几株桃花散布而已。且颇为偏僻，空山旷谷，溪水横流，不见人踪。

李千寻思道："已过去十几天了，无心和那个金针世家的柳世安应该早已返回清风观了。"

李千步入谷中，见杂花遍地，野草乱长，一时找不到那桃花洞。见有小径通于幽处，便自信步而来。

愈往里去，溪水渐宽，桃花也多，风起叶落，清澈的溪水中也自浮有散落的桃花碎瓣，随水流去。桃花有意，流水无情，总怪那清风多事。

待走得深了，野树纵横，乱石半掩，已是无了路径。莫说那桃花洞，便是普通的洞穴也不见一个来。

"可是走错了地方吗？"李千心中茫然道。

偶感口渴，李千便寻到溪水边，蹲下来，洗净了双手，捧起那冰凉清澈的溪水饮了几口，果是甘甜得很。随后坐在一块石头上，暂且歇息，寻思着下一步何去何从。

"如此荒凉偏僻的地方当是住不得人的，那寒梅生也自不会住在这里。这地方颇大，应该是走错方向了。"李千四下里望了望，摇了摇头。

这时，对岸的一样东西引起了李千的注意。一条约有数丈长的灰白色的，有如绢布一样的东西横在草丛中。

"怎么会有人将一匹布料遗弃在这里？还是在晾晒？附近可是有人居住吗？"李千惊讶之余，站了起来。见下方十数步远的溪水中露有石头，倒是可以垫脚越过溪水。于是走过去，小心地从石头上一步一步地迈了过去。

待到了对岸，李千忙于那草丛中寻去。走得近时再看，不由一怔。那物件哪里是一匹散开的布，而是一张巨大的完整的野生蛇蜕。看那一端处，竟有水桶般粗细。周围草丛倒伏，且腥味扑鼻，显是一条大蛇刚在此蜕皮。昔日在莒县的安顺堂见过这种装在药橱里的蛇蜕，但如此巨大的一张，李千可是头一次见到。不过荒山野岭的，不免令人心里发毛。

李千立感毛发冷竖，恐意大增，知道此地不可久留，忙慢慢退回对岸，狂奔而去。倘若遇此长虫，必葬蛇腹。虽有"甩袖针"绝技，但是面对如此巨大的长虫，射它几十针也当是不济事的。

李千慌不择路，也不知一气跑出了多远，待跑得精疲力竭，这才寻了一棵大树，倚在树干上喘着粗气歇息。

"应该离那东西远了，只是可惜了一料好药材！"李千心有余悸，不禁摇头感慨道。

那蛇蜕一物，有祛风、活络、定惊之功。以皮治皮，又善医皮肤诸症。这么大的野生蛇蜕，力道尤雄，是可遇不可求的一味好药。大凡物之药力，多随其所属物性，又有一物之中，部位不同，药力也自不同，气之强弱使然，有时是不以其质地论的。

待缓过劲来，李千这才站起身来。此时见那天色渐晚，已是到了幕掩山峦，百鸟归林的时候了。

李千此时心中倏地一惊。原是迷了路径，已不知身在何处，寻不得来时旧路了，回不得来香的茶铺了。

"这如何是好？"李千心下惶恐。知道晚上是万万不可露宿在这深山里的，一想起刚才见到的那张大蛇蜕，便觉得头皮发麻。

"罢了、罢了！便是遇不得那长虫，也自会被这山中的野兽吃了。"李千暗中懊悔不已，不敢停留，但于山中乱走，两手各扣了一枚针，以防不测。

忽从身后传来响动。李千立时一惊，急转身，左手护在胸前，右手呈甩袖之势。见一只松鼠从一根树枝上跳跃到了另一根树枝上，枝叶晃动发出了声响。

李千见状，右手扣着的那枚甩袖针自是硬生生地收了回来。

有此一惊，李千倒也长呼出了一口气，知道自己吓自己不得，一路朝前寻过去。林中渐暗，天色就要黑了。

待转上一面山坡时，李千忽地一喜。原是对面的山坡上坐落有几间茅屋，炊烟缥缈，掩映在夕阳的余晖中，尤是显得宁静安和。

"终于看到人家了！"李千欢呼一声，忘记了劳累，朝那边跑了过去。

李千跑至茅屋的木门前，稳住身形，缓和了一下气息，这才上前敲门。

敲了几下，屋内却无动静。李千又用力拍打了几下，这才听得一人警惕地问道："谁……谁啊？"

"这位大哥，我在山林里迷了路，现在天色已晚，可否借住一宿？"李千忙应道。

屋子里沉寂了一会，随后听闻旁边的窗子有启动的声音，接着又关上了。显是屋内之人在从窗内观察外面的情况。然后见那木门一开，两名强壮的汉子出现在李千面前。此处偏僻，少有人来，尤其是在这傍晚时分，所以二人皆是面呈警惕。

"两位大哥。"李千忙一拱手道，"还请行个方便，我仅打扰一晚，明早就走。"

"呵呵！"一名汉子神色不自然地笑了一下道，"原来小兄弟在山里迷了路了，好说，好说，只要不嫌山野人家简陋，住了便是。"说着话，侧身相让。

"谢了！"李千感激之余，走进屋内，顿觉一股肉香扑进鼻中。原来屋内灶台上正炖着一锅已然熟烂的兽肉。旁边的柱子上插有两支燃着的火把，映得屋内通亮。

四下里极简陋，一张桌子支在旁边，上面已经摆了几碗饭菜和一坛子酒。显而易见，这是一间专门供烧饭和吃饭的厨房。

"小兄弟来得也是巧，我们正好要开饭了。有酒有肉呢！"另一汉子怪怪地笑道。

已是一身疲惫的李千并未发觉对方异样的笑意，感激道："多谢二位大哥了，在下不会白吃白住的。"说着，从怀里掏出了几块碎银子放在了桌子上。乃是见了对方酒菜还算丰盛，先付了钱再说，免得对方心里不满。

那二人见了，俱是一喜，相视而笑。

一人笑道："小兄弟千万不用客气，四海之内皆兄弟嘛！只要到了我们这，酒肉管饱的。"

这时，忽听得门外有人大声说道："怎么回事？赎票的人不是明天约在黑风岭吗，如何早早引到这里来？会露了我们老底的，谁的蠢主意？"

李千听了，立时一怔，感觉有异。

随见一粗壮的黑面大汉从门外大步走入，后面还跟了一人。

"大哥，是另一桩生意上门了，是自己撞上来的。"先前一人凑近那黑面汉子，得意之余，笑嘻嘻地道。

"好啊！合该我们兄弟发财啊！"那黑面汉子望了李千一眼，满意地点了一下头，而后狂笑道。

"咦？"李千一怔，感觉气氛不大对劲，这才发现对面这四个人皆是贼眉鼠眼，且腰间背后都别着刀，当非善类。

"哎呀，不好！误入匪窝了！"李千这才恍然大悟，暗里懊悔不已。然而此时再想离开，已是不能。

"小子，知道这是什么地方吗？这可是你自己找上门来的，怨不得别人。且将身上的银子自己尽数都掏出来，免得我们兄弟再费事了，一会也好赏你个全尸。否则将你和那锅里的狍子肉一起烩了，给我们兄弟几个下酒。"先前一人得意地狞笑道。

李千有绝技在身，处变不惊，袖里藏手，手中扣针，暗里稳了稳神，冷声道："我与各位无冤无仇，只是想借住一晚罢了。既然是误闯进来，还请让我离开。我全当什么也没看到，什么也没听到。"

"呵呵！小子。"那黑脸汉子笑道，"你以为这里是集市啊，想来就来，想走就走。废话少说，且将身上值钱的东西取出来，否则勿怪我兄弟手中的刀狠。"

"既然如此，那就怪不得我了。"李千说着话，忽然间双手齐发，两枚甩袖针已是疾射而出。

那四名强盗本是见李千文文弱弱的，又不曾持有器械，已全然不放在眼里。面对李千突然发难，自是猝不及防。那黑面汉子和旁边一人先行中针。也是李千暴怒之下，发力尤猛，针身中额贯脑。

另两人见李千一动作，还未反应过来，李千的甩袖针已然二次出手，全不给对方应变的机会。那四人但见李千双袖挥动之下，隐见室内寒光闪动，随觉额头一凉，手臂都未曾抬起，便都惊愕地立在那里，眼中俱是呈现出了一种骇然之色。接着，四具尸体相继倒地。

李千一得手，便自抢出门外，防其同伙。

果然见有另一名汉子持了一柄长刀从一间屋子里呼呵着冲将出来，朝李千扑过来，显是发现了这边的异常情况。

李千一抬手，一枚甩袖针打出。那人一个跟头，倒在了李千的脚下，又自一针贯脑。

"是你们逼我杀人的！"李千脸色铁青，愤恨地说道。自用甩袖针射杀了两名截杀他的南阳王府卫士，李千便对要害他的人产生了一种极大的愤怒，杀之而后快。哪怕是对他起了杀意未动手，甚至于将罢手的人。

"还有谁，都出来！"李千立在门前，大声喊道，他要杀光这里所有的人。熟悉的人曾欺辱过他，陌生人也要害他。李千的杀气涨满胸腔，今日得以一泄。那种杀人快感，自令他有些欲罢不能。

周围再无动静，四下空寂，只有山风吹过，拂过茅屋内外的五具尸体。

李千愤恨之下，仍旧不失冷静，到对面的两间茅屋里又仔细搜查了一遍，再无人迹。看情形，这里仅住有这五名盗贼。

李千又四下巡视了一番，见再无旁人，心下这才稍缓。复回到了那间厨房内，于锅中取了几块狍子肉来，坐在了那张桌子旁边，就着现成的饭菜一顿狼吞虎咽。他也实在是饿极了，顾不得地上那四具尸体了。

"不要再有人惹我，无论你是谁，否则……"李千仰头喝干了一碗酒，将碗重重扣在桌子上，狠狠地说道。用针刺入人身医病和射杀人的感觉相比，医病的成就感似乎要逊于一击必杀的快感。那是一种特殊的兴奋状态，令人畅然之极……

"为什么会这样？"李千看着自己的双手，一时间又迷茫起来。这双持针的手本是医病救人的，如何就这般杀起人来？

"哼哼！"李千忽地冷笑了一声道，"看来这世上有的人可救，有的人则该杀。犯我者必杀！杀则杀矣！我又能奈何，又能奈我何！"

意外误闯盗巢，射杀五盗，尤令李千感慨不已。

这时，忽有轻微的声响从身后传来。李千一惊，认为有遗漏的强盗欲要袭击自己。骇然之下，猛然一个侧翻，滚落旁边，身形未起之际，手中扣针就要射出，却发现身后空无一人。

"咦？"李千忙站了起来，双手扣针，全神戒备。适才他的确是听到了身后有声响发出。

这时，又有声响从一角落里发了出来。那里堆放了一些柴草。柴草微动，当是里面藏有人或是其他活物。

"出来！"李千后退一步，喊了一声。

柴草堆又自动了一下，随即便没了动静。

李千见了，心下大异，忙右手持针振袖，左手寻了根长棍，慢慢走到柴草堆前，小心翼翼地拔开柴草。一个口中塞着布团，满脸惊恐的老者面容呈现出来。

推开柴草，见那老者却是被五花大绑地藏在了里面。

李千一怔，伸手将老者口中的布团取下，警惕地问道："你是什么人？"

老者连喘了数下，顺和了气息，这才应道："老夫是被这伙强人绑架来的，多谢公子救命之恩。"

李千想起刚才那黑面汉子的话中有赎票的事，这才恍悟这位老者就是那个被绑架来的肉票了。原是先前的那两名强盗在屋子内听到李千敲门的声音，知道来了外人，忙将本来绑在柱子上的老者藏在了柴草堆内。这老者在柴草堆中，从缝隙中倒也将屋内适才发生的事看了个清楚。

李千上前将老者身上的绳子解开，安慰道："老人家受惊了。"说着话，欲要搀扶，那老者却是摇头道："恩人啊！老夫现在动弹不得。乃是那伙强人绑架我时，撞闪了我的腰。刚才强忍着痛用头晃动柴草，以令恩人发现我。否则恩人明早去了，老夫就要饿死在这里了。"

李千听了，释然道："原来如此！好在是遇到了我，却也不难。"说着话，右手针出，在老者的腰间气海穴上刺了一针，随施手法，以散开郁滞的气血。而后左手一用力，说声"起"，将老者扶了起来。

老者站在那里，仍旧不敢动。

李千笑道："老先生，我适才已是用针疏通了你腰部的气血，现在可以走动了。不妨一试。"

那老者听了，犹豫了一下，这才试着迈出了一步。而后惊喜道："果是好了呢！恩人原来也会医病的。"

李千冷声道："我的针可以救人，也可以杀人！"

"谢谢公子救命之恩，且受老夫一拜。"老者感激之余，忙朝李千深施大礼。

李千忙上前扶了道："老先生莫要客气。这伙强人着实可恶，竟敢行绑架勒索害命之事。遇着了我，也是他们气数尽了。"随将老者扶到桌旁坐了。

李千又自笑道："现成的饭菜，老先生且吃饱喝足了。现在天色已晚，暂且住上一晚吧。待明日一早，我再送老先生回家。"

"公子医武双绝，真乃世间侠士。老夫刘春生，山后刘家村人。在这有礼了。"那刘春生感激地朝李千拱手谢道。

"刘先生客气。"李千拱手回礼道，"晚辈李千，偶行至这里，迷了路径，不想遇上了这伙杀人劫财的强盗。"

刘春生道："这里是他们的盗巢。这五人先前也不知是从哪里流窜来的，聚而为盗，曾绑架了邻村的张员外，勒索了一大笔钱财去。见是个不费力的营生，便自做将起来，今日又绑了老夫来。好在遇上了李公子这般侠士，为民除害。"

　　刘春生接着望了一眼地上的那四具尸体，说道："虽然他们死有余辜，但公子连杀五人，兹事体大。若是官府知道此事，虽老夫作证可保公子无事，但免不得会给公子引来一些不必要的麻烦。同时也为防其有同伙日后报复。老夫建议，此事不声张为好。这里偏僻，一般人寻不来的。明日我们回去，就说是我半路逃脱，遇到了李公子，李公子护送老夫归家可好。"

　　李千听了，佩服刘春生老成，点头道："如此好极！可免去诸多麻烦。"

　　刘春生听了，应道："不是老夫怕事，而是这武夷山中，有着数不清的强盗，谁知道他们还有无同伙。公子救下老夫，老夫也不想将公子牵涉进是非之中。多一事不如少一事吧，此事你知我知即可。总之世间少了这伙祸害人的强盗，也就可以了。待老夫归家，对公子自有厚报。"

　　李千笑道："那倒不必了。我杀他们，也是为了自救。"随后一叹道："我本行医救人的，没想到也要杀人自救。"

　　刘春生道："李公子勿要自责。这伙强人该杀的，否则日后还不知要害死多少人。鬼神知道也不怪罪的。"

　　李千冷笑了一声道："我倒不是怕什么鬼神怪罪于我。这世上，有些人的确是该杀的。"

　　李千在刘春生这里再次证实了这伙强盗果是仅有五个人，心下这才稍安，接着将那四具尸体拖了出去，同屋外那具尸体一并抛入旁边的深沟中，寻了枝叶掩盖了。

　　处理了尸体，李千随后和刘春生来到另外两间房子内，搜索了一番，得了一包金银珠宝，显然都是打劫勒索来的，不知有多少性命在里头了。

　　李千将那包裹系了，扔与刘春生道："此为不义之财，刘先生且收着吧。"

　　刘春生先是一怔，忙说道："公子有救老夫性命之恩，且射杀了这伙强人，为地方除去五害，这包东西理应归公子所有才是，老夫如何敢收。"

　　李千说道："这种钱我花不来的。刘先生是本地人，且将这些银钱日后救济些穷苦人家吧。"

　　刘春生听了，推脱了几番，李千只是不受，不由对李千肃然起敬。感慨道："公子大义，世间少见。老夫权且收下，日后依了公子的吩咐去做便是。公子不仅有以医术济世的慈悲之心，更是有着侠义心肠。"

　　李千摇头道："刘先生莫要如此说。这银钱虽是好东西，但有的能用，有的则不能用。况且我自家有吃饭的本事。"

　　刘春生听了，又自感动不已。

　　二人随后寻了床铺睡了。李千为防意外，双手扣针而睡，好在一夜无事。

第四章　浮雕

　　第二天一早，李千护了那刘春生离开了这盗巢。由刘春生引路，朝山外而来。

　　路上，李千问刘春生桃花溪所在。刘春生告诉李千，武夷山中，称作桃花溪的地方至少有三处。也有四五处叫桃花洞的地方。再打听寒梅生时，刘春生也自不知。李千听了，心下颇感失望，知道日后要在这山里慢慢寻找了。

　　行至午时，从山路上迎面走来两个人。原来是刘春生的儿子刘林和一名家人携了银子正赶往与强盗约好的地点交钱赎人。意外见着了安然无恙的刘春生，刘林和那家人惊喜万分。问及事由，刘春生说冒死从强盗那里逃脱，路遇李千，故搭伴而回，自是掩去了李千射杀五名强盗的事。刘林与家人听了，庆幸不已。

　　待行到一村子里，又有刘家的人迎了，见刘春生安全无事，俱为欢喜。到了刘家，刘春生则先将那包金银珠宝藏了，不令人知。而后陪了李千于堂上用饭。

　　用过饭菜，李千欲要辞别。刘春生则拉了李千到一间无人的屋子里，说道："李公子有事要办，老夫也不敢挽留，以免耽搁。然见公子为人正直，颇有侠义心肠。公子不仅救了老夫性命，更医好了老夫的伤病。有一物件，想令公子看过。此乃我刘氏远祖遗物。"

　　李千听了，讶道："不知刘先生有何物件与我来看？"

　　刘春生说道："公子且稍候，待看过便知。"说着话，刘春生转身进入里间屋子里。

　　片刻后刘春生双手持了一红绸包裹的方形物件出来，小心翼翼地于靠墙一侧的桌子上倚墙侧立着放了，才将那红绸撤去。李千立觉眼前一亮。

　　这是一面由杏木做就的浮雕，刻有正反两面人身，赤身裸体，未着衣缕，头顶日月星辰，脚踏山川河流，可谓"顶天立地"。并且骨节分明，经络清晰，脏腑俱现，好似两具透明的人体立在上面，栩栩如生。旁边又衬有"青龙""白虎""朱雀""玄武"之属，外环有"天干、地支"。"天、地、人"三才皆备。右上角又雕有"归真图之人体全形图示"一行字。原来这面浮雕乃是那传说中的三十六幅"归真图"中的"人体全形图示"，被雕刻高手以浮雕的形式做将出来。

刘春生说道："我刘氏远祖本业医，偶于一病家那里得到一幅残图，当时图卷破败，已不利于保存和观看。这幅奇怪的人形图给远祖一种非常特殊的震撼感觉，里面好像隐有什么秘密。远祖原想请画师重新照图描绘，但是原图上的人身给人的那种欲破纸而出的立体之感，画师们自是画不出来。于是请了一位雕刻好手，以浮雕的形式做了出来，这才与原图的意境相合。后来远祖观此浮雕一年，悟出了人身上的一些秘密，医术大长，以针法、按摩术名冠江南三十年不衰。不过刘氏后来的祖辈们喜走仕途，慢慢弃了医道。这面浮雕也不知从什么时候起失传了。数年前，我在修缮祖屋的时候，偶然从一墙壁中重新发现了它。因少时便从族人那里听闻那位刘氏远祖的传说，知道一些浮雕的来历，于是将此浮雕珍藏至今，以待医道上有缘之人。刘氏子孙不肖，难承祖上立身活命的济世医道，也自令人唏嘘呢！"刘春生说完，自是感慨了一声。

李千惊讶道："刘先生是说，观看这面浮雕，也就是这幅"归真图"，可以令人悟出医术来，里面当是隐藏有医家的秘密吗？"

刘春生应道："不错，族中传说，远祖的确是从这幅"归真图"上参透了什么，进而医术大长。今日公子救我一命，且为医道中人，这面浮雕，必是与你有缘，故令公子一观。"

"果真如此吗？"李千迷惑之余，再看那浮雕的"归真图"时，见图中所展示的人体各部位莫不清晰详尽，有如将一具真正的人体剖开来一样。便是那经络，除却十二经脉与奇经八脉之外，纵横间竟然还有数十条未曾于医书上见过的经脉走向，还有两条似乎与"乾坤八脉"中乾脉和坎脉相合的脉络。果然这上面隐有不传之秘，一时令李千又惊又喜。

刘春生一旁见李千看那浮雕已是入迷，于是说道："李公子且在这里看了，我先忙活其他的事去。"说完，转身去了。

"归真归真，当是归人体之真，归医道之真！"李千似有所悟，复又细观。

"师父曾对我说过，世有'针灸铜人'，示人以经络穴位，而面前这幅"归真图之人体全形图示"当是展示人体的全部，这些骨节筋脉……"李千心中忽地一动道，"此图虽不便于展示穴位，然而却呈现出了精确的骨节筋脉比例，按此寻穴定位，当是比在人体皮肤上看得明白无误。"

"天地人三才俱备，人生于天地之间，果然是不能独立于天地之外的。又以天干、地支定时间、方位，三才合一，天人相应，都在此间了。"

"这天上的星辰，好像与人的五脏六腑也相应的……"

"这些别行的奇怪经脉怎么不见于医书呢？看来人身上还有许多秘密是不为人所知的。师父说过，人体当有七十二脉之多，果然是有道理的。本以为'乾坤八脉'是古人臆造之脉。而今看来，与其他经脉一样，都是人身本来就有的，只是还未被人发现广知而已。"

"咦？这条经脉竟然是从四肢骨中走的。还有这条经脉，与督脉并行，只是它行于脊椎内，督脉行于外……"

"怪了，竟还有环绕于体外的脉轮，大的有七轮，小的有十一轮……"

"人头顶上的脉气竟可通天，脚底下的脉气竟可透地……"

……

时至傍晚，天色将黑，室内的光线也自暗了下来。刘春生持了火烛，端了饭菜进来，见李千仍旧全神贯注地盯着浮雕上的"归真图"观看，便将火烛移至浮雕前，而后放下饭菜，悄然退去。李千则全然不知，痴迷地观看着面前的"归真图"，一动不动。他的神思，已经全部融入这幅"归真图"之中了。

烛光摇曳，四下空寂，浮雕上的人形愈显凸突，各部位也愈加明晰起来，似乎将要从那浮雕上跳出来一般。恍惚间，如梦如幻，李千感觉自己的身体竟自飘浮起来，与那浮雕上的人形合二为一。我便是那人，那人便是我。

从指尖开始，循按骨节，将顺经脉，摩抚脏腑，感觉骨之长短坚脆，经脉气血之多少虚实，脏腑之柔弱软硬……日月星辰之光映于我身，山川大地之气贯于我体，气机开合，神机感应……

在这面神奇的浮雕前，李千观摩"归真图"，如醉如痴，废寝忘食，不分日夜。倏忽间，竟至过了十余日。

那刘春生开始见李千一日倘且一食，后来竟自两三日一食，知道他已进入痴迷状态，却也不惊动他，顺其自然。

这一日，刘春生又送了饭菜进来，悄悄放于桌上转身欲走。忽听得坐在浮雕前的李千唤道："刘先生，多谢借观此图。这里面果然隐藏有医家的秘密，我已得之六七分了。"

刘春生闻之，惊喜之余，拱手贺道："恭喜李公子了，竟然在短短十几天内有此收获，果是与此图有缘。"

李千畅然一笑道："也仅是明白了多半而已，不过已是令我心智大开，日后再行针，当可通透无碍了！"

李千说着话，站起身来，感慨道："没想到这幅'归真图'竟有如此神奇作用！观此图可令人知道人体骨肉经筋之分布，脉络之长短，气血之虚实。最令人感觉神奇的是，人体脏腑器官随天地变化的感应，是可以确定时辰方位的。以此施针用药，当是有的放矢，百发百中。尤其是令我感受到了人体之神秘，还有许多奇妙的东西等我去探索。制作此'归真图'的那位古代圣贤，一定是洞悉了人体的全部奥秘和人与天地的关系，故制此图以开示后人。此为无上功德！且受后辈弟子一拜！"

李千说着，诚挚地望空一拜。

刘春生见了，点头感慨道："可喜可贺！李公子能从此"归真图"上参悟出有用的东西来，果是有缘人呢。此浮雕我也曾令一位相识的医家看过，然而这位医家仅是认为此"归真图"是古人制作的观赏物件而已，无甚奇处。看来好东西也要找对人才是啊！"

李千感激地道："刘先生如此看重在下，实在感激不尽。这幅"归真图"对我的启示实在是太重要了。自习针法以来，还未曾有熟知人体结构的机会，仅是限于人体表面循经找穴而已。而今知道针下皮肉之间的深浅了。更为重要的是知道了天、地、人三才之间的关系了。天人合一之道在乎此了！"

刘春生说道："公子有此感悟最好。既然这幅"归真图"对公子有用，就送与你吧。只是不便携带，或是仍旧先存在老夫这里，日后得了方便时再来取走便是。公子不贪财利，此图权为报答公子救命之恩吧。"

李千听了，大为感激，忙拱手谢道："刘先生，晚辈在此谢过。这幅"归真图"对一名医家来说实在是太重要了。里面所隐藏的秘密我还未能全部参悟出来，日后还是要细加揣摩的。先生既有此盛意，晚辈感激不尽。那就如先生所言，日后得了机会再来讨取。"

刘春生笑道："公子能笑纳此图，也是了却了我一件心事。"

李千闻之一笑。

由于这幅"归真图"的吸引，竟令李千一时间忘记了寻找寒梅生和轩辕九针的事。此时复又想起，于是说道："搅扰了一个月，在先生这里受益匪浅。只是晚辈还有事情要办，今日暂且别过吧。待日后方便时再来拜访刘先生。"

刘春生道："公子不熟悉山中路径。可令小儿刘林陪公子去寻找那几处桃花溪和那桃花洞。"

李千闻之喜道："如此最好！"

意外得见这幅"归真图之人体全形图示"，令李千心智一开，洞悉了人体的各组织结构，再视病家之体，行针之际，已是如"庖丁解牛"一般运行无碍了。更为重要的是，李千对人体这具血肉之躯又有了全新的认识。

李千看到有这幅"归真图之人体全形图示"虽也有五脏之形，但与李开祖上传下来的那幅"归真图之五脏图示"有所不同。那幅"五脏图示"实为妙解"五脏"真谛，其理义更深更广。而李千看到这幅"人体全形图示"重点展示人体"解剖"，不仅示有血肉有形的器官和各组织结构，更重要的是还有那些无形的已知和未知的经脉，及"天、地、人"三者的紧密关系。可见三十六幅"归真图"是各有所长，各有所示。展示的是人体的"真"，医道的"真"，那是一种最为本质的

"真"。所谓"修真"者，其实也是为了归还那种原始的真。如是来说，世人所常见到的当多为假吧，一"真"难求，或是医家的秘密果然都在此间了。

第二天一早，那刘春生便吩咐了儿子刘林携带水和食物，引了李千复入武夷山中，寻找那桃花溪和桃花洞。有了刘林的带路，实是便利了许多。并且还能访寻一些附近居住的隐者，虽未能打听到寒梅生其人，已是令李千看到了些许的希望，免不得心情大好，将那射杀五名山贼的事忘到了脑后。

刘林引了李千在山中找寻了多日，因他熟悉山路，晚间倒可寄宿于庙宇道观中。后至一山谷，虽也名"桃花溪"，却无桃花，不过谷中溪水遍布，两侧又多洞穴，偶见穴居的隐者，蓬头垢面，枯坐在那里，漠然无应，好似这个世界已经与他无关。李千惊讶之余，心生敬意，每每礼拜而退。

"这些隐者，避世来此，也是难为他们了。"李千感叹道。

刘林道："武夷山中多隐者，自古就有的。每年都有进山的，或是洞居，或是建茅屋而住，或是进入庙观里做个弟子。不过大多忍不住山里的清苦和寂寞，住了几个月磨尽了性子便离去了。有些耐力的，倒也能住上个几年，待心性一空，觉得没些意思，也自去了。不过久住不离的高人也是有的。我祖父幼年时曾见一人，穴居一山洞中，食松饮露，六十年未曾离开他所居住的那座山谷。祖父七十岁上过世后，那人仍旧住在那里，怕是已得道成仙了呢。"

"与其在山外与世俗同流合污，倒不如在这山中躲个清静。山外宇宙小，洞里世界宽！这般避世隐居，或也是'归真'一途吧。"李千感慨道。

如此在山中找寻了几日，仍旧无个结果。李千心中又不免焦虑起来，寻思道："师父令我来武夷山寻桃花洞找那个寒梅生，却不给我指出个具体的地点来。怕是师父也不知那寒梅生具体所在吧。只是若大个武夷山，走上一年也未必能找得着，这如何是好？"

"李公子。"刘林那边说道，"凡叫桃花溪的地方我们这些天都已走过了，不过还有一处叫桃花溪的地方，但是要往深山里去三四天才可。那里少有人迹，多有虫兽出没，危险得很，没有十个八个人搭伙且持了防身的刀弓同行，一般人是不敢往那里去的。估计那种地方也是没人居住的，我们还朝那里去吗？"话里意思，再走一趟也是徒劳无功的。

"这个吗……"李千心中也自犯了犹豫。那刘林陪了自己这些天，虽没有半句怨言，但也不能令他一直陪自己走下去，人家毕竟还有自己的营生要照顾。

"这样吧。"李千说道，"这些天有劳刘大哥了，且给我指个去那桃花溪的路径，我一个人去便可。不敢劳刘大哥再陪我走下去。"

刘林听了，挠了挠头，只好无奈地说道："也好，不过却是不放心李公子一个人去。眼前这条山路前行十余里，会见到一座一心观，那里的道士倒是常年去深山里采药的。李公子可与观里一些香火钱，而后央了道士师父与你同去那桃花溪，倒是可行的。"

李千听了一喜，道："如此最好！"

刘林随后嘱咐了一番，这才与李千挥手别去。李千沿着山路一人独行而去。

李千前行了七八里，前面竟然出现了岔路口，正寻思着走哪条路的时候，忽听得有说话的声音。想这山中僻静，恐又遭遇上强盗，忙跳入旁边的草丛里将身形掩藏了。

这时，从另一条山路上走来两个人，走到这边岔路口时，便自停了下来。

"前面再走几里就是一心观了，天色将晚，我们且在那道观里歇息一晚吧。"一人说道。

"也好，他出游多日，这几天也应该回来了。"另一人应道。

"咦？"李千忽感后一人的说话声音极其熟悉。忙悄悄地从草丛中探出头来欲看个究竟，立时一惊。

原来那两个人中，一个是在清风观见过的金针世家的柳世安，而另一个人竟然是那个已分别多日的杜松子。

"奇怪，他们两个人如何走在了一起？"李千心中大疑，忙屏息静听。

随听得柳世安说道："杜兄，你说那寒梅生能将轩辕九针藏在哪里？"

"寒梅生！轩辕九针！"李千这边听得清楚，心下一惊道，"原来杜松子在师父那里扑了个空，南阳王府又不顾我的安危一人逃脱，而今出现在这里，是来寻那寒梅生讨取轩辕九针的。只是他如何联络上了柳世安？看情形，他二人是要联手谋取轩辕九针了。"

此时但听得杜松子说道："凌霄那老鬼避我而去，我又与他的弟子走散了。只能到这里找寒梅生了。轩辕九针未必都在凌霄老鬼那里，寒梅生手上也必有几枚，必是藏在他身上了。我一人恐制他不住，故约了柳兄来。先以医林同道的身份劝说于他，献出轩辕九针来，同时也是证明，此举非杜某私心。他不可拥奇自居，置于无用之地。这将辜负了此般宝物，有违天和。如若他不应，为了顺应天道，也只能从他手里硬抢了。"

柳世安冷哼了一声道："轩辕九针乃上古神针，医家至宝，岂能令寒梅生一人独享。不管在他这里讨取几枚，其他的我们必要去和凌霄、凌云兄弟再讨个说法。他凌云金针堂平日不给我柳家金针世家面子，在轩辕九针的事上，不能就这么白白便宜了凌家兄弟。"

杜松子也自冷笑了一声道："有了轩辕九针这般医家至宝，在针道上，便是扁鹊再世也争不过你的，自可在整个医林中独占鳌头，且可惠及子孙万代。"

"要知道，当年我可是见识过轩辕九针的神奇！"杜松子随后肃然道。

"如果事成，我只要九针中的'火龙针'即可，其他的尽归杜兄吧。"柳世安按捺不住心中激动，颤声道。

"我仅和你说过'火龙针'有自行生热的功效，其他八针的神奇，还未对你说呢。"杜松子冷笑了一声。

"柳某但得一枚'火龙针'足矣！其他的轩辕宝针，只要杜兄能令我见识一番就行了。"柳世安讪讪道。

"就怕到时候一枚'火龙针'满足不了柳兄的愿望呢！"杜松子又自冷笑了一声。

"不会，不会。"柳世安讪笑道，"杜兄今日能约我联手共谋此上古神针，已是看得起我柳世安了，岂敢再多非分之想。"

"现在说什么都为时过早。待我们真正取到轩辕九针再议吧。"杜松子仰头叹息了一声，自呈现出颇多无奈。

他二人说了会话，又自前行去了。

"老杜，看来你也怀疑轩辕九针还在寒梅生这里，故而寻了来，并且找了帮手。讨取不成便要硬抢了。那桃花洞我始终找寻不着，且跟在你们后面见机行事吧。即使找到了桃花洞，你们也找不到洞内密藏轩辕九针的具体地点。这个地方目前只有我和师父还有那个寒梅生知道。并且只有到了桃花洞内，按师父密示，才能找得到。"李千想到这里，便悄悄尾随了杜松子和柳世安二人而去。

此时李千对杜松子其人，心中颇为复杂。此人昔日挟持自己时，施以针刑，令自己遭受了许多苦楚。最为恼恨的是，在南阳王府，他自行逃走，置自己生死于不顾，已是令人寒心。不过自己的"甩袖针"绝技却是得之此人，危难之时自救过性命，当是那杜松子有恩于自己。一时间李千对杜松子是又恨又感激。

第五章　一心观

李千尾随那二人前行了数里，果然见有一座"一心观"在旁边的松林中。眼见着杜松子和柳世安二人进了一心观内，李千只好隐于树林中，寻思着下一步如何去做。目前是不能令杜松子看到自己，那样更会令他确定轩辕九针还在寒梅生那里，并且也会怀疑自己来此的目的。那时自己可就无法脱身了，即便找到轩辕九针也会被他夺了去。

就在李千犹豫的时候，忽又见有持刀佩剑的五六名汉子进入了一心观内。望着那些人的背影，李千心中忽地一惊。原来这些人竟然是曾经出现在来香茶铺内的那伙江湖人物，也就是追杀龙虎镖局陆通的那一路人。

"这伙人怎么还未离开武夷山？可是追上龙虎镖局的那个人了，见失了金匮玉函，又按原路追查回来了？那么势必会再去来香的茶铺。"李千心中越想越担心。

此时天色渐晚，山林中传来了阵阵狼嚎之声。李千知道自己今晚必须进入一心观。

想来想去，李千便将自己里面的衣衫撕下一块，缠于头上半遮了脸面。又于地上寻了把湿润的泥土，两手用力搓了搓，在脸上涂了。扮作个好像行走山路不慎，跌了个灰头土脸的负伤模样。如此这般，只要不说话，那杜松子应该认不出来。

李千作弄了自己一番，而后朝一心观走去。那观门半掩，李千自行进入。这一心观不甚大，只有一座大殿，两侧是数间厢房。

此时一名端着茶水的中年道士见了李千的模样，上前迎了，讶道："这位居士……"

李千忙拱手一礼道："道长请了，过路之人请求借宿一晚。白天在山路上跌倒负了伤，还请行个方便吧，少不得香火钱的。"

"今天是怎么了，来观里投宿的客人可真多。"那道士嘟囔了一句，朝李千一摆头道，"先去殿上候着吧。"说完端着茶水先行进入了大殿。

那殿内供着老子的一尊塑像，已是燃起了数盏油灯，一片通亮。下面几张桌子旁边已是坐了十几个人，其中就有那五六名江湖人士和杜松子和柳世安二人。

在右侧一张桌子旁边还端坐一人，横眉俊目，鼻直口方。头戴飘飘巾，身罩阔领大袖的紫罗袍，玉带缠腰，背负长剑，儒雅之中尤是透射出一股英豪之气。

"咦？那不是高武高先生吗！他怎么也到了这里？"李千一进来，便自看到了坐在那里的中年儒士，也就是在葫芦谷结识的高武。

李千兴奋之余，刚要跑上前去和高武打声招呼，忽然看到杜松子坐在旁边，忙止了步伐，自行坐到一边去了。

对于李千的进来，高武、杜松子、柳世安等人只是用眼光瞟了他一下，知道也是个投宿观中的客人，都未做理会。

此时还有两名道士在各桌子上摆放几样简单的素菜茶饭。一名年老的道士不时说道："还请各位居士见谅，今天来的人多，观里地方小，斋饭粗淡，各位暂且充充饥吧。"

旁边一名汉子说道："老道长，莫要心疼好饭菜，我等自会有银子给你。"

老道士应道："这位居士说笑了，观里哪有什么好饭菜，我等平日里用的就是这些呢。"

另一名汉子说道："有热茶也好，我等带着酒菜呢。"说着话，那几名汉子从各自带着的包袱里取出了些肉食和酒袋放在桌子上。

这里毕竟是道观，容不得酒肉等荤腥的。那老道士见了，欲要上前阻止。

那汉子已是从怀中掏出了一锭约二两重的银子，摆于桌上，大咧咧地道："老道长勿怪罪，暂借宝地歇息一晚，明早便离开，有不便之处，还请担待些则个。这锭银子权为香火钱。"

老道士见那些人个个凶神恶煞，也自未敢应声，摇头叹息了一声，唤了另两名道士招待着，自拾了银子转身去了。

"这伙人以酒肉荤腥扰这观中清静，又是追夺金匮玉函的，当非善类。"李千心中不屑道。

那边的高武和杜松子、柳世安三人，则自饮着面前的茶水，不做理会。

"高武先生来这里做什么？"李千心是又自一动。今天投宿一心观的这些人，出现在武夷山可都是有各自目的的。杜松子和柳世安是为了寻寒梅生讨取轩辕九针，那伙江湖中人则是在追查金匮玉函的下落。高武的意外出现，也自令李千心中疑惑。

此时但听得那伙人中的一名汉子轻声说道："找了这么多天，也无个结果，不知被那小子临死前藏在了哪里？若不是他投崖自尽，必会问出个究竟来。"

说话声音虽轻，这边的李千距离他们坐得近些，自是听了个清楚，心下一凛道："原来龙虎镖局的那个人被这伙人逼得跳了崖，怪不得没按时回来取走那包裹。"

此时又听得另一人轻声说道："他逃进这山里时，身上还携带着那物件呢，那东西现在应该还在山里。"

"这里不是说这种话的地方。"一个首领模样的人警惕地转头扫了殿中其他人一眼，低声警示道。那两名说话的汉子意识到了什么，这才住声。

而这边的杜松子和柳世安二人显然也听到了那两名汉子的对话，各自惊异地互望了一眼。已是误以为对方这伙人也是来寻轩辕九针的，杜松子脸上杀机顿现，两袖摆动了一下。

李千这边见状，暗里笑道："看来老杜误将那个龙虎镖局的人当做寒梅生了，有好戏看了。"

不过，杜松子的脸色这时又缓和了下来，显然意识到对方说的和自己的事情应该是两回事。以寒梅生的本事不会被这些江湖人物逼得跳了崖去。况且轩辕九针的事目前还没有几个人知晓。

就在这时，殿里的灯光忽地一暗，冷气逼人，几盏油灯几欲被风吹灭。众人惊愕间，转头看时，原来殿内忽然间闯进来一伙神秘的人物。约有十数人之众，俱为黑衣劲装，斗笠遮面。为首似一年轻人，虽只能看到半个面孔，却是清秀得很。

其中一个黑衣人走到那伙江湖人物近前，低声冷音道："龙虎镖局的那个人果是跳了崖吗？"

"又是一伙抢夺金匮玉函的。"李千心中又是一惊。

由于对方来得突然，装束神秘，又人多势众，那五六名汉子已是露了怯。一人惶恐应道："啊……是、是啊……"

"说清楚些！"那黑衣人口气一肃。

那汉子忙应道："龙虎镖局的少镖主陆通本已身负重伤，见我们逼得太紧，便跳了崖。不过我们随后到崖下寻找其尸体时，什么都没有找到。"

"劫杀龙虎镖局的人是你们吗？"黑衣人又问道。

那汉子忙摇头道："不是、不是，我们得到消息时，事情已经过去许久了。前些日子意外发现了陆通的踪迹，这才一路追到武夷山来。江湖传言，有人出重金要买陆通护着的那件东西。我们兄弟求财而已，不敢杀人。"

"陆通随身带的东西呢？"黑衣人又问道。

"没有找到，真的没有找到。我们按陆通进山时的原路都查了一遍，可仍旧未能找寻到那件东西。"那汉子惊惶失措道。显而易见，这伙人还不知道所要抢夺的是什么物件。

"此等江湖鼠辈，无须再问，他们还没那本事先行抢到那件东西。"为首的那个年轻人忽地发出清脆的声音道，"在陆通的后面，可是有好几路人马，当是被人抢先得了手去。"

年轻人说完，抬起了头，斗笠之下，杏目圆睁，却是一张俏丽冷艳的面孔。

"这个人好像是个女的？"李千这边见了，心中讶道。

那女子径直走到了坐在那里一直端坐无视的高武面前，冷声道："阁下可是当朝的武状元高武高梅孤？"

高武闻之，脸色微变。

"高武！？"坐在旁边的杜松子和柳世安二人听了，俱是一惊。那高武不仅是当朝的武状元，更是有名的针灸大家，其所持"六神针法"位列天下九大奇针之一，是可与那凌云并肩齐名的医林人物，他二人岂能不知。

"高武也到了这里？和他们在抢夺什么要紧的东西？还是另有目的？"杜松子眼露狐疑。

"这伙神秘的黑衣人怎么会知道高先生的真实身份？"李千这边暗里惊讶不已。

对方竟能识破自己的身份，令高武颇感意外，也自处变不惊，微微颔首道："这位姑娘，不知有何见教？"

"高梅孤，你如何也出现在武夷山？该不会也对那件东西感兴趣吧？"那女子问道。

"高某来此是云游访友，不知这位姑娘说的是什么。"高武淡然应道。

"高梅孤，不要揣着明白装糊涂。昔日你未能依附某人，内行厂没有办了你，不仅是你的运气，也是我等敬你是一位文武双全的英雄人物，故放你一马。要知道，在这件事上，你的行踪几次出现在我们视野里，怕不是巧合吧。"那女子说道。

"内行厂？"高武闻之，脸色一变，惊讶之余，凛然道，"你们是生死门的人？刘瑾伏诛，生死门本已销声匿迹，没想到还在此兴风作浪。"生死门的人意外出现在这里，插手此事，是高武所料不及的，也自知事情变得复杂起来。

"哼！"那女子冷笑一声道，"生死门不想再侍候人而已。高梅孤，我今天只想问你一句话，那件东西到了你手上没有？"

高武摇了摇头，苦笑了一下道："明人不做暗事，我的确也在找那件东西。不过那件东西若果是到了我手上，你认为我还会坐在这里吗？"

"那也说不准，说不定是你为了掩人耳目故意坐在这里。"那女子冷声道。

"那高某明确地告诉这位姑娘，那件东西不在我的手上。如果猜测不错的话，它应该还在武夷山中。不过要想找到它的话，势如大海捞针。"高武说道。

"高先生原来也在找那件金匮玉函！"李千心中一惊。

那女子此时犹豫了片刻，而后释然一笑道："高先生既然这样说，我们自然信你的为人。好了，打扰了，就此别过。"说完一挥手，率一众黑衣人快速离去。虽是对高武还有些怀疑，但此女子知道高武底细，纵然她身边人多势众，且皆为好手，也不敢轻易出手相制。怕是斗将起来，没有取胜的把握，故率人退去。

原来这女子正是已经代父统领生死门的朱云。京城之变，她毅然决然施计除掉刘谨之后，率生死门退出京城，隐没江湖中，不过仍在追寻金匮玉函的下落。或是为了杨开，或是还有其他目的，也未可知。

此时站在旁边的一名道士，见那伙黑衣人来了又去，不明就里，摇头道："这伙人的胆子真是大，竟然敢夜行山路。前些日子山里又来了狼群，不仅祸害山里，就是山外面也时常被惊扰呢。"

朱云率人退去。那伙江湖人物已是没了先前的兴致，都坐在那里沉默不语。因为天色已黑，他们不敢夜行山路，否则早已一哄而散了。

此时杜松子起身，来到高武面前，一拱手道："原来阁下就是大名鼎鼎的高武高梅孤，在下这厢有礼了。"

高武见状，也自起身抱拳道："阁下是……?"

杜松子应道："在下杜松子。"

"杜方手!"高武闻之一怔，忙自恭敬地道，"原来阁下是湖南针灸名家杜先生。久闻'杜方手'怪医之名，针法奇绝，医林罕有，今日得见，名不虚传。"

"见笑见笑!"杜松子笑了笑。

此时柳世安也走上前来，拱手作揖道："久闻高先生大名，今日得见，果是不凡。江南金针世家柳世安有礼了。"

高武听了，神色又自一动。显是久闻其名。"阁下是江南金针世家的柳先生!没想到能在这里同时见到两位当世的针灸名家! 幸会幸会!"

"高先生客气了。"杜松子和柳世安随后和高武坐在了一桌。

李千那边本是按捺不住，几次想上前和高武见面，只是碍着杜松子在侧。还有就是，高武也是一路追寻金匮玉函而来的人。而且金匮玉函现在就在来香那里，告不告诉高武实在是一件两难的事情。此时李千已知道寄存物件的那人是龙虎镖局的陆通，现已是有几方势力都在追夺金匮玉函。眼下实在不便说出此物的具体所在，否则会给来香和自己惹来无穷的麻烦。还有就是受人之托，忠人之事，况且陆通已死，更要尊重其生前的托付了。

"葫芦谷一事，当是证实高先生为一正直之士。若告诉他真相，倒能妥善处理此事。不过那陆通既然将金匮玉函托付与我和来香，他已为此事而死，又实在不便将此事告之高先生。日后且看情形再说吧。"想来想去，李千只好耐着性子坐在那里未动。

杜松子此时已知高武是因别事而来，已是少了些戒心，又慕高武之名，和柳世安在态度上甚是恭敬。

三人寒暄了几句。高武问道："想必刚才的事二位已看到了，高某为一事而来，但现在已落人后，将空手而归，也无奈何。请问二位来此有何贵干? 这里山高林密，怕是有碍二位游玩的兴致吧。"也是高武不明就里，推断杜松子和柳世安也是为那金匮玉函而来，或是能在二人身上找到些金匮玉函的线索。陆通坠崖身死，金匮玉函下落不明，令高武焦虑不已。此时殿中的那伙江湖人物已被生死门的人震慑，露出原形，不足为虑。除了眼前的这两位医林中的同行，仅剩那边那个看似负伤的年轻人了。不过这个年轻人适才进来时，步法稳当，完全没有伤者该呈现出来的走势，当是故意遮面，不令人识出他的真面目来。而正常人是不会这么做的，只能说这个年轻人极有可能也是为金匮玉函而来。

杜松子倒是个聪明人，闻之笑道："高先生不要误会，我与柳兄来此地是另有它事。乃是拜访一位隐居在山中的朋友而已。可是那位朋友外出云游去了，只好权在这里候上几日。闲来走走，逛逛山中景致，不想竟与高先生在这里相遇。"

李千这边听了，暗里哼了一声道："胡说八道，你的脸皮真够厚的，说起谎话来面不改色。尔等医林中的这些大人物，也不过如此。"

"原来如此！"高武这边笑道。

柳世安问道："不知高先生要讨取一样什么物件，竟惹得这许多人来抢夺？"

杜松子听了，暗里嫌柳世安话多，这么问当会令高武起疑的，以为他二人也与此事有关。不过随后心中一动，认为这样也好，可以转移高武的注意力。否则真是令高武知道了轩辕九针的事，以他这样的针灸大家，难保不会动心。高武若是掺和进来，便是他和柳世安联手，也决无取胜的把握。况且还有一个神龙见首不见尾的寒梅生呢。

"这个嘛……"高武心中暗讶道，"看来杜松子和柳世安果是不知此事。但又不能对他们说出事情的真相，以他们医家心性，知道了藏有医家大秘的金匮玉函，也自会起私心。"

杜松子和柳世安见高武犯了犹豫，已是知道这些人果然是在抢夺一件极重要的物件，怕是一件奇珍异宝。

杜松子随后笑道："高先生既然不方便说也就算了。从刚才的情形来看，此事颇为麻烦，多一事不如少一事，我们还是不知道的好。"

"能令梅孤先生这般高人出面，一定是件价值连城的宝贝了。说说也好嘛，我们听听就是了。"也是好奇心使然，那柳世安仍旧心有不甘。

高武见那二人一紧一缓，心下又自起疑，恐那二人也是得了消息来分一杯羹的，否则何以这般巧合，同时出现在这里。巧合之事必是非常之事。尤其是这个杜松子，心机城府之深，可是要比那个柳世安不可测多了。最为重要的是，生死门已出现在武夷山，眼前这二人虽为医林同道，但不知对方底细和为人，若是生死门的人来套自己的话，可就……

想到这里，高武淡然一笑道："好奇心害死人啊！柳先生既为事外之人，就不要掺和进来为好，否则徒添无妄之灾。便是高某，现在能否脱身也说不准呢。那些人若是找不到他们想要的东西，与此事相关的人怕是一个也走不出这武夷山。这些人的能力，高某是知道的，天下间几乎没有他们不能办到的事。"

柳世安听了，神色尴尬。旁边的那伙江湖人物听了，表情愕然之余，俱是面露惧色。

这边李千也自暗讶道："刚才这伙人好像来自什么生死门，看样子高先生也自对这个生死门有些忌惮。只要他们不是为轩辕九针来的就好，否则真是不易对付。且寻个杜松子不在眼前的机会上前与高先生认了，不向他提及金匮玉函的事情就是，人家在葫芦谷毕竟救过我。"

此时但闻杜松子说道："既然如此，不知高先生明日做何打算？"也自想探探高武的虚实。

高武闻之笑道："武夷山乃天下名胜，既来之则安之，且在山中游玩几日吧。待生死门查出结果，再离开这是非之地不迟。"虽是有生死门的人插手，但是高武仍旧想寻查金匮玉函的下落。

杜松子听了，知道高武不是为轩辕九针而来，不过眼中仍闪过了一丝忧虑，心下也自起了戒意，对方毕竟是一个强大的潜在对手。

高武这边则察觉到了杜松子眼中呈现出的异样，心中讶道："此人有些高深莫测，心中一定掩有它事，难道也牵涉到了金匮玉函一事之中？且再试他一试。"

想到这里，高武说道："二位既然是来此游山访友，高某也自无事，明日不若结伴同行，在这山中也好有个照应。适才这位道长不是说了，山中近日又来了狼群，落单的游人当是危险得很。"

杜松子听了，虽是心中不乐意，也自故作淡然道："好啊！有高先生这般高手同行，就安全很多了。"

李千这边听了，暗中一喜道："好极！有高先生暂时缠着你，自不会先行找到寒梅生了，倒是给了我一个便利。况且一旦有事，还可向高武先生请求援手。只是与高先生相认得再缓上几日了。"

"对了。"李千心中又道，"杜松子知道寒梅生隐居所在，不妨先暗里跟踪他。那深山里的桃花溪也未必有那桃花洞。况且山里又多了狼群，我一个人也不能再往深山里去了。从杜松子出现在这里的情形来看，寒梅生隐居之处距离此地当不远了。"

夜已深了，观里的道士为众人安排了房间，当是按着衣着光鲜与否，估摸着明日谁能多付些香火钱来安排。李千自被安置在了一处简陋破旧四下漏风的低矮房子里。大凡出家在家，在未证得仙佛圣贤之道前，大多一般的眼窄势利，不能免俗。

一夜无话。

第六章　桃花居士

第二天一大早，那伙江湖人物便匆匆地离去了。高武和杜松子、柳世安三人用了斋饭后，也自谈笑离开。

李千故意磨蹭了一会，估计那三人走得不甚远，这才舍了几个铜板，出了一心观而去。一名道士旁边冷眼观看，面呈不屑，碍着出家人的脸面，未强行索要。当是心里合计着："这个穷小子若是今晚再来观中投宿，必要拒之门外。"

李千出了一心观，觉得脸上的扮相碍事，便去了缠布，恢复了本来面目。走不多远，便自看到了一条山路上高武、杜松子、柳世安那三人隐约远去的身影，吁了一口气，便自暗里跟踪了上去。

此时晨光初照，草木上的露水正在蒸发成气，山林中，尤其是谷地之间自是腾起了团团的薄雾，随风缥渺，恍若仙境。枝叶间，鸟鸣声清脆婉转。行走在山路之上，空气新鲜，拂面爽胸，自令人神意一畅。

旭日升起，雾气逐渐散去，远山近谷，为之一新。

就在这时，前方忽然传来一声野狼嚎，凄厉悲哀，环山荡谷。随即群狼嚎声阵起，如在近前。

李千闻之一惊，立感不妙，忙于旁边寻了一棵高大的松树，攀了上去。

待李千在树上稳了身形，再朝前方看时，心下大骇。原是前方行走的高武、杜松子、柳世安三人遭遇了狼群，三人背立，正与狼群对峙。而且在路边草丛间，胡乱散布着数具破碎的尸体和几只狼的尸首。从衣着上来看，当是那伙早早离去的江湖人物。显而易见，路上遭到狼群袭击，避无可避，死拼之下，虽毙杀数条狼，但也尽数丧命狼口。而高武、杜松子、柳世安三人察觉不妙时，已是晚了，四下里群狼环视，俱是獠牙森露，面目狰狞。

"如何是好？如何是好？高先生、杜兄救我！"柳世安虽能妙行金针，却是手无缚鸡之力，紧挨高武、杜松子身侧，全身颤抖不已。

高武、杜松子二人也自神色俱变。高武已出背负长剑，杜松子双手扣针，全力戒备中。

两条大狼先行发难，朝柳世安扑咬过来。随见寒光闪动，高武长剑挥扫，仅出一剑，便将两条大狼斩杀。

"好剑法！"这边树上的李千，眼花缭乱之际，便见高武一剑竟然斩杀去了两条恶狼，不禁惊叹。

"厉害！不愧为本朝的武状元！"杜松子也自赞叹了一声。忽地双手齐发，两枚甩袖针飞射出去，直贯狼脑。两条欲要发起攻击的大狼，还未跃起，便已毙命。

"好一手飞针！"高武瞧得真切，惊叹道。方知杜松子其人，不仅身怀医人的针法，竟还有飞针射物的防身绝技，且极迅猛，针针命中狼首，例无虚发。

转眼间四狼毙命，群狼知道遇上了难应付的对手，但也激起了群狼的凶残之性，凄厉的嚎叫声大起。周围草林晃动，狼形隐现，不知又引来了多少同类。

其实以高武和杜松子的身手，倒是可以拒杀攻到近前的恶狼，能暂时攀到附近的树上暂避。可是有柳世安在侧，携之不便，自是不能弃他于不顾。

杜松子警戒着狼群之余，已是看好了旁边的一棵大柏树，只要狼群发起群攻，他便可以展开身形，快速地避到树上去。

高武紧张之余，却是担心着柳世安的安危，准备稍后护着柳世安到旁边的一块大石上暂避。

这边树上的李千也知道高武和杜松子倒是能暂避狼群的攻击，唯那柳世安在侧相累，不能令高武独身避去。也自意识到了杜松子欲有独自逃命的打算，南阳王府已是证明了此人的德性。

此时又有数条大狼按捺不住性子，发动攻击，自被高武的长剑斩杀和杜松子的甩袖针射落。

"呜呜！"一阵高亢的狼嚎从一侧山冈上传来。原来是狼群的狼王发出了命令。意思是不要再发动零碎的攻击，对方的这两个人类有着很厉害的杀狼武器，要发动群狼战术的优势，四下里集体攻击，才能令这三个人类防不胜防。

狼群得令，开始密集环聚，包围圈在逐渐缩小。

杜松子见状大惧，连射数针，虽毙杀数狼，但狼群不为所动，缓缓进逼上来。

高武抓紧了柳世安的右手，准备护着柳世安死拼一下。柳世安已是吓得脸上无了血色，也自抓紧了高武的左手，犹如抓到了救命的稻草，不敢放松。

"高兄，柳兄，事急矣！且各自逃命吧。"杜松子低声说道。两手扣了数针，欲强行突围。

而此时远在后面树上的李千却是干着急帮不上什么忙。因为距离那里过远，他的甩袖针射不到，否则倒是可以在高处射杀群狼，同时引开群狼的注意力，以掩护高武等三人暂避至安全处。

"呜……"一阵响彻山谷的嚎叫，狼王发出了集体攻击的命令。

"不好！高先生他们危险了！"李千这边惊急之下，也自无可奈何。

"二位仁兄，拼死一战吧！"高武长剑抖动，准备力战。

然群狼势众，三人当难抵挡，稍后也自会如那些江湖人物一般毙命狼口。

就在这危急时刻，空气中忽然隐隐传来十数道尖锐的微响，似有物体攻向狼群。随见狼群中不断有狼跃起，相继坠地，立时乱作一团，欲将发动的集体攻势立溃。

"再打！"一声清脆响亮的呼呵，旁边一人身形跃起，双手齐发，竟自同时打出十数枚鸽卵般大小的石子击向狼群。狼群又一阵惊乱。

"无心！"这边树上的李千看得真切。那人不是小道士无心又能是谁，两手同时打出数枚石子，且力道刚猛，石石命中，所中之狼非死即伤。

紧接着，一侧忽又响起了一阵惊天动地的轰响。硝烟迷漫，五六名猎户打扮的汉子现出身来，各持火铳，对狼群射击。群狼倒翻，被射杀一片。

那狼群本惧火器，突遭袭击，立时惊散了去，转眼间跑了个干净，危难立解。

"是无心道长！"柳世安嘟囔了一句，身子瘫软了下去。

"今日真是令高某大开眼界，不仅见识到了杜先生的飞针绝招，更是见识到了这位小道长双手同发石子的旷世绝技！高武多谢道长解围之恩。"高武惊讶之余，收剑拱手。

"不客气，不客气！看来我是来得正好呢。柳先生你没事吧？"无心朝高武摆了摆手，朝柳世安跑了过去。

"英雄出少年啊！"杜松子心有余悸，也不禁赞叹道。

"好家伙！原来无心竟然还有这种打石子的绝技！可是比我的甩袖针威力大多了。竟然可以双手齐发，同时击向多个目标，简直是匪夷所思！"李千这边惊叹不已，忘记了从树上下来。

无心上前查看了一下柳世安，见他只是吓得失了神态，这才放心一笑。

此时那五六名持了火铳的猎户走了过来。

无心朝众猎户一拱手道："多谢各位猎户大哥相助。今日一战，必将狼群惊走。这片山里，日后当可安全些了。"

一猎户笑道："无心道长约了我们来共同驱逐狼群，当是我等义不容辞的事。"

另一猎户说道："我们兄弟几个且随了狼群的踪迹再追赶几天，将它们彻底赶进深山里才好，否则这山里山外都不得安宁。"

无心拂尘一摆，笑道："那就有劳各位了。"

众猎户随后寻了狼群退去的踪迹，又自追踪而去。

高武和杜松子这才上前和无心彼此见了礼，互道了姓名。又自感激了他一番。

无心笑道："原来二位都是柳先生的朋友，就不必客气了。也是近日从深山里来的这群狼为祸不小，我便约了猎户朋友追踪狼迹而来，不想救下了各位，也是好事一件。"

高武赞叹道："道长双手数石齐发的绝技，当是世所罕见。"

无心应道："也无甚奇处，小时经常游走山林间，喜欢用石子打鸟来玩，时间久了便自练成了这手活儿。后来拜了师父出了家，便不再杀生了。今日情形特殊，迫不得已又开了一次杀戒。罪过、罪过！"

高武听了，惊讶不已。

无心随又对杜松子恭敬地说道："杜先生的这手袖里飞针与我的一位朋友的飞针也相似呢。"

杜松子哪里会想到无心所说的那位朋友就是李千，还当是另一位善射飞针的世外高人，于是应道："若有机会，老夫倒是有兴趣与那位朋友一较高下。"

李千这边在树上倒也隐隐听了个清楚，心中不悦道："老杜，你当初授我甩袖针时便留了一手，要不是被我意外悟得了甩袖针的手法，也自不会甩出这般威力来。日后倒是愿意与你一试高下。"

柳世安这时也恢复了神态，从地上爬将起来，惊喜道："无心道长来得真是及时，若再晚些，我等必为野狼口中食。"

无心笑道："也未必，有这位高先生护着你，那狼群暂时也是近不得身呢。"显是先前的情形已尽被无心瞧在眼中，对高武临危不乱，群狼环伺之下仍旧想着救人之举，颇生敬意。

柳世安适才已是被吓得魂飞魄散，哪里会注意到高武欲要救他，共同突围。于是不以为意地道："在这种危险的情形下，谁能顾得谁来。当是无心道长救了我呢。"

高武旁边听了，笑了笑，未言语。杜松子暗里冷哼了一声，倒是说中了他。

无心见状，不知这三人关系如何，为免尴尬，便转了话题道："柳先生，你要找的那位隐士朋友可找到了吗？要不是观里有事，我必会多陪你几天。"

"啊……这个，那个，未曾找到呢。"柳世安暗里望了望杜松子，一时间显得有些语无伦次。

杜松子以异样的眼光望了柳世安一眼，面露狐疑。应该是柳世安和杜松子有约，但是他先一步到了武夷山，独自寻找寒梅生的下落。有背着杜松子私下行动，先下手为强以先得到轩辕九针的意思。

不过杜松子思量了一下眼前的形势，两手善打飞石的小道士无心可是柳世安的朋友，当是不便撕下脸皮责问柳世安。还有寻找轩辕九针的事万不可再令高武知晓，否则又自会多了一个抢夺的强大对手。此时他倒是有些后悔约了柳世安来了。

无心这时抬头望了望天，而后说道："野狼群这次死伤惨重，又被猎户们在后面驱逐着，应该不会再回到这片山里了。不过日后各位也要注意安全，晚间必要在山里的庙观住下，早晚间行走山路也不可过早和过晚，山中毕竟还有其他的野兽。好了，我还要为师父出山办件事，这就与各位辞别吧。"

无心说完，朝那三人施了一礼，拂尘摆动，转身去了。

望着无心远去的背影，高武感慨道："武夷山的隐士高人甚多，没想到这位小道长竟也身怀绝技。不虚此行啊！"

柳世安也自来了精神，得意道："有我这位道长朋友在，武夷山内可以横行无忌。"

杜松子嘲笑道："那是人家有特殊的防身本事。若再遇到狼群野兽，我与高先生倒是可以轻松脱身，不知柳兄计将安出啊？"话里已是有了驱走柳世安的意思。

柳世安听了，犹豫了一下，讪笑道："有二位在，我怕什么。"本想抬腿追了无心去，由他护着出山，但又惦记着轩辕九针。

高武已是看出杜松子和柳世安彼此各怀心思了，知道再和他二人共同走下去多有不便，且有可能会误了自己这边的事。于是说道："高某想起来还有他事要办，就不与二位同行了。就此别过吧。"

杜松子听了，心中一松。柳世安却有些不愿道："高先生一个人又要去哪里，舍了我二人一人独行山中是很危险的。"

高武笑道："我还是离开二位吧，否则会彼此耽搁对方所要办的事情。杜兄，我说得是也不是？"

杜松子听了，不以为意地笑了一下道："在高先生这般高人面前，也真是装不得糊涂呢。那就祝高先生办事顺利吧。"说完，拱手相送。

高武也自抱拳，一笑而去。

"高先生！"这边的李千见高武离开，颇感意外，本想跳下树来追上去与高武相认。但又望了望杜松子这边，便又隐了身形未动。

杜松子见高武走得远了，这才转身对柳世安冷声道："柳兄，我们走吧。"说完，先走了。柳世安后面摇了摇头，也自紧紧跟随了上去。

李千见了，忙从树上滑下来，望了望无心和高武所去的方向，不能及时与高武相见叙旧，颇为遗憾，随后摇了摇头，转身顺着杜松子去的山路悄然跟踪了下去。知道杜松子为人机警，也自不敢跟得过近，免得暴露了自己。

李千一路跟踪来。山回路转，竟然发现眼前的景象有些熟悉。乃是到了一谷口之外，桃花半掩，溪水横流，却是李千发现那张大蛇蜕的地方。

"咦，怎么到了这里？"李千暗讶道。

此时见前面的杜松子和柳世安二人未进谷口，却是沿着一条小路转向另一侧去了。

李千见状，恍悟道："看来那天我走错了，不应该进入谷中的。可是那寒梅生住在这桃花溪附近吗？若如此，那么桃花洞也就在这周围了。"

这时，走在前面的杜松子和柳世安二人停下了脚步。后面的李千见了，忙避入旁边的草丛之中。

此时隐约听杜松子惊喜道："那寒梅生回来了，候了这些天终于将他等回来了。"

柳世安笑道："跑得了和尚跑不了庙。既为山中隐者，他不回这山里来又能走哪里去。"

杜松子说道："待会见了他，先以医林中的道义说服他交出轩辕九针来。他若固执不从，就勿怪我不顾故人情谊了。"

柳世安道："不管怎样，今日必要逼他交出那九枚上古神针来。这些宝物只有在我们的手里才能济世救人，起到它们应有的作用……"

说话间，那二人身形半掩，已走下去了。

"看来老杜讨要不成，便要硬抢了。那寒梅生是师父的朋友，也是我这次能否取到轩辕九针的关键。真要动起手来，就看我们俩的甩袖针谁射得快了。"李千想到这里，忙追了上去。

待李千跑到前面时，发现杜松子和柳世安已顺山路下了坡。那坡底处的树林间，建有两间茅屋，四下围以篱笆。此时院中有一人正在忙着活计，当是那寒梅生了。

"原来寒梅生就住在这里，早知道，那天我多走几步也就看到这里了，不至于耽搁了这些天去。看来当日柳世安由无心陪着也是先到了这里，只是寒梅生不在家。他二人应该来了几次，都扑了空。寒梅生不是今天回来的，就是昨天回来的。好极！找到了你，就不用再费力去寻那桃花洞了。当然，得先解决了这个老杜才可以。"李千一边想着，一边沿路下了坡。

李千倒没将那个柳世安放在眼里，觉得仅是杜松子碍着脸面请来的一个说客而已。他所虑者，是那个杜松子，因为真要动起手来，李千还是有所忌惮的。只能寻机会出其不意地出针了。在甩袖针上，李千进展飞速，自信还可以与杜松子抗衡一下。但是对方又有着诡异高超的武功，这是李千最为担心的。只能见机行事了。

那茅屋前面，寒梅生持了一瓢，正在朝几株叫不上名字的奇异花草上浇洒清水。此人头上包一顶九华仙巾，身穿一领百衲道袍，脚上着了一双多耳麻鞋，一副道人的打扮。玉面长须，二目扬神，乃是一个极为清爽雅和的人物，实属那仙家之流。寒梅生因少慕清流，厌烦尘世，于是出家为道，建庐自居。寒梅生本为他住山前的俗名，只有几位相识的故人知晓，因住山茅屋在桃花溪附近，故自名桃花居，自称为桃花居士。所以打听不到寒梅生，若是说起桃花居士来，一山前后，则无人不知的。

"寒兄，别来无恙！"一个冰冷的声音在院门外响起。

寒梅生闻声，身形未动，仍旧在侍弄着他的花草，爽声应道："杜兄，好是清闲，竟然来到我这空山野居。多年不见，向来可好啊？我可是候你多时了。"好像猜测到杜松子今天必来造访一般。

门外的杜松子闻之一怔，旁边的柳世安也一脸惊愕。

说着话，寒梅生转过身来。其清流气质，仙家模样，自以为儒雅绝伦，风华万代的柳世安见了，也自愧不如。

"寒兄已知我来意吗？"杜松子眉头一皱，满脸疑惑。寒梅生若是知其来意，必是已有所防范。

"当然。"寒梅生笑道，"杜兄宿愿未了，岂能忘却那九枚神物。"

"知我来意就好！"杜松子面若寒霜，两袖暗鼓，已起杀机。

寒梅生却视而不见，朝柳世安一抱拳迎道："不知这位朋友是……"

"江南金针世家柳世安在此见过寒先生。"柳世安拱手一揖。

"原来柳先生是来自江南金针世家的人。"寒梅生闻之，颇感意外，也自恭敬地道，"当今天下善运金针者，除了归安凌氏的金针堂，江湖游医公孙成，便是江南的金针世家了。今日得见柳先生，实为幸事！"

"寒先生过奖了！"柳世安听了，也不免呈现出得意之色。

"好了，还请杜兄与柳先生屋中说话。杜兄要的东西，我已为你准备好了。"寒梅生说着，侧身让请道。

"已为我准备好了？"杜松子听了，大感意外。然而似乎知道寒梅生的为人，世外清修，不打诳语，更不做那般机巧事，心下自是一松，暗里道："算你知趣！"随同柳世安走进了茅屋。

寒梅生此时朝院门外望了望，随后转身也进了屋子。

"怎么回事？"外面草丛中隐身的李千，隐约听到了寒梅生的话，心中诧异道，"这个寒梅生似乎知道了杜松子的来意，并且为他准备好了轩辕九针，有拱手相让之意。如此这般，当年又为何和师父费尽气力保护轩辕九针？反令他衔恨这么多年。"

李千心中迷惑不已，悄悄起身绕到了茅屋后面，潜伏于窗外的菜地里，窥听屋内。

室内那三人已经落座，桌上已有备好的茶水。

杜松子却也不客气，单刀直入，问道："寒兄果然是世外高人。请问怎么会知道我今天要来府上拜访？"

寒梅生笑道："日前我去南山访友，休息时偶于定中心内一动，便知杜兄要来了。于是在回来的路上顺便去了存放轩辕九针的地方取回了两枚轩辕针。"

"咦？寒先生有未卜先知之能？"柳世安听了，愕然道。

"看来数十年山中清修，寒兄果是修出些仙气来了。"杜松子意外之余，倒是相信寒梅生有此能力。或是以前也常出些意外之举，杜松子是见怪不怪了。

窗外的李千听了，暗里惊讶道："这个寒梅生果然是修成仙道了吗？师父曾说他有返观内视之能，竟然还能未卜先知！"

"这算不得什么奇处。"寒梅生笑道，"心无外扰，静得安和时，自能感觉到一些事物来。"

"轩辕九针果然在你处，看来凌霄那老鬼没有骗我。"杜松子稍稍释然。

"寒兄既然知我来意，为何从那藏针的秘处仅取回来两枚轩辕针，未能尽数取回？"杜松子随后质问道。

"仅这两枚轩辕针，杜兄怕是也取不走呢。"寒梅生应道。

"是吗！"杜松子杀机又起。

"寒先生。"柳世安见了，自呈现出大义凛然的姿态，侃侃而谈道，"轩辕九针乃上古神针，既然已出世于武夷山，便是到了此神针济世救世的时候了。先生世外高人，持之无益，只有送予可以运用其能的医家，才能发挥出其应有的作用。在下不才，与杜兄入习针道多年，自信可持此神物应世救人于急难中，以解世人疾苦。以应上古天降此九星之华，圣贤铸造此九针之奇，以救天下民众疾苦的宏愿。如此这般，也自有先生的功德在里头……"

寒梅生听完了柳世安一番义正词严的大论，肃然道："我又何尝没有此意，只是这轩辕九针不是我们所想象的那样，随手就可以拿来疗疾的。二位只知九针之奇，却不知九针之害。"

"轩辕九针自有奇能，自生神效，又有何害处可言？寒兄莫要危言耸听，妄论神针，要知道，轩辕九针之功效，当年可是你我和凌霄一起验证过的。"杜松子质问道。

"不错！"寒梅生点头道，"当年轩辕九针出世之时，我三人的确验证过其神奇功效，但是并未注意到轩辕九针还有未为人知的不利之处。其本身自有神力，然而同时也存在着与它相反的魔力。"

"魔力！什么魔力？当年我们为什么没有发现？"杜松子疑惑道。

寒梅生说道："当年我们所验证的时日尚短，所以未能发现其潜在的害处。也就是说，轩辕九针来自九星之华，自身的力量太过于强大和神奇了。万物皆有阴阳，轩辕九针也是一样，有利必有弊，而我们当年却忽略了它本身还应有的魔力。行针之道，不外三种。世医但以指力以行针力，加以手法便是针法，如杜兄和柳先生。这是施之以力。还有一种就是行之以气，以气行针，在功效上更上一层。"

"寒兄是炼气修形的，应该能达到以气行针的程度了吧，这倒是我们这些世间俗手所不能的。"杜松子说道。

寒梅生颔首道："不错，寒某清修多年，自谓有所小成，倒是能以气行针。但是仍然驾驭不了轩辕九针，因为轩辕九针只能以神御之，才能万全无害。"

"以神御之！"杜松子、柳世安以及窗外的李千三人闻之愕然。

"针道上会施力的高手，世间本已不多。善行气者，则为罕有。以神御之，当是只有神仙可为了。"杜松子说道。

"施之以力，行之以气，御之以神！天啊！针道上这三种境界，我便是最低的一层'施之以力'都还未能达到杜松子、柳世安和师父等人的程度，又如何去修成另两种来？"李千惊讶之极。

"请问寒先生，轩辕九针的反作用力，也就它的魔力究竟如何呢？"柳世安问道。

"不错，口说无凭。只有试过才知道，我二人弄针多年，运起针来，自会晓得其间的厉害。"杜松子说道。

"不错！"寒梅生应道，"所以我取回了两枚轩辕针，就是想令杜兄再行试过。如若你能驾驭得了它，就请自行带走。"

寒梅生说着，从旁边取出一锦盒，一打开，顿时毫光透射。两枚三寸余长的，形状古朴的轩辕针呈现出来。一枚通体赤色，若流丹赤霞。另一枚碧绿油油的，犹如润玉一般，玲珑剔透。

"这便是轩辕九针中的'火龙针'和'失魂针'"，寒梅生说道，"杜兄，这两枚轩辕针我们当年是试用过的。九针质地奇异，是为天外来物，各由特殊的材质铸成，从而具有了不同的功效。'火龙针'针身自能生热，可振人体之阳气。'失魂针'近人则昏，有催眠作用。但是……"

寒梅生顿了一下，说道："其实'失魂针'的名字我们起错了，近人则昏本是它的害处，也便是它的魔力，而我们误以为有催眠作用，实则大错特错矣！它实际的作用是'摄魂'，但是这种真正的作用我们从针力上施展不出来。我便是以气行针，也仅是能激出此针一成的正面力量。然却不敢久试，恐真气稍弱之际，被其散尽魂魄去。"

"那么这枚'火龙针'呢？"柳世安面对眼前的这枚针体自能生热的上古神针，早已迫不及待。

"柳先生是针灸大家，可自行一试。"寒梅生说着，伸手取了那枚赤体若流丹的"火龙针"递给了柳世安。

柳世安接过，捧在手中惊叹之余，喜不自胜。

第七章　气运九针

李千在窗外偷窥得见，惊奇之余，迷茫道："正常的针力就如何驾驭不了轩辕针呢？"

"我且一试。"柳世安显得激动异常，右手持针，挽了衣袖，寻了左臂手太阴肺经孔最穴，也即手臂偏外侧之中部位置，一针刺入。

"好是奇异！针身入体即行生热，是如灸针一体。"柳世安惊叹道。

这边杜松子望着盒中的那枚"失魂针"有些发呆。

寒梅生见了，说道："当年杜兄可是第一个试刺这枚'失魂针'的，昏睡了一天未醒。它散魂消魄的魔力可不是我们能掌控的。杜兄现在可要再试一次吗？"

杜松子神色骇然，想起当年自己初试这枚"失魂针"时，针身一入体，立觉意识浑茫一片。幸亏凌霄见自己有异，及时拔去了针身，否则不知要睡上几日了。想起来，仍旧心有余悸。总以为慢慢研究轩辕针的神奇力量，加以控制，再行施术就可以了。而今看来，此神物实非人力可为，自己是急功近利了。

"此针之热竟能循经上行，大有驱寒之力啊！"柳世安那边仍在啧啧称奇不已。

"柳先生，你勿要被它的好处所迷，现在当要注意如何控制它热力的运行了。否则阳亢太过，便物极必反而生反噬之力有害身体了。"寒梅生提醒道。

"这好办，我施针法泄其热即可。"柳世安不以为意。同时运针于指，施泻法。

寒梅生见了，无奈地摇头一笑。

"咦！这山中本清凉，'火龙针'虽在体内生热，也不至于将我逼出汗来吧？"柳世安感觉鼻端似有物流溢出来，抬起右手抹了一把。随即一惊，右手上却是血红一片，乃是血从鼻出。

"不好！生热太过了！"柳世安一惊之下，忙将"火龙针"从左臂孔最穴上拔出。

"针体虽出，体内热量尤在，仍可循经窜行。"寒梅生又自提醒道。

"果然厉害！控制不了它呢！现已热极生毒了。火毒一起，当可胀裂我脑脉。"柳世安恐慌之下，倒也不失冷静，忙寻了自家的两根金针，两手持了左右互刺。当是施了"解毒法"，数道黑色血水从穴间喷射而出，是如在清风观为那些中了毒的山民解毒一般。

寒梅生见了，暗里对柳世安的解毒针法赞叹不已。

"当年我们试此'火龙针'时，生热即止，故未能热极生毒。就柳先生刚才的情形，杜兄可是另有速解之法。最重要的是，可有控制'火龙针'的能力？我说过，杜兄若能掌控任何一枚轩辕针，都可自行带走。"寒梅生转头对面露惊愕的杜松子说道。

杜松子面色铁青，沉默不语。

寒梅生接着说道："杜兄族内患此侏儒奇疾，本是先天而来，实非后天之力所能解。倘若施轩辕针于子孙身上，便是施术成功，也仅是一辈一人长形而已。况且你我都无驾驭轩辕针的能力，控制不了轩辕针的作用，那么只能令子孙受害。我当年与凌霄未能将轩辕针与你，就是怕你贪功冒进，祸及子孙。"

"这哪里是神针，而是魔针！"柳世安解了自家热毒，随将那枚"火龙针"放回锦盒内，如蛇咬手般不敢再动。倘若以此医人，当是自毁医名。

寒梅生说道："数年前，我偶遇一位云游方外的老道士；自号玄真子，将轩辕九针与他看。玄真子说：此为神物，凡人不可用，用则杀人。并说只有运以纯阳之神方可驾驭得了轩辕九针，否则只能为害。此两针尚且如此，其他的七枚轩辕针也就不用再试了吧。"

"既非我力可为，强取之又能若何！"杜松子一声慨叹，起身朝寒梅生深施一礼道，"寒兄念故人情谊，示轩辕针之利害，也自点醒于我，不可再生妄想而谋取轩辕针。此神物果然不是我等所能驾驭的。谢过寒兄开示，就此别过。"说完，杜松子转身索然离去。

"等等我！"柳世安慌忙间也自朝寒梅生拱手一礼，起身追了出去。

后窗外的李千也不免心灰意冷。轩辕九针的神奇力量也不是自己能驾驭的，好不容易找到这里，看来也是空走一遭了。

"年轻人，还请进来说话。"屋内的寒梅生忽然朗声唤道。

李千闻之一怔，知道自己的行踪被发现，忙站了起来。

"你是何人？为何随了那二人而来，却不曾露面？可也是为了图谋轩辕针而来？适才的情形你应该看到了，现在可还有此心吗？"寒梅生淡然道。

李千从窗外跳了进来，拱手一揖道："寒先生，晚辈李千师从凌霄，今奉师命前来拜见先生。"

"哦！"寒梅生听了，自是一怔，忙站了起来，打量了李千一番，讶道，"你是凌霄兄的弟子？"

李千应道："不错。刚才那个杜松子先前为了得到轩辕九针，逼走了家师。家师于是命晚辈前来武夷山拜见前辈，也是……"

李千犹豫了一下，说道："实不敢相瞒，晚辈此番前来，也是为了轩辕九针。"

"你师父凌霄令你前来讨取轩辕九针？可有凭证？"寒梅生面露疑惑。

"有。"李千恭敬地应道，"师父告诉我了轩辕九针的秘密藏匿地点，那就是武夷山桃花洞内，深行百步，朝天阁正中石砖之下。"

"哈哈哈！"寒梅生闻之，忽朗声笑道，"不错，你果是凌霄兄的弟子。轩辕九针的藏匿地点，世间只有我和他知道。而凌霄兄能告诉你，当是说明你在针道上的修为不浅，有令你一试的意愿。"

"可是，"李千摇头道，"刚才的情形晚辈都看到了。杜松子和柳世安这两位当代针灸大家都不能控制轩辕九针的功效，晚辈也自知不能。"

寒梅生听了，点头道："你说得不错，轩辕九针不是我们凡人所能掌控的。"

"不过……"寒梅生又望了李千一眼，眉头微皱道，"你师父既然荐了你来，当是有他的理由。现在两枚轩辕针在此，你可愿一试吗？"

李千摇头道："晚辈不敢！"

寒梅生听了，笑道："你倒是乖巧，晓得此针的厉害。况且你现在的确没有那个能力，日后也多半难为。不过既来之则安之，且在此地住上几日吧。我可授你以气行针之法，行针时当晓得其绝妙之处，是比那手法运针要增百倍效果的。你师父当年便羡慕得很，却是习不来，因为会与他正在自创的乾坤针法针式有冲突。待他针法成，已是老朽一个，再运行真气已是无益了。你尚年轻，易行真气，习之最好。"

"谢谢前辈厚爱！"李千闻之，惊喜道。

寒梅生笑道："你师父荐了你来，本也是有这个意思的。当是以轩辕九针吊着你好奇的性子，不至于半途折返了去。"

寒梅生随后取了些山果野菜来与李千用，权为斋饭。然后说道："我今日还要去前山访一友，你且闭了门户以防闲人闯入，晚间我自归来。"说完于另一室中取了披风、斗笠，换了布袜、草鞋，又持了一根拧劲的老藤拐杖，扮作一个山行者的模样自行去了。

李千站在门前，目送寒梅生远去，感慨道："此人野仙一般，潇洒自由，任风来去，与世无争，实在令人羡慕！"

呆立多时，待李千回身看时，内装两枚轩辕针的锦盒还放在桌子上，未能收藏了去。或是寒梅生大意忘记了，或是确认了李千是凌霄的弟子，对他放心吧。杜松子和柳世安对轩辕针魔力已生畏惧之心，也不担心二人复来讨取了。

李千走到桌前，望着那锦盒，不免落寞失望。原以为可凭借此上古神针之力，在医林中扬眉吐气。可现在看来，此轩辕九针近乎邪物，操之不当是能杀人的，又如何医得人济得世来。

虽是刚才在窗外窥到"火龙针"和"失魂针"的颜色模样，但未能亲持感受，此时李千又自心动，伸出手朝那锦盒摸去……

随即，李千的手又停在半空，犹豫了一下，收手而坐。

"看来，我也是与这轩辕九针无缘的。杜松子和柳世安都能知难而退，我又何必自不量力。"李千慨然一叹。

"也罢！"李千复转身立于窗前，望着远方的山峦和天际的浮云，寻思道，"好在乾坤针法已成，也足以在医林中占一席之地了。离家日久，不知远在山东的父母和叔叔怎样了？我也该回去了。待寒先生授我以气行针之法后，必要先回家中一看。还有，杨开师弟还在莒县的安顺堂吗……"一时思绪万千。

这时，身后传来了些响动。待李千回身看时，不由一怔。一只野猴竟然从窗外跳将进来，机警地四下巡视，估摸着在找寻食物。忽地看到了桌子上摆放着的那只锦盒……

李千见了，立时意识到了什么，欲要上前将锦盒抢到手中。孰料那野猴朝李千一呲牙，猛然抓起锦盒纵身跃出窗外，已是认为抢到了一种好玩的物件了。

"不要……"李千惊呼一声，慌忙跳出窗外追了上去。

这两枚轩辕针若是失去，暂为寒梅生看家的李千当是有监守自盗之嫌，百口莫辩。

李千追出篱笆外时，那野猴已逃窜于树林中，身形晃动几下，便不见了踪影。

"该死的猴子！"李千恼恨之余，懊悔地甩了下衣袖，不顾一切地追了上去。刚才慌乱之间，忘记打出甩袖针了，否则当容不得那野猴逃了去。

李千追入那片树林中，已是不见了那野猴的踪迹。心下大急，持针四顾。若是追不回那锦盒，失了两枚轩辕针，实是无法向寒梅生交代，日后更是无法面对师父凌霄了。

"猴子，出来，那不是你该拿的东西，且还了我吧。"李千扬声喊道。

远处一棵树上，枝叶间现出了那只持了锦盒的野猴的身形，朝李千这边呲牙一叫，又自跳跃逃窜了去。

那野猴速度太快，距离又远，李千甩袖针暂且发挥不了作用，怒吼了一声，追了上去。

那野猴身影若隐若现，逗引着李千朝一山谷中去了。那畜生天性顽劣，只是觉得好玩而已，哪里晓得李千此时的急切心情。

"死猴子！待得了机会我必一针毙了你。"李千愤恨道。

忽进入一谷地。空山旷谷，矮树巨石，枯藤黄草，老鸦低飞，一片荒凉景象，全不是外面山林茂盛，溪水横流的幽静模样。

李千茫然四顾，又自不见了那野猴的踪影。

这时，忽从远处传来一声凄厉的叫声，隐约辨得是那只野猴发出的声音，似乎受到了什么惊吓。

李千转身看时，声音是从那边的巨石后面发出来的。忙全神戒备，两手紧扣针身，随时待发，慢慢寻了过去。

待转过那巨石，眼前竟然出现了一个幽深的洞口，蒿草半掩，若不近看，在远处是不易发现的。

"那猴子可是跑进洞里去了？"李千拨开乱草查看时，不由一喜。原是那锦盒出现在了洞口外面的地上，那只野猴又不知跑哪里去了。

李千稍候了一会，见无异常，于是小心谨慎地走上前，弯腰慢慢将锦盒拾起。再查看时，盒盖紧扣，未曾开启过。也是那只野猴子持了它惊急乱跑，还未有时间将它打开。

李千不放心两枚轩辕针是否还在锦盒里，于是轻轻开启查看。两针果然还在，李千这才松了一口气。此时近观轩辕针，两针大小同一，只是比普通的针身略显粗些。造型古朴，针尖也不甚锐利。只是颜色鲜艳，"火龙"赤体流丹，"失魂"碧绿润泽，醒目异常。

这时候，一种奇怪的现象发生了。两枚轩辕针呈现出了微微振动，脱盒欲出。李千手中本是将那锦盒握得稳稳的，手也未晃动，不知那两枚轩辕针为何自家振动起来。

李千见状，惊讶之余，不由朝后面退了几步。两针复稳，又安静地卧在锦盒里面。

"这是怎么回事？"李千愈感奇怪，便又朝洞口走上几步。两枚轩辕针复现振动，好像那洞内有什么东西吸引着它们一样。或是刚才那只持了锦盒的野猴误闯到这洞口前，锦盒内两针针体忽然发生振动，令那野猴受到了惊吓，故弃盒而逃。

"这两枚轩辕针并非铁制，便是洞内存有磁石，也吸不动它。那两针又为何振动呢？"李千心中大奇。犹豫了一下，决定入洞探个究竟。

那石洞初窄后阔，且洞顶又有孔穴，光线射入，犹可辨物，不至昏暗。

李千持了锦盒入内数十步后，盒内两枚轩辕针竟沉寂不动。行约百步，前方现一石室，洞顶一道光线罩于一座好似天然形成的石阁之上。光辉流洒，绕行缓动。

"朝天阁？这里是秘藏轩辕九针的桃花洞？"李千忽有所悟。

李千惊讶之余，忙走上石阁，蹲下身来拂去石面上的尘土，果是有石砖铺地。抬手敲了敲中间的那块石砖，若敲瓮罐，果是中空的。

"果然是这里！"李千心中一喜。

随即，李千犹豫了一下，寻思道："其他的七枚轩辕针必是藏在这下面。本不能驾驭轩辕针，又取它何用？不过既然已到了这里，且见识一下全部轩辕九针的模样吧，也算不枉此行了。"

想到这里，李千以手指抠住石砖缝隙，稍一用力，那块石砖竟自启动。待移开时，里面呈现出一个长方形石匣来。于是双手下探捧了出来。

"传说中的上古神针轩辕九针，我今天将要全部见识到了。"李千心中颇为激动。随后将那石匣上面的盖子开启。忽眼前一亮，色彩炫目，毫光透射。里面整齐地卧有七枚颜色各异的轩辕针。色分七种，为褐色、黄色、青色、紫色、蓝色、黑色、白色。色纯无杂，七光辉映。

李千惊讶之余，忙又将赤色的"火龙针"和绿色的"失魂针"放入石匣内，九针并列，光气浮动，耀人眼目。其质地既非玉石之属，也非金属之列，果非人间之品，当是天外之物。

原是九针共贮石匣内，也不知几百几千年，竟自九气混一。那野猴意外抢了装有那两枚轩辕针的锦盒逃走后，或是九针之间同气相感，也是那野猴颇为灵通，有意无意地逃到了这里。偶至洞口时，九针间相应的气感强烈，导致锦盒内的两枚针体出现了振动，惊走了那野猴。倒是将李千引了来。

"我来此地，不就是为了这轩辕九针来的吗，为何要放弃它们呢？"李千心中随又一动。

"杜松子和柳世安，还有师父和寒梅生等人驾驭不了这九枚轩辕针，不等于我也驾驭不了。并且对轩辕针的神力和魔力我并不知晓，不妨一试。试了，还有机会；不试，将永远没有机会。"想到这里，李千怀揣了石匣，毅然转身走出了桃花洞。

待李千回到寒梅生的桃花居时，看到寒梅生立在院门前，一脸严肃的模样。当是他回来发现不见了贮有那两枚轩辕针的锦盒，尤其是不见了李千的踪影，不免别生旁想。此时忽见李千坦然而归，脸上又自呈现出一丝的惊诧。他这般高人，偶于定中动念，也不是什么事都能知晓的。

"寒先生……"一见到寒梅生，李千立时有些忐忑起来。毕竟是在寒梅生未知情的情况下，尽数取回了另七枚轩辕针。

"那两枚轩辕针呢？"寒梅生抬头望了望即将暗下来的天色，面无表情地问道。或是怀疑李千盗走轩辕针，然又在山中迷了路，自不敢在山林中夜宿，无奈之下又转了回来。

"在这里，并且晚辈又将另七枚轩辕针也取了回来。"李千说着，从怀中取出了石匣，呈于寒梅生面前。

"咦？"寒梅生见状，不由一怔，惊讶道，"你去过桃花洞了！"

随即，寒梅生眼中精光一闪，似乎意识到了什么，忙拉了李千道："且到室内说话。"

时近傍晚，已是到了掌灯时分。室内，两只纱笼高挂，照得舍内通亮。桌子正中放着那只石匣，寒梅生和李千相对而坐。

"你是怎么找到秘藏轩辕九针的桃花洞的？那里虽距离此地不远，但是并无路径可通，且极为偏僻，没有人可以找到那里的。你师父虽然也知道这个地点，但是他也未曾到过那里。乃是为了轩辕九针的安全起见，我仅告诉他桃花洞这一名称和洞内的情况而已，但他并不知晓具体的位置。"寒梅生问道。

"是一只野猴子引了我去的。"李千应道。他此时才知道那桃花洞为什么没有人知道了，原来就算是师父也不知道具体的位置。

"一只猴子？"寒梅闻之讶道。

李千于是将那只野猴如何入室抢了那锦盒去，自己又是如何追寻去的，后来又无意中发现了桃花洞，前后经过细述了一遍。

"原来如此！"寒梅生听罢，惊异之余，忽地畅然一笑道，"你原来就是轩辕九针的有缘人啊！好极好极！有些事一会再对你说，你且见识一下这九枚轩辕针吧。"

寒梅生说着话，开启了石匣，里面露出了那九枚光彩夺目的轩辕针。

"九针奇在九色之纯和质地之罕。"寒梅生说着，伸手于石匣中取了那枚纯黑如墨的轩辕针来。说道："此针虽然纤细，却是奇沉压手。"

说着话，寒梅生将那枚黑色轩辕针轻轻地放到了桌旁边的泥土地面上。随即，李千惊讶地发现，那针体竟然在慢慢地沉潜地中，将入土而没。可见其沉重的程度。在将要没柄时，寒梅生复又拾起，放回了石匣中。李千这边已是看得目瞪口呆。

寒梅生又取出了那枚紫针来，放于右手掌中。忽然间那针体竟然缓缓浮起，悬空而卧。李千又自看得呆了。

寒梅生说道："此针轻若鸿毛，稍一运气便可托浮，如水飘木。"随后收气针落，复放回了石匣中。

李千此时不仅惊叹轩辕九针之奇，更是惊讶寒梅生果是有以气御针的本事。

寒梅生一一指示了道："赤针为'火龙'，绿针为'失魂'，青针为'冰魄'，黑针为'玄英'，白针为'游霜'，黄针为'央宫'，褐针为'莫风'，蓝针为'飞鸿'，紫针为'浮柯'。药有药性，针有针性。九针材料奇异，不明其质，相当于'药针合一'。"

寒梅生接着说道："所谓药针，世间也偶有所传。是以不同的具有一定药性的金石、木质之物，制造成针，以本身质地所具的气味、药性作用于人体，感应于人身气血经脉，针药合一，达到治疗病痛的目的。而轩辕九针不仅善行气机，甚至于能动神机而应天机。"

"九针同气相应，而短时间的分开，同气相引的效果更为强烈，故引了那野猴去了秘藏轩辕针的桃花洞。你又被那野猴引了去，令九针齐聚，可谓前缘妙定，冥冥之中自有安排。当是这轩辕针的有缘之人。"

　　"不过此般缘分，目前来说也仅是你能与轩辕针相见的缘分而已，还是不能驾驭它。因为在具有同等针力的基础上，别人驾驭不得，而你能，这才是真正的机缘。不能说这般神物，你与它有缘，拿过来就能随手应用，岂不气煞别人，世间没这个道理。"

　　李千听到这里，先前以为自己果与轩辕九针有缘，真的是能驾驭它的主人，而现在才知仅是一见的眼缘而已，心中不免气泄，失望之至。

　　寒梅生随又说道："不过机缘既定，你再修习以气御针的能力，当是大有希望驾驭神针，行其利而避其弊的。这个气是真气，我有一真气运行之法，你习练之后，假以时日，可控制自身气机，再施运于轩辕九针，那么驾驭此九针的能力可至一半。至于说完全达到以神御针的境界，那就看你日后的造化了。"

　　"多谢前辈！"李千闻之一喜，希望大增。

　　寒梅生心中奇道："你果是轩辕九针的有缘之人，说不定也自能驾驭九针施于人身。凌霄荐了你来，必是有他的道理。但暂不能激扬了你的心智去，还要稳妥的来做此事。"

　　寒梅生又道："真气运行之法，常人需习之三年方可令经脉间真气充盈，不过轩辕九针具有激发真气运行之效，尤其是以'火龙'为佳。有九针相助，倒是可以令你在短时间内达到真气自行的境界。当然了，御针首先御气，御气则先练意。意到气到，方可随心所欲。你要驾驭轩辕九针，其实就是在驾驭九针莫测的针性，而后方可依九针不同的针性，以应天下万病。"

　　也就从这天开始，李千留在了桃花居，随寒梅生修习真气运行之法。

　　这日得闲，寒梅生又自指点李千针法。

　　寒梅生说道："医家不懂经络，开口动手便错。而这里面又有个真懂和假懂之说。世医可从医书上获知经络，知其存在而却不知如何存在，也即知其然而不知其所以然。针法再熟，择穴再准，最多也仅在指下针穴间感知经穴的变化，不能全面感知经络的运行，这是为假懂；真懂也就是能切身感受到经络在人体内的运行，真实地体验到这种神奇的感觉，可以随时感知哪条经脉通畅，哪条经脉阻滞，甚至能感知到具体某个穴位上的微妙变化。这就是真气运行之妙。在这个基础上施针，有的放矢，当无不奇中。这也仅仅体现在医病上而已。真正的能感知到经络的存在，这是在求大道的过程中的一个飞跃。"

　　"返观内视！"李千讶道。

　　"不错！"寒梅生说道，"等你真气足了，冲破玄关秘窍，便可知其中三昧。但凡医家，少有自修自知者。人不知自身之秘，又怎医他人之患。"

寒梅生又道："针法虽是基于手法，然若不知神与气，也落下乘。故真正的针法，当是与气道并修，方能神应如是！俗手用之形和力，高手施之以气。若能神感意应，便有驾驭轩辕九针的能力了。"

"故真正的针道高手，不在手法，也不在针身质地的奇异，而在于以气运针的能力。轩辕九针奇在质地，若能以气御之，则针道可成大半！"

倏忽间，一月时间已过。在寒梅生的教导下，李千谨慎地用轩辕针激发自身轻脉气血，日积月累，李千已是感觉到了体内气动的奇妙。时感双手劳宫，足底涌泉，小腹关元、气海诸穴有热，"突突"振动不已。经脉间时现麻痒、蚁行。

以九针刺体，果然奇妙。或热或冷，或胀或酸，不一而足。不过稍感即止，寒梅生也自不敢令九针在李千体内留之过久。并且告诉李千，他经过这些年的试针，发现在健康人的身体上试刺九针，其"魔力"愈显；而在病者身上，尤其是患有严重疾病的人身上试刺九针，效果奇好。并且在病人身上出现的异常情况往往比想象的要少许多，或是那病气能冲淡九针的魔力。当然，重要的是要掌握好运针的火候，九针才能发挥出极为恰当的作用，副反应也少。他以气行针，感觉也仅能发挥出三成的轩辕针的针力。若要收全功，必要以神御针才可。也就是真正地达到那种神意与九针合一的境界，那就是以神意行针！

以指力行针，尚有可为；以气行针，尤有可为；以神意行针，则无可不为！

针药之功，乃是纠人体之偏，而愈病患。然九针之奇，竟能激发人体潜力，已不是为了医病而施以针刺那般简单了。

寒梅生虽非医家，但修形炼气，对人身之奥秘已洞察三分，由此而知病之源起，经脉之循行，自修成医。所以又说：医乃仁术，济世活人之本，人大道之门。

第八章　大师兄

这天晚上，李千静坐室内，默习真气运行之法。白天，寒梅生不知何故，持了"冰魄针"在他前额印堂穴上点刺了一下，说了声"冰开魄显"便自去了。

开始时，李千思绪万千，静不下来。寻思道："寒先生以气行针已是非常神奇了，那种以意行针的神御之法究竟如何呢？当是针随意走，神与针行吗？岂不是如传说中的剑仙一般，御针飞行了？想来寒先生竟能以气托起'浮柯针'，又有何不能以意裹针，飞扬身外！那时甩袖针或许都无用了呢……"一时间遐想无限。随后意识到自己正在运功行气，忙止了诸般念头，心中一静，凝神定虑起来。

也不知何时，李千偶感额前微痒，正寻思着可能是白日里寒梅生用那"冰魄针"刺了一下的原因。突然间，额前忽地一亮，竟然呈现出了"归真图之人体全形图示"中的景象，只是那浮雕的周围边缘模糊，仅余人体形象，骨骼俱全，经脉隐现……

"怎么回事？"李千心中讶道，"怎么会出现'归真图'中的景象？"

随即，余景渐消，仅剩一架清晰的骷髅立在那里。

李千豁然一惊，不由睁开了双眼。

再看时，室内漆黑一片。窗外山风暗啸，松涛阵阵。

"为何会有此异象？"李千心中迷茫不已。复又静坐，其象不再显现。

第二天一大早，李千便起了床，开始做早饭。寒梅生山居之前，是富室子弟，故时有族人进山供应盐、米，倒不曾短了吃食。其他山居隐者，则是另一番清苦了。

李千正在烧饭时，忽听得身后的梁上簌簌有声，以为是厨内偷食的老鼠，闻声辨位，身形蹲在灶前未动，回手一针疾射而出。

"咦？"正好一步走进厨房的寒梅生见了，面露惊讶。

待李千起身回头看时，不由一怔。那枚甩袖针却是将一条大花斑蛇钉在了梁柱上，蛇身绕梁扭动，却是挣脱不去。

"甩袖针！你为何也会打杜松子的这手绝技？"寒梅生讶道。

李千笑道："就是那老杜传给我的。"

"原来如此。"寒梅生笑道，"杜松子从不做赔本的买卖，能将他的防身绝技甩袖针传授给你，你必是下了大本钱的。"

待处理了那条蛇，回到室内，李千便将自己和杜松子之间的一番恩怨说给了寒梅生听。

寒梅生听罢，摇头叹息道："早知道如此，我早几年将轩辕针的害处与他说开就是了，也不至于让杜松子将你师父凌霄逼走，令你遭受那番苦难了。杜松子对轩辕针的心思，怕是当年就有了，或是试那'失魂针'之故，乱了其心智吧。掌握不了轩辕针的针性，真是不能滥用的。"

"对了，寒先生，昨天晚上发生了一件奇怪的事。"李千于是将昨晚练功时出现的异象说了出来。

"哦！"寒梅生听了，倒不以为意，说道，"此为入定后出现的异象，以后还会出现，勿要理会。"

李千道："可是开始出现时，竟然和"归真图"中的图像差不多。"

"'归真图'？"寒梅生闻之一怔，讶道，"你何时见过'归真图'？是哪一幅'归真图'？"

"寒先生也知'归真图'啊！"李千意外之余，讶道，"怎么，'归真图'还有其他的吗？晚辈见到的是'归真图之人体全形图示'。"于是将山中射杀那五名强盗，救下刘春生，而后刘春生拿出那幅"归真图"的事讲了一遍。

寒梅生听了，点头道："这实在是你的造化！'归真图'为传说中上古圣贤留给后人的秘宝。有'三十六幅"归真图"，人身大秘一起收'之说。来来来，我且让你看看另一幅"归真图"。"

"寒先生这里竟然也有一幅'归真图'！"李千惊讶不已。

寒梅生拉着李千来到了另一间屋子里，从橱内取出一个卷轴，展开来挂于墙上。上面绘的是一粗略人形，却有那山川鸟兽，农人车马，沿椎骨而布。右上角示有"归真图之内照图示"字样。

"这是'归真图'中的'内照图示'"寒梅生说道，"是数年前玄真子道长所遗。此图类似于道家秘藏的'修真图'，又有所不同。'修真图'当是定中所见，'归真图'则为原真本有。玄真子道长说过，道家秘藏的'修真图'当是源化于此幅'归真图'。你现在观它暂且无益，待日后欲寻归真之途时，我再送与你看。玄真子道长当年还说过，这是三十六幅'归真图'中唯一一幅出世之图。其他的'归真图'则散没民间，以待有缘的医家观得，用以济世。你竟然能看到其中的一幅，实乃造化！"

李千听了，惊愕不已，没想到那神秘的"归真图"竟有三十六幅之多，简直不可思议。人体的奥秘，真的能有那许多吗？

寒梅生随后望了望李千，点头道："昨日我以'冰魄'点刺你印堂穴，本是想刺激一下你的天目。然从你所述来看，真正对你有影响的还是你先前看到的那幅"归真图"。'冰魄'激发经脉之气，加上你头脑中曾有过的"归真图"人体景象，再加上这些日子习真气运行之法，三力合一，于是稍稍开启了你的天目。这是返观内视的基础和开始，倒也可喜可贺！"

"寒先生是说，我以后真的能看到人体中的经络和脏腑？"李千惊喜道。

寒梅生道："其实这在修真者的眼中算不得什么本事。然而在常人眼里，无异于是得了仙术神法了。要知道，古代的神医华佗在行针时，就能清楚地告诉病家，针到了哪里，会有什么感觉。传说上古神医扁鹊，饮以上池之水，能看见脏腑经络。其实是以上池之水为名，掩人耳目罢了。这般神医，当是有常人所不具有的能力。"

"李千。"寒梅生这时郑重地说道，"在你身上发生的这些机遇和看似偶然的巧合，其实都是必然要发生的。你现在有甩袖针的防身能力，又得针灸大家凌霄传授乾坤针法，进而见识了九针之奇。说明你就是轩辕九针的有缘人。现在开始，轩辕九针正式归你所有。"

"啊!?"李千闻之一惊，颇感意外。

寒梅生接着说道："你虽然现在还没有驾驭轩辕九针的能力，但是已有了驾驭它的基础。你体内真气渐盛，按我传你的方法，日后自能以气行针。机缘一到，以神御针也不是没有可能。九针既然已出世，就让它们发挥出应有的作用吧。再藏之深山，就没有什么意义了。不过，轩辕九针过于神奇，不便广示于人，只有遇到特殊的病证，其他针法方药不得效之际，方施以轩辕九针。"

"谢谢先生！晚辈谨遵教诲！"李千既激动又感激。

"这是上天对你的厚爱。"寒梅生说道，"这么多年来，终于等到了轩辕针的主人。石匣携之不便，我特为轩辕九针做了一件针囊。"

说着话，寒梅生从怀中取了一个精致的小皮囊来，启了石匣，尽取轩辕九针盛入其中，递与李千，说道："此针囊内贮轩辕九针，可掩其毫光，不令人知。并且携带身上，可辟邪气，防病气。你且持了轩辕针出山，以针法济世吧。切记，在没有真正驾驭九针的能力之前，不可轻易施之于人，否则便是杀人了。我虽相信你，但也要有个约定才好。三年之内，你仍旧不能掌握轩辕九针的针性，就再还之于深山，复归桃花洞内，以待后世有缘人吧。"

李千忙起身上前，恭敬地拜受。

桃花居院门外，李千正与寒梅生告别。

"我希望看到你以神御针的那一天。"寒梅生望着天边说道，"天地之大，宇宙之奇，一辈子都探究不了万分之一。我们作为万物之灵的人，不可愚茫混世，否则临死方悟，悔之晚矣！实乃有负此生。"

"去吧！"寒梅生微笑道，"年少可为，山外才是你的世界！若是有一天走得厌了，再回来寻我，同观那幅'归真图之内照图示'，你我共证大道。炼气归真，神游天外！"

李千躬身再拜，随与寒梅生挥手而别。

一路行来，李千不免心潮澎湃。回首一望，天高地阔，心欲飞扬，感慨万千。

"寒梅生先生风姿潇洒，世间少有，得识此人，实乃人生大幸！我现在的使命或是与他不一样，但最后也许会殊途同归，老寄林泉。只是我现在还有许多事情要做，于尘世间再走一遭吧。"李千心中感叹道。

待李千走出了武夷山，快出江西地界时，方想起应该去看望一下来香，叮嘱她一定要藏好那件金匮玉函，万不可让人知晓。继续在寻找它的那些人，不见其物是不会罢手的。又想起还有身怀绝技的小道士无心会去照顾她，即使有人上门找麻烦，也应该会无事。思量着只有日后得了机会再去探望来香了，心中颇感愧疚。也是李千一心想着尽早赶回山东老家看望父母，并行针于世，尽快在医林中闯出一个名头来，好安身立命。这才忘记了那件金匮玉函的事。

"也罢，来香姑娘，你日后且将那件金匮玉函砸碎了以金玉去换银子用度吧，待我扬眉吐气那一天再来看你和无心。"想到这里，李千感叹一声，寻道山东去了。

却说杨开于琼崖岭半山居玲珑阁拜董岳峰为师修习太素脉法，转眼间已是半年过去了。杨开此时太素脉法初成，于脉上已是别有感悟。且在那山中隐士泉灵轩的点化下，听脉之功也渐入佳境。

这日，杨开站在玲珑阁九层顶端之上，眺望远处群山，忆起枣儿和父母双亲，心中不胜感慨。自从和枣儿在山东道上一别之后，鬼使神差地来到了这琼崖岭，有幸得拜玲珑阁主人董岳峰为师，修习太素神脉，竟自物我两忘。

"不知枣儿寻不见我时，会去哪里？当是又回莒县了吧。事出意外，昔日未能候你，勿要怪我。只是不知我到了这里，枣儿又如何寻我去？"杨开摇头叹息了一声，也自无可奈何。

"好在苍天有眼，令我遇到了独修脉法的师父，有幸修习太素神脉，突破了诊法上的限制，否则日后哪里敢医人疾患。"杨开心中又自欣慰道。

"云姑娘……"想起渺无音讯的朱云，杨开不禁怅然一叹。

这时，杨开隐感身后有异，回头看时，见是董岳峰缓步走了过来。杨开此时的听力已是灵敏异常，便是针落于地的声响也自感觉得到，且能辨别出声音中微弱的差异。

"师父!"杨开见了董岳峰,忙迎上前礼见。

"嗯!"董岳峰微笑着朝杨开点了一下头。杨开这个弟子让董岳峰甚为满意。昔日二人初见时曾有半年之约,就是杨开在这半年中于脉法上无所进展,当要自行离去,而此时此刻,杨开的脉法修为已令他欣喜。

"杨开啊!"董岳峰临栏眺望道,"'归真图'中的'太素脉法图示'你已是感悟出几分了,着实不易!此图不是一般人能参悟得了的。为师的脉法成就也多得益于此图。"

杨开道:"此图的全部奥妙弟子还未能参透,感觉里面还有很多秘密。"

董岳峰点头道:"是啊!'太素脉法图示'中所蕴藏的天机还有待我们去感悟,太素神脉的全部精奥都在里面。由此可见三十六幅'归真图'必是包含了医道中的奥妙天机。若是有机会再行参悟其他的'归真图',修得大成医道,也是短时间的事,倒可不必皓首穷经,用尽一生的精力了。古代医家圣贤已为我们留下极其宝贵的'归真图'。只是可惜,'归真图'除了这幅'太素脉法图示'和你的那幅'五脏图示',其他的不知在何处了。看来也是等待有缘人吧。"

董岳峰接着又道:"杨开,你太素脉法初成,可喜可贺!然更要探究那般万全之诊法,方可无误。也就是望诊术和闻诊术,最后方能达到那种感而知之的最高境界。现今医林之中,奇人异士甚多,为师所知者,于闻诊中有一高手唤作流支山的,听脉功夫已达化境。每遇病家,问闻合一,言它而知病。先和病家说上几句话,以病家应答语气的强弱而诊脏腑的虚实,甚是神奇。十多年前为师与此人有过一面之缘,叹其神技。问其所习,竟然也源于太素脉法中的听脉术。至于望诊术,医林中也有一人,复姓公伯,名子丹。这公伯子丹的望脉术堪称医林中一绝,实是有别于世行的望诊之法。也曾闻有见病家之衣衫或其人常用之物而诊出病因来的,当是属于感而知之了。世间诊法多归属于望、闻、切、感这四诊了。学无止境,或有其他诊法,也未可知。治病,必要先诊出病来,方可言治。知病因,明病理,定阴阳,运五行,复施以针药,辨证论治,一切病证当是能迎刃而解。"

董岳峰又道:"太素脉法诊人疾患,切脉言病,抚手而就,除了应病之外,更是全面周备。论贵贱,切脉之清浊;论穷通,切脉之滑涩。论寿夭以浮沉,论时运以衰旺,论吉凶以缓急,亦皆仿佛《灵枢》虚实攻补,法天法地法人之奥旨。虽是为病而备,却又不限于病。"

杨开道:"天地也有大脉,或是也可诊天地之大病!"

"天地之大病!"董岳峰听了,哈哈一笑道,"天人同一!也或有医人疗天之功!上医医世,下医医人,医者当有此上医之志也!"

这天晚上，杨开在房间内习练了一遍太极拳之后，静坐冥思。

"我现今太素脉法初成，唯差些临证经验和火候，日后当多看些病患，于诊法上也当无滞碍了。至于方药，我记得的古方药也自不少了。然感觉唯仲景的《伤寒论》和《金匮要略》当为医家第一实用之书，我虽能默诵二书，却仍旧不能用得应手。看来医圣仲景的用意，我未能全解得明白，日后还需继续参悟为是。至于药物……"

杨开心中复一动，寻思道："药性之义广矣！古人竟能以意用药而取奇效，看来古今所载的药性之书也未能详解药性之本义，这方面也要多多探究才是。"

"唉！"杨开不禁摇头感慨道，"医道广博，以人之智是不能尽知的，修成那般大成医道，实在是难之又难啊！"

"我自幼便承母亲教诲，务以医药事，于此间下的工夫也不比古人差，却与古之医中圣手差之远矣，又是为何？难道说是那些古之医家圣手都有神助不成？读透万种医书，也仅是于其中明理而已，又如何去修悟那个道来……"

或是适才习练太极拳用意过深之故，杨开此时但感两手掌烘热，手心劳宫穴处偶然跳动。

"是了！"杨开忽有所悟道，"医道的目标是人，而人体这个血肉之躯，魂魄所居之府我却未能探究得明白，仅仅是外求于医药，实在是舍本逐末了。古之圣人善养生者，多少言医药，而注重自身的修为。虽然此方面多涉及玄谈，更近乎佛道，却是以人之修行为本的。古代那些得道之人，也多出乎此间。看来要想成为大医，也必要在自家身体上下工夫才行。"

此时的杨开要是遇到武夷山中那桃花居士寒梅生，不知又要有何感慨了。董岳峰研究的是术，寒梅生倒直接入手奔那道去了。

本是夜深物静，然而玲珑阁外山风一起，百物扰动。杨开那倏起乍现的一念空灵，立时又散开了去。随即杂念纷纭，故人旧事又涌上心头，脑海中呈现出父母及枣儿的影像来。接着便是那朱云若隐若现、略一皱眉头的冷艳姿容。

"你还好吗？"杨开一声慨叹。初识于钱塘，分手于京城，他与朱云的相识离别，实如梦幻一般，有时竟不敢断其真假来。

此时的杨开除了对朱云自身的安危担忧外，更多的则是一种莫名的思念。这个复杂的江湖，那个神秘的生死门，这个传奇般的女子，已是不能令杨开释怀。

"你助了我许多，我却帮不得你什么。"杨开心中愧疚不已。

这日一早，杨开便离开了玲珑阁去后山的林中，继续感悟脉法。过了午时感觉腹饥，这才回到了玲珑阁。

杨开惊讶地发现，今天的气氛有些异常，几位师兄神色古怪，便是徐楠见了杨开，支吾了一声也要走开。

杨开见了，心中大奇，忙将徐楠拉住，问道："师姐，出了什么事，怎么大家伙都显得怪怪的？"

徐楠眉头皱了一下，忧虑道："大师兄回来了！"

"大师兄！？"杨开闻之一怔。昔日初至玲珑阁时，曾听徐楠说起过，师父董岳峰曾有一位大弟子，但在十年前不知什么原因离开了。

"大师兄回来了，好事啊！待我去见过。"杨开说着，兴奋地转身要走。

却是被徐楠反手拉住，轻声道："师弟，现在这个时候你莫要添乱吧。"

"怎么回事？"杨开听得一头雾水。

"唉！你且进来听我说。"徐楠忙将杨开引进了旁边的屋子里。

待进得室内，徐楠将房门掩了，这才回身对杨开说道："大师兄的事在玲珑阁本是一件禁忌谈论的事。现在且对你说了吧，免得你不知缘由胡乱闯了过去与大师兄相见，在师父面前徒生尴尬。不过现在你也见不着了，师父和大师兄已进入了最深处的那间密室。当年我进玲珑阁，刚入师门之时，大师兄便已离开几年了，还是从几位师兄那里得知的事由。大师兄名为武连东，本是师父收养的少年流浪弃儿，从师父习诸般技艺后，颇得修为，深得师父赏识和喜爱。后助师父择址修建玲珑阁，尤得其力。当时几位师兄已入师门，得见大师兄面目，乃是一位风姿潇洒的人物。直到有一天晚上，不知是何缘故，一向对师父恭顺的大师兄突然间在师父的房间里和师父大声争执起来，甚至言出不敬，责问师父为何知其父母尚在人世而不令其与亲人相见，是何居心？当是大有隐情在里面。而师父当时的表现也自出人意外，呵责之余，竟然低声婉求，说是再给他几年时间，了结一件心事之后，自会放大师兄离开玲珑阁与父母家人团聚。后来但听得大师兄一声怒吼，说那是武家的东西，他自会处理。随后竟撞门而出，从此离开了玲珑阁，十年间渺无音讯。"

"竟然有这种事！"杨开听了，大为惊愕。以师父董岳峰的为人，不可能十几年来知道大师兄父母尚在人世，而不令其与亲人相见、骨肉分离的。并且他们师徒间所争执之事，似乎关系到一件什么东西。而那东西又是武连东武家的，好像在师父手里。

"难道说师父当年收养大师兄是与武家的那件东西有关？不会的，师父怎么会做出挟持人子，抢夺他人之物的事情来。"杨开忙摇了摇头。

"大师兄今天忽然出现，好像是向师父讨取一件东西。"徐楠接着说道。

"真的是师父抢走了武家的东西？"杨开心中迷惑不已。

"现在师父正和大师兄在密室里，我们进不去的，也不要过去打扰才好。"徐楠提醒道。

"我理会得。"杨开说道，"但是不管师父和大师兄之间发生了什么事，我们做弟子的应该为师父分忧，不可坐视不理。"

徐楠摇头道："师弟，你还是莫要强出头的好。此事似乎关系到师父他老人家的脸面问题，只要生不出大的事情来，就由他们自己处理好了。我们若是干涉进去，怕是师父面子上挂不住会责备我们的。"

"师姐也是认为师父强行占有了武家的东西？"杨开讶道。显然徐楠碍于师父的情面，有些事情还未向杨开全盘托出。

"没有没有。"徐楠慌忙说道，"师父为人慈善，光明磊落，哪里会做出这样的事情来。师弟不明其间事由，莫要胡乱猜测吧。"

"不管怎么样，十年未见的大师兄忽然出现，当是来者不善，为了师父的安全，我也要过去看一下。"杨开说道。

"我说过，那间密室你进不去的。大师兄出现后，师父颇感意外，而后一言未发，便引了大师兄进了玲珑阁石洞内最深处的一间密室，并且启动了封门的机关。不从里面打开，外人是进不去的。"徐楠说道。

"这可不行，里面若是发生了什么事，那可怎么办？"杨开闻之，大急道。

"谁人也无可奈何的。"徐楠说道，"师父的性子你知道的，要做的事是容不得别人干涉的。况且前些日子还和我们私下交代过，玲珑阁若是有事发生，切不可令师弟牵涉其中。好像预感到有事一般。"

"并且师父还说……"徐楠犹豫了一下，欲言又止。

"师父还说了些什么？"杨开忙问道。

徐楠又自迟疑了一下，这才说道："其实这几天师父已是启动了玲珑阁全部的防御机关，以防不速之客。由于那些机关设计得隐蔽，你自然看不出来。师父说，一旦有事，他于密室中三天内没有出来，就让师弟你自行离开玲珑阁。说你脉道已成，可以离开了，万不可因其他的事情将你牵连。这些话我本是想在三天后，若师父还未出密室，再行告诉你的。可是现在，我觉得真要发生大事了。"

杨开听了，心下感激之余，大急道："看来事情不是那么简单的。师父一定是意识到了某种危险才有这样的安排。师父现在和大师兄进了密室，那里隔绝内外，师父果真有何不测，我们是无法展开救援的。实在不行，就只能和几位师兄强行破门了。"

徐楠摇头道："师命难违，我们还是再等等吧。师父的密室隐在石洞之内，石门厚重，不从里面启动机关，外面的力量是无法强行进入的。"

"如果三天后师父没有出来怎么办，就让师父他老人家和那个大师兄一齐永远密封在里面吗？"杨开问道。

"或许，三天之后，总会有一个出来的。"杨开忧虑道。

原是杨开想到，那武连东既然是师父董岳峰的大弟子，必是熟悉师门的各式机关布防，并且他也是玲珑阁的建造者之一，师父的密室机关应该困他不住。如果三天后是师父董岳峰一人出来，那么大师兄武连东则有可能在里面遭遇了不测，否则就是师父遭遇到了不测。而从师父的行为上来看，引了武连东自困密室，师父董岳峰的胜算似乎要大些。师父为何要这么做呢？

"师父和大师兄之间发生了什么事？到底有什么不可解开的恩怨呢？"杨开迷惑不已。

"师弟，暂且静观其变吧。师父这么做或许有他的道理。不管怎么样，三天之后再说。"徐楠说完，叹息了一声，转身离开了。

"三天之后，要发生的已经发生了，再行阻止已是不能。不管谁最终留在了密室里，都是师门的不幸。现在必要想法子进入密室中，将师父和那个武连东隔离开才好。可是怎么能进去呢？"杨开焦急万分。

杨开无计可施，最后来到了师父董岳峰的明堂书房。这里也是一间布了机关开启房门的密室，那幅"归真图之太素脉法图示"就藏在室中。

杨开在书房的房门内外查看了一番，只是那机关内置，看不出个所以然来。想去请教几位懂奇门之术的师兄，又知他们不敢有违师命，更是无法从外部开启那间密室的机关布防。况且师父董岳峰自困的那间密室处于石洞的深部，除了董岳峰本人，其他的弟子莫说进去过，就是门前半步都不敢涉足，杨开也是一样。那里是玲珑阁内仅有的几间杨开没有进去过的神秘密室。杨开无奈之下，知道无法子可想，只能等到三天之后了。

这时，杨开忽听室外廊道内铜铃声大作，这是玲珑阁遭受到外敌入侵，发生危险时才发出的警报。

第九章　兵困玲珑阁

杨开闻声一惊，忙从董岳峰的书房出来。随见徐楠跑过来，慌乱道："师弟，且进入室中暂避，玲珑阁外面有敌侵入。防御机关已将出入的门道封闭，现在整座玲珑阁也将进入一种内外隔绝的封闭状态。"

这时光线一暗，有厚木排板从空中降下，遮掩了玲珑阁各处窗户。几名董岳峰的弟子，冯高、纪明成等人快速点燃了壁上的油灯，玲珑阁内又一片雪亮。

"哪里来的外敌？"杨开讶道。

"可能是大师兄引来的。"徐楠低声道。

杨开闻之一怔。看来事情远比自己想象的要复杂得多，那个武连东不是自己单独来的，而是带来了人手。

玲珑阁虽是为了安全进入了封闭状态，但好在里面贮藏有足够的粮食和生活物品，且内有泉水，便是里面的人生活上一年也不用担心饮食问题。而且玲珑阁所依建的悬崖四面陡峭，孤立谷中，除了谷底有一条小路通到这里，再上延到玲珑阁外，四无旁借，再没有可通上去的其他道路。机关启动，厚重的石门封闭了进口，坚厚的木板遮掩了临崖而开的窗口，则如铁桶一般，便是飞鸟也飞不进来了。当年董岳峰选此绝地建成玲珑阁，遇事时在安全方面也是有所考虑的。

杨开从一处暗口内朝外面观察，果见谷底人影绰绰，便是玲珑阁对面的悬崖上也时有人影晃动。可见对方来的人数不少，已将玲珑阁所依建的这座悬崖四面围了起来。

"必是有人先行破了外围的奇门遁甲阵，而令这些人进入谷底找到了玲珑阁的入口，否则不会长驱直入的。"徐楠在旁边讶道。

"师姐。"杨开忽然意识到了什么，忙将徐楠拉到一旁，轻声道，"大师兄当年也是玲珑阁的建造者之一，这内外的机关布防他必是熟悉得很。既是有备而来，这里的防御措施未必能拦住他的人马，外面的人攻进玲珑阁怕是早晚的事。"

"这个师弟大可放心。据说在大师兄离开后，师父对玲珑阁的机关布防重新做了大的的调整，好像是专门为了防备大师兄日后的回访。他的人能突破外围防线，玲珑阁里面可是进不来的。大可放心。"徐楠底声应道。

"原来师父早有准备!"杨开心中稍安之余,则更加迷惑不已。他们师徒两人是搞的哪一出,竟然大动干戈。他二人则进了密室,显然不是去叙旧的。

这时宋海平和李用二人走了过来。

宋海平忧虑道:"杨开师弟,你怕是离不开这里了。师父曾有话,玲珑阁内一旦有事,就令你离开这里。但是现在事发突然,外面被来历不明的人围住了,我们只能固守在里面了。"

杨开道:"师门有事,我岂能自行离开。不管怎么样,我会和大家一起守在这里,等候师父出来的。"

"好,那你就先避进师父的书房吧,尽量别出来。即便强敌突破外部防御,攻进玲珑阁,这里的每一处房间仍可自行封闭,暂保一时安全。我们先去巡视了。师妹,你且去为大家准备食物,每一处房间都要放些,以备不时之需。"宋海平吩咐道。

"师兄,你知道外面是什么人吗?"杨开问道。

"不知道。"宋海平摇了摇头,随即忧虑道,"应该是和大师兄一齐来的。"说完,和李用先行去了。

"师弟,待在师父的书房里别出来,食物我会按时送来。"徐楠说完,也匆忙去了。

玲珑阁内,已是如临大敌。好在董岳峰平时也对这些弟子训练过,众人倒也表现得镇静,临危不乱,各行其是。

杨开回到书房内,先燃了油灯,再封闭了房门,转身寻思道:"可惜枣儿不在这里,否则以她的本事必是一个好帮手。"

"唉!我真是无能,此时竟然出不得半分力,只能躲藏在这书房里面。"杨开叹息一声。

"这个武连东到底是什么人,竟然能调来这么多人手?可见此人不是一般的人。他和师父为何反目成仇呢?还有,最为奇怪的是,外面现在双方剑拔弩张,他二人竟能同入密室,可见事情还有回旋的余地。武连东率了人手来,当是以壮声势的吧。"杨开想到这里,忧虑之余,心下稍安。

书房窗口外面被从崖顶垂降下来的厚木排板遮住,是为了防止敌人有可能从对面的崖顶上朝这边发射弓矢。木板间有缝隙,透射进了几道柔弱的光线来。

杨开走到窗前,寻了缝隙朝对面观察。发现对面崖顶上的人影清晰可辨,只是看不清装束。有两堆人正在忙碌,似乎在推运什么东西。

待杨开细看之下,不由惊骇至极。对面的那些人正推了两尊火炮过来,炮口朝向了这边的玲珑阁。玲珑阁外部防御可拒水火弓矢,但是那火炮威力巨大,一弹发来，自可将这边的防御轰炸开，将机关摧毁掉。人员虽可以避进崖体内的深洞里去，但整座玲珑阁的外部建筑当是不能保全了。这一手着实狠毒，不知师父董岳峰若是看到炮口朝着玲珑阁的那两尊火炮，当做何想。

"这个武连东竟能调来火炮，他究竟是何身份？"杨开此时已经不将那武连东当做同一师门的大师兄了，因为他此举当是要毁掉整个师门，没有深仇大恨是做不来的。

事情发展到如此地步，已是远远超出杨开的想象了。

杨开于书橱内取了几本书，翻阅了几眼，并无兴致，又放了回去。回身坐在书桌前，看到书桌上有几卷半打开的画轴。伸手拉到近前展开来看时，却是一幅地图，上面有"辽东地形图示"。再展开其他几幅卷轴，也尽是辽东不同地区的地形图示。

"师父收藏这辽东的地形图示做什么？可要去辽东做什么事吗？"杨开摇了摇头，随手放在一边。

这时书房外面传来了急促的敲门声。杨开忙转身去开启了房门。门外面，站着宋平海、徐楠等人，脸上俱呈惶恐之色。

"杨开师弟，事情有变，对方竟然运来了两门火炮。为防意外，还请避进内洞去。"宋海平故作镇静地说道。

"我刚才也看到了。"杨开说道，"不过对方不会轻易炮轰玲珑阁的，因为那个武连东还在这里。"

"这个大……这个武连东是在欺师灭祖！"李用愤愤道。此时，玲珑阁诸人已不再承认这个大师兄了。

"各位师兄、师姐。"杨开说道，"为避免意外，先将师父书房里重要的书籍和物品转移到内洞里保存。还有就是，不能令那个武连东离开玲珑阁半步。有他在，对方便不敢开炮。只要此人一出密室，必要想法子将他擒下，做个人质。这样方可保全我们玲珑阁的安全。玲珑阁是师父一生的心血所在，不能被人这样毁掉。"

"师弟说得有理。"徐楠那边点头应道。

"我这边会做安排的。"宋海平说道，"师弟，你且和师姐观察对方的动静。我们先转移重要物品。然后，就只能等待师父和那个人从密室出来了。"

杨开和徐楠随后来到一观察口，徐楠则持了一支单筒的远观镜来。

徐楠持了远观镜观察了一会，忽然惊讶道："对方这些人是……是官兵。"

"什么！他们是官兵？"杨开立时一惊。事情又一次超乎意料。

徐楠说道："这些人头扎万字巾，身披罩甲，领围项帕，腰系丝带，悬有弓袋、箭囊，佩着刀剑，一色的军校打扮，不是官兵又能是何人。为首一武官则头戴凤翅盔，身穿绵甲衣，上面彩绣有……应该是犀牛图案，是个八品统带。"

杨开闻之讶道："师姐，你怎么熟悉这些东西？"

徐楠道："我入师门之前，家父曾为江西都指挥使司治下旗牌官，故多少熟悉一些兵营的装束和品阶。"

"看来这个武连东是个来自官府的人了。如此兴师动众，当是要逼迫师父做出什么事来了。若是师父不应，玲珑阁今日有可能不保了。"杨开忧虑道。

"这个武连东太过分了，竟然一点也不顾及师门情面，毕竟是师父从小收养了他，又纳入师门，教以诸般技艺，尤得师父医术上的精华。师徒如父子，真是要欺师灭祖了，便是师父有不妥之处，也不能列出如此阵仗来，当是要将师父往死里逼啊！最好师父将他困在密室之中，不见天日，永世不得出来。"徐楠不免愤慨道。

"人心难测，一旦丧尽天良，什么事都能做得出来的。不管怎样，我们今日即便与师父同为玉碎，也不能令他阴谋得逞，离开这里。"杨开愤然道。

"现在的关键是，师父还不知外面的情形，我们也不知密室里发生了什么。而今困在玲珑阁里，外有火炮威胁，内里情形不明，进退无策，着实难办啊！"杨开摇头一叹。

待徐楠将对方是官兵的消息告诉宋海平等人时，大家惊愕不已。竟然有官兵参与进来，事情愈发严重了。

时近傍晚，料官兵暂不会有所行动，大家这才聚在一起，相对默然。

这天晚上，大家轮流值守，过了不安的一夜。好在并无动静。

第二天一早，杨开观察对面崖顶时发现，官兵仍旧严阵以待，也似乎在等待着玲珑阁这边的消息，看结果如何而决定是否炮轰。

杨开将目光从观察口移回来，坐在那里寻思道："师父引那武连东进入密室是要商谈什么事？不对，一定是要做什么事，否则何以有三天的期限。又不是闭关，密室内幽静异常，普通人在里面一般是挨不过三天的。并且从武连东调兵遣炮的行动上看，是来寻仇的，且势在必得。他有恃无恐，随师父进入了密室，一定是要做什么事的。唉！昨天留在玲珑阁内好了，可以阻止师父进入密室。有什么事在外面谈外面做好了，也好有个策应，悔不该离开啊！"

"大家做好警戒！"宋海平这时跑了过来。

"师兄，发生了什么事？"杨开忙起身问道。

"有些不对劲。"宋海平说道，"玲珑阁入口处不时传来异常声响，官兵好像有所行动了。"

徐楠闻声过来，说道："那入口有巨石挡着，应该不会有事的。"

"就怕一点。"杨开忧虑道。

"怕什么？"宋海平、徐楠同声问道。

"官兵虽然调来了火炮，但还不敢冒险开炮攻击，因为武连东还在玲珑阁内。

71

所以，他们还是想从入口处直接攻进来。火炮设置在对面，除了威胁我们之外，当是在迫不得已时才会发生作用的。而从谷底上延到玲珑阁下面入口，是唯一能进来的地点。他们一定是在外面安置炸药，要炸开入口处的巨石。入口一开，官兵就能从容地攻击进来了。玲珑阁内的虚实，官兵必然也会知晓，所以他们一攻进来，我们这些人只能束手就擒，他们就可以安全地接应武连东了，或者也会炸开密室的石门。对了……"

杨开又恍然大悟道："他们调来这两门火炮可不是简单的威胁，武连东最后是要彻底毁去玲珑阁，否则不会如此大费周章的。"

"他最后是要用火炮轰毁玲珑阁！"徐楠、宋海平等人闻之，皆大吃一惊。

"应该有这种可能。武连东有备而来，在处理完了他和师父之间的事情后，一定是有毁掉玲珑阁的意图的。这两门对着我们的火炮就是证明。"杨开说道。

"心肠狠毒，居心叵测啊！"徐楠、宋海平、冯高等人愤怒不已。

"现在我们怎么办？"徐楠慌乱道。

杨开说道："武连东进入玲珑阁之前，一定和官兵约好了炸毁玲珑阁入口的时间。也就是他认为很有把握从密室出来的那一时刻，估计也是师父告诉我们的时间，三天之后，也就是明天。我们现在没有任何法子，只能等待师父和武连东从密室内走出来，或是只有其中的一个人走出来。让我们的人距离入口那边远些吧，免得官兵炸开石门之时被伤及。"

"他敢害师父不成？"李用愤慨道。

"他已经在做了。"宋海平忧虑道。

"还有。"杨开说道，"在官兵炸开石门攻进玲珑阁之后，大家也勿要做不必要的反抗，都避进安全的房间里。我留在外面，看看那武连东意欲何为。待发觉官兵走了之后，大家再出来，并且要以最快的速度离开玲珑阁，以避免火炮的轰击。"

"师弟，你一个人留在外面太危险了。"徐楠说道。

"我必要知道师父在密室中的情况，外面不留人是不行的。"杨开说道。

"我也要留在外面等候师父出来。"宋海平说道。董岳峰众弟子中，属宋海平年纪最大，自要有所担当。

"我们也不会躲起来的，一定要确定师父安全了才行。"其他众人异口同声。

杨开望着眼前的众师兄师姐们，心中大为感动，师门蒙难之际，竟然没有一个退缩的。

"师弟。"宋海平对杨开说道，"你还是先进入安全的房间内躲藏起来吧。官兵不会找到你的，只要我们这些人都在这里，武连东就不会知道师弟的存在。然后你再寻机会离开玲珑阁。这也是师父进入密室前的交代。我们和师父若真是遭遇到了什么不测，你也会为师门留下一支血脉。"

"我不会走的。"杨开坚决道,"我不会抛下师父和你们大家一人逃生的。况且我要查清楚师父和武连东之间到底有什么恩怨,竟令他对玲珑阁痛下杀手,毁之而后快。"

宋海平等人听了,佩服杨开大义之余,都自摇头不语。

这时,观察外面情况的纪明成跑过来说道:"谷底的官兵撤走了,并且走得很匆忙。"

杨开闻之一怔,随即一惊道:"哎呀,不好!官兵要炸入口了。官兵与武连东约定的必是今天这个时候,以炸开入口的声响为信号,他那边也自会从密室中出来。大家快去密室出口等待。有玲珑阁内的机关阻挡,官兵又不熟悉这里面的路径,短时间内找不到那里。只要我们控制了从密室中出来的武连东,就有法子脱险。同时也会探明密室里面的情况,希望师父也会安然无恙地从里面出来。"

"事已至此,只能这样了。大家随我来。"宋海平一咬牙,持了一柄单刀,先行走去。其他人也自持了准备擒拿武连东的棍棒随之而去。

杨开未曾料想到,拜师学艺玲珑阁,竟然出现眼下这种意外的严重事情。师父董岳峰生死未卜,世外桃源般的玲珑阁又遭突如其来的官兵包围,且架炮欲轰。一切都失之常理了。

杨开现在最为担心师父董岳峰的安危。因为武连东的出现,并且所做的准备,早已超出常人想象。也就是说,不论他来做什么,都是志在必得。他师徒之间,以前到底发生了什么?以及现在的密室中,正在发生什么?都是一团疑雾。

不多时已到一石洞深处,这里内藏数洞,外附玲珑阁,半天然半人造,也是奇处所在。

一行人到了密室门前。燃了石壁上几支巨炬,灯光通亮。李用几个人在密室门前布下绳网,以待武连东出来时捕捉。大家心中都已明白,武连东此番气势汹汹而来,师父董岳峰怕是凶多吉少了。只是不明白,不知为何还引了他同入密室去,或许这是师父的一种克敌制胜之法?

徐楠这时说道:"如果武连东真的是和外面的官兵约好了,以炸开玲珑阁的入口石门为号,他闻声自会从密室内出来。那么攻入玲珑阁内的官兵一时是找不到这里的。玲珑阁内的机关布防仅能阻挡官兵进来的速度,并无杀伤力。我们擒下武连东后,可至九层玲珑阁顶端,再封了上去的通道,官兵即便炮轰玲珑阁,也自伤不到我们。况且有武连东为人质,官兵也未必敢开炮。那时候,我们就会有时间从武连东那里审问出一切事情缘由了。或许还能同时将师父从密室中救出来,真相自会大白。"

众人闻之,都点头称是。

杨开问道:"几位师兄,昨日那武连东来时,可有何异样?"

宋海平应道："玲珑阁内的机关布置，虽是启动，但是只能防外人，防不了武连东，所以他直接闯了进来。当时他手中持了一长盒，不知内里装了什么物件。师父得知他来时，很是奇怪地接待了他。二人在书房中仅待了一会，便进入了密室中。师父在进入密室之前，交代我等三日后方能出来，并令师弟择机离开这里。对了，师父在和武连东进入密室的时候，也持了几样东西进去。由于裹着包袱，也不知里面是何物件。"

"就是说，师父当时的神态还算从容，并不知道待他们进入密室后，官兵突至，巨炮降临，事先不知武连东已做好了毁灭玲珑阁的准备。否则师父不会和武连东就这样进入密室的。因为不管他们之间发生了什么事，师父也不会置我们这些人的生死于不顾。也就是说，师父还不知武连东此番来是包藏了祸心的。"杨开说道。

"不错，师父若是知道外面发生了这般情况，玲珑阁面临着即将被炸毁的危险，他必会想法子解决。即便他和武连东之间有再重要的事，也绝不会和他同入密室的。"徐楠说道。

"这样说来，有些事情已是超出了师父的意料，他老人家并不知道事情会发展到如此严重的程度。"杨开疑惑道，"他们师徒之间能有何恩怨，竟然令武连东做出欲炮轰师门的异常举动？而他的这个计划，师父事前并未察觉。"

就在这时，外面忽然传来一声巨响，地面随之一震，土石纷坠，烛光摇晃，尘土飞扬。

"官兵炸开入口了！"杨开一惊道。

"大家做好准备，那贼人武连东就要出来了。"宋海平大声喊道。

众人立时分掩两侧，牵绳张网，各持棍棒，严阵以待。

候了好一会，那密室的厚重石门，寂然不动，显是里面还无动静。

"官兵若是破坏性地强行进入，玲珑阁内诸多的木制机关也仅能阻拦他们半个时辰。如果官兵到了这里，里面的人还没有出来，被擒拿的就是我们了。"宋海平忧虑道。

"这么说来，武连东若是在密室内得手没有出来，极有可能是在等候官兵前来这里接应，而后他再行出来，以避开我们对他的威胁。这个人心思缜密、计划到如此万全的程度，当真是非常可怕的一个人。"杨开讶道。

"那我们现在怎么办？"冯高呈些慌乱道。

"进退已无路，只能在这里等了。"宋海平无奈地说道。

这时，通道那边传来了阵阵声响，当是官兵在强行摧毁阻挡他们前进的玲珑阁木制机关。

"师父当年建玲珑阁布置下那些机关，仅是为了防止生人闯入，故而在设计上没有任何的杀伤力。谁能想到今日会引来大队的官兵。师父一念之善，倒是为这些官兵开了生生之门。否则设计的尽是些死门，当令他们有来无回。"宋海平说道。

"这一点，武连东早知道了，否则也不会在计划中安排官兵强行进入玲珑阁的。或许事先还给官兵绘好了通向这间密室位置的地图。"杨开说道。

"应该是这样的。"徐楠微闭双目，静耳聆听，接着说道，"官兵进来的方向直对这里，并没有到玲珑阁的其他地方。果是有备而来。"

"那个人太可怕了！"李用愤怒之余，也自惊恐道。

"只是不知，他在密室中，还会做出什么可怕的事来。"杨开不无忧虑地说道。

"师父……"徐楠担心得哽咽起来。

这时，通道那边传来一阵破碎声响，随见火光映照，一队官兵以大木撞开木门，鱼贯而入。

"前面妖人勿走！"为首的一名武官挥剑喝道。

"大家勿做无谓反抗，且静观其变吧。"杨开无奈之余，叮嘱大家道。见官兵进来的速度很快，直接找到了这里，果是事先得到了武连东的指引。

众官兵拥到近前，俱以刀枪抵住杨开、宋海平等人。

随见那名武官走了过来，炷光之下，扫了众人一眼，并未理会，朝前面密室石门望了望，说了句："怎么回事，还未出来？"

那武官说着话，走上前去，反手以剑柄在石门上用力敲了敲。石门发出了一阵沉闷的声响。接着退后数步，持剑以候，神情颇为紧张，竟自不顾旁边的杨开、宋海平等人，注意力全在即将开启的石门之内了。

"武连东引官兵到这里，这一步设计，是想令自己安全脱身吗？却又不像，这名武官对密室内好像有一种十分迫切的期待，倒不像是来接应武连东的。"杨开心中讶道。

那石门忽地动了一下，接着缓缓开启。

"密室的门打开了！"所有人都屏住了呼吸，想看看里面到底发生了什么事。

随着石门缝隙的逐渐变宽，一股气流涌出，裹着一种奇怪的香气，四下漫布开来。

"怎么会从密室里散发出来这种香气？"杨开嗅了嗅，不似药味之香，又隐杂着一种烧焦的气味。

待石门大半开启，那武官刚要迈步先行闯入，忽又站住了。因为在石门内侧的地上卧有一个人，显是此人开启了密室内部的机关启动了石门，但不知何故倒地。

"是他，不是师父。"徐楠这边侧头望了一下，转而对众人说道。

"倒在地上的是武连东？"杨开听了，惊讶不已。

此时见那武官上前将地上的武连东扶起身来，摇晃了数下，焦急地问道："东西呢？"不仅不顾及他的生死，并且全无一丝恭敬之意，令这边的杨开、徐楠等人望之茫然。

武连东是一个年近三旬的壮年之人，面目英俊，只是现在的脸上呈现出一种疲惫之色，且显得相当虚弱。

武连东慢慢睁开了眼睛，发出极其微弱的声音道："没……没有成功……"接着一股黑血从口中涌出，溅了那武官一身。

"混账！"那武官竟自一跃而起，抛下昏迷过去的武连东，一挥手道，"进去搜！"

十几名官兵一拥而入。杨开等人也被官兵押着进了密室。

第十章　禹王鼎（1）

一进入密室内，那种奇怪的香气愈浓。这是一间颇大的石室，室顶以铁链吊着十几盏"长明灯"，将石室内照得如同白昼。

一古朴的巨大石鼎居于室中，约有三米高，里面缭绕有烟气，那奇怪的香气应当就出自这里了。四边设有石造的阶梯，可以走到上面看到鼎内。地上则是一些杂乱物件。除了门口处倒在地上的武连东，石室内空无一人。

"师父呢？"杨开、徐楠等人，相望惊骇。

"师父！"杨开望着地面当中的那大石鼎，忽然意识到了什么，忙挣脱开押着他的官兵，不顾一切地跑了过去。

这密室内四面皆光滑的石壁，除了石门再无其他出口，并且这室内唯一可以藏人之处，不如说是能盛得下人的地方，就是那大石鼎了，而那石鼎之内，正燃有烟气……

杨开的举动，也自提醒了徐楠、宋海平等人，都摆脱官兵，一齐跑了过去。

待杨开沿着石鼎旁的石阶上去，来到石鼎边上朝里面看时，鼎内仅存一堆灰烬。

此时对面也上来一名官兵，持了长枪，将鼎内的那堆灰拨开查找着什么。

杨开见灰堆中仅为一些药料性的东西，又仔细嗅了嗅，弥漫室内的那种奇怪香气中杂有焦气味，倒也不是烧毁血肉之物时能发散出来的。随朝鼎下周围焦急等待的徐楠等人摇了摇头。众人见状，神色稍安。一开始，大家都以为师父董岳峰葬身鼎内了。但杨开从鼎内观察到的情形上看，里面并无烧毁人的痕迹，这一点，倒是可以除排了。但是师父董岳峰在密室内凭空消失了，又能到哪里去呢？

"大人，石室内没有找到可疑的东西。"几名官兵接连向那武官报道。

"大人。"一名官兵刚查看了一下躺在地上的武连东，随后朝那名武官摇头道，"他死了。"

"死了？"宋海平听了，一怔之下，忙跑过去摇晃着武连东的尸体，大声喊道，"师父呢？你将师父藏哪里去了？"那武连东脸色青冷，身体逐渐僵硬，果然已经毙命。

"师父不见了，武连东又突然死掉，密室内到底发生了什么事？"杨开惊愕不已。

"真是晦气！"那武官恼怒之余，命令道，"将这里面的人全部斩杀，然后再将外面的阁楼给我用炮轰平了。"

"是！"众官兵持了刀枪将杨开、徐楠等人围了起来，将要执行那武官的命令。

杨开惊急之下，无意中触及了腰间一物，乃是一块"太医郎"的牌子。这块腰牌是杨开在京城太医院受封之后，随后由宫里送过来的。因是皇上所赐之物，杨开便佩在腰间。此时心中一动，忙呵了一声道："住手，尔等身为官兵，为何要滥杀无辜？"

"你们这些妖人，在此聚众蛊惑人心。王爷有令，杀无赦！"那名武官应道。

"你们敢！"杨开掏出"太医郎"牌，举在手中，大声喊道，"本人杨开，乃当今皇上御封正五品'太医郎'，代皇上监管天下医事。这是皇上亲手御赐的腰牌，尔等不可造次。"

"太医郎？"那武官及众官兵闻之，俱是一怔。徐楠、宋海平等人也自面呈惊愕。

一名老成的官兵上前接过杨开手中的腰牌，前后翻看了几眼，立呈敬畏之色，忙躬身双手递与那武官，低声道："张大人，果是宫中御赐之物。此人当是来自太医院的钦差。"

那武官惊讶之余，忙持了腰牌双手呈与杨开道："原是一位钦差大人，下官不知，还请见谅。"

杨开接回腰牌，问道："这里的人都是治病救人的医家，何来妖人之说。你们又是奉了哪位王爷的命令来这里的？"

那武官应道："下官是奉了宁王之命。"

"宁王朱宸濠！"杨开心中讶道，"宁王远在两广，千里遣兵来这里作甚？"

那武官接着说道："王爷有令，命我等随了武连东来这里取一样东西。果真取到了则罢了，若是没有取到，杀光这里一众人等，并将房屋毁成平地。以责欺诈宁王府之罪。"

"什么东西？"杨开闻之一怔。

那武官摇头道："这个下官不知，只是奉命和那武连东来到这里。等待他交出一样东西就是。"

"事情竟然关系到了宁王！"杨开心中震惊之余，又问道，"武连东在路途上就没有说起过，要交给宁王府的是什么东西吗？"

武官应道："此行可谓兴师动众，下官也曾好奇问起过。但是武连东闭口不谈，下官也不便多问。只是武连东曾因此事说过一句话，就是：人生在世，最期望的东西是什么，那东西便是什么。下官愚钝，到现在也想不明白是什么东西。"

"武连东这个人和宁王府是什么关系？"杨开问道。

那武官应道："这个下官不知，下官只是在一个月前，接到上边的命令，为宁王府走一趟差事。后来接到了武连东，便来到这里了。不过有王爷的密令，接到武连东给的东西则罢，否则便毁灭这里的一切。"

杨开道："这里住的都是医家，我这个太医郎有责任保护他们，容不得你们乱来。你且回去复命，实话实说就是。不行的话我就和宁王去金銮殿上，在皇上面前和他理论。"

"钦差大人既然这样说，下官也只好照办了。"那武官犹豫了一下，最终还是应道。随后一挥手，说道："撤了，通知对面崖上的兄弟，将火炮也撤了吧。"随后朝杨开施礼率众而退。

一场危难，杨开急中生智，意外地以一块太医郎的腰牌而解。开始时并不知道这块仅能涉及医事的牌子管不管用，只是想借着皇帝的名头冒险一试而已，没想到还真的成功了。见官兵尽数退出石室外，杨开心中一松，汗水已是湿透了内里衣衫。

"师弟，你救了我们大家一命。"宋海平心有余悸，感激地说道。

"没想到师弟是太医院的太医郎，竟然可代皇上监管天下医事！是官家的人啊！"徐楠那边惊讶万分。

"这里面的事一时难以说清楚，总之是一件机缘巧合的事罢了，不谈也罢。"杨开摇头道，"我们现在最重要的是先找到师父，以查明这里发生了什么事。"

"可是师父并不在这间密室里啊！"徐楠说着，又朝那尊大石鼎望了望。

杨开明白她的意思，说道："放心吧，师父没有被那个武连东焚尸灭迹，里面倒是燃烧过其他药料一类的东西。"

"那么师父怎么会凭空消失了呢？"徐楠迷茫道。

"是啊！这太奇怪了。"宋海平说道，"是我送师父和那个武连东进入密室的。石门封闭后我才离开，在这期间，这道石门也应该没有被开启过的。并且师父若是中间从密室出来，我们也会看到的。玲珑阁内外封闭，谁也出不去的。"

"师父莫名其妙地在这间密室里失踪了，也可以说是一件好事，证明师父目前还活着，只是不知道他老人家在哪里而已。"杨开安慰道。

杨开见地上散落的都是些盛装东西的盒子和皮袋，只不过现在都空了。拾了两件，凑在鼻端嗅了嗅，说道："这些东西都装过药料，里面还残留有药料的余香。"

宋海平讶道："师父和武连东进入这密室中，难道是要制作某种药物？"

杨开点头道："有这个可能。"接着没有再说下去，而是望了望那尊大鼎，诧异道，"这尊大石鼎应该是用这石室中的原有石料雕凿出来的，并且有年头了，从古朴造型和色泽上看，当不下几百年了，甚至更久些。"

宋海平惊叹道："是啊！没想到这密室中竟然还存有这么大的一尊石鼎，不知做什么用的？当年建造玲珑阁时，这间密室就被师父和大……和那个武连东封闭了，且列为玲珑阁内的禁地，任何人也不准进入的。"

"这么说，当年建造玲珑阁时，除了因为这里的地形地势特殊之外，更为重要的是这间石室内的这尊大石鼎。因为它，才有了今天的玲珑阁。"杨开有所恍悟道。

"也自有了今天发生的事情。"徐楠那边应道。

"这是尊什么鼎？怎么能在里面炼药呢？"杨开沿了石阶又走了上去。

此时鼎内的药料早已燃尽，烟雾已消，唯存有一堆灰烬。然而巨鼎中空，也无什么异处。倒是可以证明，师父董岳峰和武连东所携带进来的药料都在鼎内燃烧尽了。而在这种简单的鼎内炼制药物，也似乎没有可能。

宋海平这时在下面吩咐道："冯高师弟，你去外面看看官兵撤走没有。还有李用师弟，你们几个都出去查看一下官兵刚才进来时对玲珑阁造成的损坏，好好清理一下。还有徐楠师妹，你去备些吃食。"

大家听了，各自领命去了。石室内只剩下了宋海平和杨开两个人。

杨开这时从石鼎上走了下来，说道："师兄，你将他们都打发走了，应该有话对我说吧。"

"不错。"宋海平点了点头，接着忧虑道，"师父不能就这么失踪了，我怀疑……"说着话，朝石鼎这边望了一眼。

杨开也自点了点头，眉头一皱道："是啊，适才几位师兄和师姐都在，我不便明说。师父既然是在这间密室内消失的，也只能消失在这石鼎之中了，否则别的理由是说不过去的。我们先做一下假设：师父是被武连东害死在了鼎内，并焚尸灭迹了。"

宋海平摇头道："可是要将一个成人的尸体焚化，是需要大量木材的。我刚才仔细查过了，这石室内的地上并没有存放过木材的迹象。并且焚烧一具尸体，也要产生大量浓烟的。这密室内虽有排烟和通气的孔道，但是不可能在短时间内排出大量烟气。这室内虽有药料气味，但也仅是燃烧少量药料发出的。"

杨开说道："那就有另一种可能。武连东害了师父之后，用了一种特殊的药物，传说江湖上就有化骨水或是蚀尸粉的奇药，以少量的药水或药粉撒于尸体上，就能将尸体在短时间内化尽了去。但是……"

杨开又摇头道："又似无可能。开始我们误以为武连东是来这里报仇的，并且要毁掉玲珑阁，那么他必然和师父之间有着深仇大恨。但是现在看来，他并无此意。是官兵受宁王之命而有所准备。所以他没有必要也没有理由杀害师父。"

"现在关键的是。"杨开接着说道，"这队官兵好像是押着武连东过来的，是要从武连东的手上取走一样东西。但是，武连东没有将什么东西交出来。而他和师父进入这密室之中是要制造什么东西呢？真的是要炼制一种什么药物吗？并且是在这鼎内炼制。"

宋海平说道："那名武官说过，武连东曾和他说过一句话：人生在世，最期望的东西是什么，那东西便是什么。那么人的一生中，最为期望的是什么东西呢？也就是宁王最为期望的是什么呢？荣华富贵，宁王已经有了。来这里取的应该是世间所没有的。难道说武连东和师父在密室里在炼制一种灵丹妙药，可令人长生的不死仙丹？"

"有这种可能。"杨开点头道，"我们再假设。武连东和师父知道一种炼制不死药的方法。可能是因为时机不成熟，以前他们一直没有实际操作，但是在做着各方面的准备。不知什么原因，师父和武连东起了争执，令武连东离开了师门。但是他又不知什么原因投靠了宁王。于是宁王得知了不死药的事，逼着武连东回到玲珑阁和师父炼制那种所谓的不死神药。结果失败了，不死药没有炼制成功。宁王那边做了两手准备，来的官兵拿到不死药则罢，没有拿到，就杀掉所有人和毁灭玲珑阁。"

宋海平听了，点头应道："这样倒还说得过去。只是这里面有几个疑点。武连东十年前为什么离开玲珑阁？也就是说他和师父之间到底有什么恩怨？第二点，炼制不死仙丹，不会这么简单吧，在这么一尊石鼎内就能完成了？第三点，就是最重要的，师父怎么就消失不见了呢？是焚尸鼎内，还是其间私下离开了密室？"

"还有，武连东是怎么死的？"杨开望了一眼石门侧的那具尸体。

"我刚才着意的查过了，武连东死于中毒。"宋海平说道。

"中毒？"杨开讶道。

"是的，他拼了最后一丝力气从密室里面启动了机关，我们才得以进来。"宋海平说道。

"如果真的是在炼制不死药，他必是先行试服，结果中毒而死，也没有什么可以交给官兵的了。"杨开说道。

"看来师父和武连东极有可能在这里炼制一种特殊的药物。师兄，以前可对此事有过察觉？"杨开随即问道。

"没有丝毫的迹象。"宋海平摇头道，"况且师父是个实际之人，从未去搞过什么烧药炼丹的虚妄事。只是入驻玲珑阁以来，每隔一段时期，师父都要进入这间密室内。至于做什么，师父没有和我们说起过，我们做弟子的也不好过问，只是以为师父在研究他的奇门术法而已。就是师弟在玲珑阁的这半年里，师父也进入过这密室几次。因为习以为常了，谁也未做理会。"

"现在最重要的，是查出师父是怎么在这间封闭严密的石室中神秘消失的。我还是怀疑这鼎有问题。如此大的一石鼎，安置在这石室内，本就属于异常。并且鼎内燃烧过药料。"杨开说道。

"这石鼎中空，里面至少也有两米深，不管师父和武连东中的任何一人，要想在鼎内燃烧东西，并且他们用料较少，必要下到鼎中才能操作。"宋海平说着话，在石鼎的周围寻找起来。

"有了。"宋海平在石鼎底部拾起来一条粗麻绳。

杨开见了，上前接过，点头道："这应该是下到鼎内用的。这石鼎立在这里甚为奇怪，我且下到里面查看一下。"

杨开又自沿了石阶登上石鼎一侧，宋海平则将绳子在手中握紧了，杨开拉着绳子下到了石鼎之内。因为几百上千年里不断有人在里面燃烧药料或是其他什么东西，将里面熏得漆黑。

石鼎底部平坦，约有三米见方。杨开先自上前仔细查看一下那堆灰烬，倒也看不出有什么异常。用脚尖将灰烬分开来，欲看一下是否还有残留的药料，却发现灰烬之下，也就是石鼎底部好像雕刻有字迹。

杨开见状一怔，忙蹲下身子用双手将灰烬轻轻分开。三个古字赫然出现在石鼎底部。

"禹王鼎！"杨开自幼习书，也颇识古字，辨认之下，惊讶道，"这是上古时代的'禹王鼎'！"

"天哪！是禹王鼎，存放在这里当是有上千年了。怎么会出现在这里？"宋海平愕然道。

这时，杨开隐然感觉到手脚四肢，甚至于全身上下的皮肤都开始产生一种近乎麻木刺痛的灼热感觉。石鼎漆黑的四壁，似乎正在朝他发射着一种眼睛看不到却能感受到的奇怪射线，绵绵不绝地透过身体。麻木刺痛的灼热感觉愈来愈明显了，好像漫天飞舞的且极细微的芒针不断地朝自己疾射过来，同时觉得全身的血液流动也变得缓慢下来，几近凝滞，诡异非常。

"不好！这石鼎内果然有着古怪。"杨开心中一惊，忙站起来拉住绳子，说道，"师兄，快些将我拉上去，这鼎内的滋味好难受。"

宋海平听了，忙双手用力，将杨开拉出了禹王鼎。

待出了石鼎，杨开坐在鼎缘好一阵，全身那种异样感才逐渐消失。

"好险！师兄，这鼎内不知是何缘故，可令人周身麻木灼热刺痛。若是呆得久些，手脚都不能动的。"杨开心有余悸地说道。

"会这样！"宋海平惊讶不已。

"这不是一尊普通的石鼎，在鼎内炼制药物必是有它特殊的作用。"杨开惊奇道。

"如此看来，真的是大禹时代留下来的古物了。师父当年选址在此建造玲珑阁，当是别有深意。"杨开随又说道。

"是这禹王鼎引来的。"宋海平应道，"只是师父从没有向我们透露过半点口风。"

"这是一件宝物，也可以说是一尊神器。在里面炼制药物真的可以有特殊的作用吗？那宁王派武连东来这里取的不是可医百病的灵丹妙药，就是那不死仙丹了。"宋海平激动地说道。

"未必见得。"杨开望了一眼那武连东的尸体。

"是啊，事情未必如我们想象的那样呢，否则武连东何以中毒而死？难道说他和师父炼制药物的方法不对？"宋海平迷惑道。

"这禹王鼎无论是何宝物，能否炼出仙丹灵药，我们暂不管它，现在还是要查找师父哪里去了。"杨开说道。

宋海平听了，这才又颓然而坐。

"师弟。"宋海平忽然想起了什么，忙抬头说道，"禹王鼎可否有炼化人的作用？"

"这石鼎内部异常诡异，回头找只有血有肉的活物来试试。"杨开应道。

"他不也行吗？现成的。"宋海平望了一下武连东的尸体，犹豫了一下说道。

杨开摇头道："此人毕竟曾做过我们的大师兄，况且他和师父之间的事情眼下还没有搞清楚。先前应该是我们对他有些误会了。且不可将他的尸体扔进禹王鼎内，回头还是运到外面的树林中葬了为好。"

"师弟，这禹王鼎如此诡异，并且形状巨大，不可能是从外面运进来的。只能是采用这石室内部原有的石料。那岂不是……"宋海平一惊而起道，"这……这间石室不也相当于一尊巨型的石鼎吗，我们现在不正处在它的里面吗？若能炼化人……"神色立时大骇。

杨开开始时也自一惊，随即释然道："这仅是一间普通的石室而已，没有禹王鼎内部那种诡异现象的，否则那种麻木灼热的感觉早就出来了。只能说这东西是天生地长的，自然而成，只不过被人发现这块中空的石料里面有种奇特的作用，于是粗糙地加工了一下，形成鼎的形状，再取个'禹王鼎'的名称。"

宋海平听了，点头道："应该是这个理了，否则这么大一个物件，是不能人工制造出来的，尤其是里面的那种令人作麻灼痛的感觉，非人力可为的。"

这时冯高走了进来，说道："外面的官兵和对面崖顶上的火炮果然都撤走了。"

杨开听了，心中一松，感叹一声道："想不到太医郎这块招牌还管用，将官兵唬走了。"

宋海平说道:"毕竟是皇帝御赐的物件,官兵们是不敢乱来的。"

宋海平随后招呼了冯高,将那武连东的尸体抬了出去。

徐楠也进来唤了杨开出去用茶饭,杨开望了一眼那尊诡异的禹王鼎,惑然之下,也自出了石室。

玲珑阁被官兵毁坏得不是很严重,日后稍加修补便可恢复原状。经过此般突发事件,师父董岳峰生死未卜,大家俱是心情索然,默默地用了些饭。

尔后宋海平令冯高和李用到外面的山林里捕猎个活物回来,说是有用。

大家知道,这个时候谁也没有心思来改善口味的,当是别有它用。

时间不长,冯高和李用捕获了一只兔子回来。

杨开见了,吩咐道:"且去密室,将它扔进那石鼎里,然后在旁边观察有何变化。"

冯高和李用相望茫然,也自持了兔子去了。

徐楠见杨开莫名其妙地丢了只兔子到那石鼎里去,似乎意识到了什么,未再言语,躲在旁边暗中哭泣。

杨开则在董岳峰的书房里查找董岳峰有可能留下的线索。如果真是在那禹王鼎中炼制什么药物,应该会有配方之类的资料留下的。

"密室中竟然存放有这么大的一尊禹王鼎,而师父却秘不示人,只有他和那武连东知道此物所在和其特殊的作用。他们一定在早些年前就开始在禹王鼎内试验着炼制药物了,只是没有成功而已。这次武连东突然出现,师父又毫不犹豫地和他进了密室,应该是准备得很充分了才是,不可能轻易失败的。或是师父这边还没有准备好,而武连东则受那宁王所逼迫,不得已才和师父强行在禹王鼎中炼制药物。应该是炼制出了什么药物来,武连东试服之后,竟自中了毒,在开启石门之后,便毒发身亡了。事情经过应该是这个样子了。"杨开猜测道。

"现在最诡异的就是师父是如何消失不见的。禹王鼎果然有炼化血肉之躯的神秘功能吗?师父若果是在石室中消失的,就一定是消失在那尊禹王鼎中。"杨开心中一凛。

"不过,这才一天一夜的时间,禹王鼎即便有炼化人的作用,也不可能将一个大活人炼得尸骨无存,最起码应该留有气味才对。难道说师父从另一条密道离开了?也无这个可能。那密室只有一个入口,又深入地下,在洞穴的最深处,四面都是坚硬光滑的石壁,是不会有其他暗道的。就是师父乘武连东中毒昏迷之际,启动机关从石门出来,也应该和我们打声招呼再走才对。况且玲珑阁内外已经封闭,师父根本走不出去,只要师父从密室中出来,师兄们也会发现的。或是师父出来后,藏在了其他的房间里?"杨开想到这里,忙跑出来,寻到宋海平,将自己的想法和他说了。

宋海平说道："师父如果不是消失在密室中，就一定是出来了，并且还在玲珑阁内。但是玲珑阁内的机关启动后，凡是有人出入任何一个房间，我们这边都会知道的。况且出了这么大的事，师父如果中间出来了，不可能丢下我们不管的。"

杨开说道："或者说师父当时也中了毒呢，找了一处房间疗伤也不是没有可能。玲珑阁内的机关都是师父设计的，可以自行调动，为了安全和某种原因，不令我们发觉，悄然进了某一房间，也是说得过去的。"

宋海平听了，点头道："那就彻底查一遍玲珑阁所有的房间。"

宋海平随后唤来了徐楠几个人，开始挨个房间查找师父董岳峰的下落。大家逐一查看，甚至于其他那几间平时不让人进入的密室也查看了，但是并未看到董岳峰的身影。

待大家从各个房间出来聚到一起，彼此相对无语。显而易见，董岳峰并没有从密室中出来，他本人的确是消失在密室中了，甚至可以说消失在那尊禹王鼎之内了。

"师兄、师弟，快去看看那石鼎里的兔子吧。"冯高这时惊慌失措地跑了过来。

杨开立感不妙，和宋海平互望了一眼，忙朝那间密室跑去。

第十一章　禹王鼎（2）

　　此时的禹王鼎内，本来活蹦乱跳的一只野兔，此时竟然蜷缩成一团，且在逐渐变小。毛皮间嘶嘶作响，隐有烟气冒出。那兔子在禹王鼎内竟然开始自燃了，一股焦糊的烤肉气味散发出来。

　　来到禹王鼎旁边的杨开、宋海平等人见状，一时间惊骇万分。显而易见，消失的师父董岳峰，当是在此禹王鼎内如那只野兔一般，被鼎壁四周发射出的一种神秘力量自燃炼化了。

　　"师父！"徐楠望着鼎内，痛哭不已。此时禹王鼎内哪里再有董岳峰的一点痕迹。

　　半个时辰之后，禹王鼎中的那只野兔成为了一团灰烬，焦糊的气味充满了石室。

　　"怎么会这样？"杨开惊骇地望着禹王鼎，漆黑的内壁，似乎是一头怪兽张开幽深的大口，在吞噬着进入里面的一切物体。

　　"师父……师父真的是被这禹王鼎烧化了！"宋海平惊恐道。

　　"现在还不能肯定。"杨开眉头一皱，摇头说道，"禹王鼎内虽能自燃烧炼血肉之物，但这只很小的兔子都散发出了焦糊的烟气。若真是烧炼一个大活人，散发出的烟气岂不会更浓更难闻。石室内的排风通气道不可能会排烟这么快和这么彻底的，没有残留一点异味。"

　　"有道理。"杨开的话令大家又看到了某种希望。

　　但是杨开心中已经猜测到，师父董岳峰十有八九已葬身在这禹王鼎中了，说这番话只是在安慰大家而已。在刚进入密室的时候，在那种烧化的药料散发的香气之中，杨开已是嗅到了一种奇怪的焦味。虽然没有这只被自燃烧炼的野兔发出的气味浓烈，但毕竟有一种焦味在里面了。或是加有药料的缘故，令那种炼化人尸体的烟气散发出的极少，甚至于没有任何的异味发出来。这种情形，用特殊的药物是可以做到的。以前杨开也进入过玲珑阁内自设的药房，里面倒是贮藏了一些特殊的冷僻药物。

但是现在可以肯定的是，禹王鼎不是用来炼化人的，而是用来炼制某种特殊药物的，所以不可能事先备下炼化尸体甚至是活人时用来驱逐烟气异味的药料。那样做也会干扰炼制药物的过程，并且时间短暂，只有一天一夜，不大可能在禹王鼎内同时做两件事情。这又是杨开想不通的地方。

宋海平望了望杨开，也似乎猜测到了几分，为了不引起众人的恐慌，故作平静地说道："师父一定是在我们没有注意到的情况下离开了这里，且等日后师父回来再问个明白吧。大家暂且回到上面去。这间密室先封闭了，任何人不得再行进入。"

禹王鼎神秘的炼化力量，已是令人感觉到了莫名的恐惧。

玲珑阁的一间客厅内，宋海平吩咐大家去清理官兵进入时制造的杂物，故意剩下了他和杨开两个人。

"师弟，师父当真是……"宋海平欲言又止，他实在不愿意承认这个残酷的事实。

"应该是这样了，否则没有别的合理解释。"杨开痛苦地低下了头。

"这么说，师父真的是被那个欺师灭祖，背叛师门的畜生害了。"宋海平愤愤道。

"武连东死了，我们不知道当时密室里发生了什么。下这个结论，我认为还是有些早。"杨开道。

"一定是他乘师父不备，从旁边将师父推到禹王鼎中的。"宋海平说道。

"如果师父真的是被禹王鼎炼化的，也应该是师父自己下到鼎里面的。"杨开说道。

"为什么？"宋海平惊讶道。

"那条可以出入禹王鼎内部的绳子。"杨开说道，"药物是可以从鼎外投入到鼎内的，备有绳子只能说明是为了人下到鼎内准备的。"杨开说道。

"禹王鼎内部如此危险，可以炼化掉一切物体，师父为什么会下到鼎内？"宋海平讶道。

"不知道，也许是为了整理一下投入到鼎内的药料，或是到里面取出已炼制好的药物。如果是这样，必须掌握好禹王鼎炼制药料的火候，早取不成，晚取则成灰烬。并且人也不能在鼎内耽搁过久。"杨开说道。

"那么可不可以这样想。"宋海平说道，"师父和那武连东合作，待投入鼎中的药料即将炼成为他们所需要的某种药物时，师父下到鼎内将成药取出，递给了鼎外面的武连东之后。武连东认为大功告成，不再需要师父了，于是起了歹心，没有用绳子将师父从鼎内拉上来。他自己随后试服了炼好的药，结果中毒而死。"

杨开摇头道："这个说法虽有些道理，但还站不住脚。我曾仔细搜查过武连东的尸体和密室内所有的角落，没有发现可疑的药物。若是那种不死药炼制成功，武连东应该留有一份交给官兵的，以完成宁王府交给他的任务。他事先可是设计好了官兵强行攻进玲珑阁接应他的时间，没有理由将那不死药都自行服尽了的。只能说明他和师父在禹王鼎内炼制某种不死药失败了。武连东没有面对事实，不承认失败，自己强行服用半成品，于是中了毒。"

"或者这样设想。"杨开接着说道，"武连东在鼎外面接到了师父从鼎内递交给他的所谓炼制好的不死药。因为他和师父之间的某种恩怨，也是想独占不死药，于是没有将师父及时从禹王鼎内拉上来。随后，他认为既然有了不死神药，那宁王府都不用顾及了，索性全部服下。导致药力太过，中毒而死。"

"这样说果然有道理。但是，同时也说明师父是被他害死的。"宋海平难过得低下头去。

"这仅是一种假设，这里面还有许多疑点没有解开。"杨开说道，"现在没有师父死亡在禹王鼎的证据，也没有他活着出去的证据。所以现在还不能肯定师父的生死。要知道，师父为人谨慎，不可能被武连东设计的。若是认为武连东是个威胁，也不会不顾一切和他一齐进入密室在禹王鼎中炼制药物的。"

"或者说师父是遭到了某种逼迫呢，不得不和武连东一起进入密室炼制药物。"宋海平说道。

杨开听了，点头道："也有这种可能。毕竟官兵架炮威胁到了玲珑阁，以前我们的一些猜测可能是错误的，那么再重新设想一下。师父可能为了保全我们大家的性命，这才同意和武连东炼制药物的。师父当时虽然没有看到外面的情形，但是武连东会告诉他的。也就是说师父有可能受到了武连东的威胁，必需炼制那种不死药，不管是否有足够的把握。而从官兵对待武连东的态度上看，此人也不是宁王府甚为待见的一个人。宁王府那边对不死药或是什么特殊的药物，也应该持有不太相信的态度。可能是受到了武连东的蛊惑，所以令官兵押着他来取药。成功取到则罢，否则如那武官所言，杀光所有的人，毁掉这里所有的房屋。武连东可能是求功心切，借用宁王府和官兵的势力来逼师父就范。否则师父不会轻易答应他的，更不会轻易动用禹王鼎这种神秘的鼎器。"

"也就是说，没有宁王府和官兵撑腰，武连东还不敢来玲珑阁见师父，更是没有机会炼制那种什么不死药了。他急于功成，便设计了这一切。"宋海平说道。

杨开道："将前后串联起来，事情的轮廓应该是这样了。现在的疑问是师父和武连东之间的恩怨是什么？师父到底是生是死？这两点才是整个事件的关键。可是我们一无所知。当然，还有那尊神秘的禹王鼎，也是我们无法理解的。但这已是次要的了。不过禹王鼎应该和师父、武连东之间的恩怨，师父的神秘失踪都是联系在一起的。"

"那就等待一些日子吧，如果师父还活着，一定会出现的。否则只能是……如我们猜想的那样了。"宋海平说道。

"是的，我们现在只能等待。如果十天半月之后，师父出现了，一切的谜团都会解开。如果师父不出现，那么师父可能永远也不会再回到玲珑阁了。"杨开叹息了一声。杨开知道，师父董岳峰回来的希望是十分渺茫的。

杨开在第二天来到了后山，想找到泉灵轩，向他说一下玲珑阁发生的特殊事件，以请教心中的谜团。但是在后山候了数日，也未见到泉灵轩的影子。当是此人闲不住，跑到哪座仙山福地云游去了。杨开也只好作罢。

杨开足足等待了一个月，师父董岳峰也未能现身。

"看来师父是回不来了。"杨开感叹一声。知道也到了自己离开的时候了。随后与宋海平、徐楠等人辞别。为了安慰大家，杨开告诉众人，自己日后会在江湖上寻找师父的踪迹，倒也给了大家一个希望。

杨开又在明堂书房最后望了一眼那幅"归真图之太素脉法图示"，叮嘱宋海平要好生保存，而后朝师父董岳峰平日坐的椅子拜了三拜。这才与众师兄们挥泪而别，离开了玲珑阁，寻道山东去了。

却说杨开一路行来，又过了几日光景。玲珑阁意外之变，早已削去了杨开学艺归来的兴奋心情，自是惆怅了一路。

这日晚间，到了一镇子，杨开寻了一家来安客栈住了。向人打听了一下，由此南下是徐州，北去则近山东地界了。用过晚饭后，自在房内歇息，寻思着回家后与父母相聚的情形。以及义妹枣儿找不见自己时的焦虑，这个时候或是在家与父母共同等候自己的归来，或是独自一人满天下寻找自己去了。想到这里，杨开心中颇感愧疚。

夜深人静，灯火全熄，小镇一片寂然。杨开昏昏然也将睡去。

就在此时，隐隐传来一阵悠扬的琴声，若不是静极欲睡之际，再加上夜深无扰，那琴声倒也不易闻得。不知是哪一位雅客，静夜无聊，在那里闲情逸致，抚琴自娱。

躺在客房床上的杨开本自不去理会，翻了个身，打了个哈欠，合眼欲睡。那琴声忽地一转调，声音又自清晰了些。

"咦？"杨开不由睁开了双眼，乃是那隐隐入耳的琴声竟然有种熟悉的感觉。竖耳聆听之际，杨开猛然间从床上坐了起来，冲到窗前，推开了窗户。

此时，皎月临空，银光泻地。来安客栈的对面呈现出一座深广的巨宅来。琴声正是从那边的高墙大院里传过来的。

此时再静心细听，那琴声愈加清晰起来。

"云姑娘！"杨开立时惊喜万分。

原来这琴声正是那张唐琴"独幽"发出来的。昔日在京城鲁公府的问天阁中，朱云抚弹唐琴"独幽"的情景令杨开难以忘怀。"独幽"古琴所发出的独特声音，更是杨开所不能忘记的，所以一细辨那琴声，音质清纯，悠雅飞扬，立时认定必是那张唐琴"独幽"所发，只是此时的声韵间多了一股雄浑之气。而"独幽"琴的主人正是朱云。

"独幽古琴乃是云姑娘的心爱之物，此琴除了她旁人是染不得指的，看来云姑娘就在对面的那座大宅子里了。"杨开惊喜之下，忙回转身来，胡乱穿好了衣服，闯出房门跑着下了楼。

"这位客官，有什么事吗？"柜台内一名值守的客栈伙计抬头问道，一脸茫然。

"我有事出去一下。"杨开应付了一句，便跑出了客栈的大门。

杨开转过街角，对面正是在客栈窗子内看到的那座巨宅。此时院门紧闭，街上也自了无人迹。

"是你吗？"杨开兴奋之余，跑到那紧闭的院门前，抬手刚要敲打门上虎头吊着的铜环。犹豫了一下，转身四下望了望，便又收手而退。

原是杨开虑及朱云和她率领的生死门正被朝廷缉拿，这时候去寻找朱云，恐将泄露她的行踪。若被官府侦知，会威胁到朱云的人身安全。

"知道你住在这里就行了，待明天找机会再和你相见吧。"杨开想到这里，又朝那院门处望了几眼，这才转身回到了来安客栈。

杨开回到房间内，却再也睡不着。临窗望着对面的那大宅子，感慨不已。此时那"独幽"琴声已歇，万籁俱寂，月光如水，尤是令人落寞。

天色渐亮时，杨开这才合了窗子回床想小睡一会。

不过待杨开一觉醒来后，时已近午。忽想起要见朱云之事，忙从床上翻身下地，一溜烟跑出了客栈。

然而当杨开再来到那座大宅子前看时，不禁大吃一惊。原来那宅子的大门前此时竟然列了一队的官兵，旁边还停了两顶官轿。并且门口两侧还有数名挎刀的精壮汉子守着。

"难道是官兵发现了云姑娘的行踪？"杨开惊恐之下，正不知如何是好时，却见那院门内出来了两名官员，随后由官兵护着乘轿去了，并未见抓捕到了什么人。而且两名官员的神态甚是恭顺，好像是来这里拜访什么重要的人物。

"奇怪，云姑娘明明就在这座宅子里，为什么却有官员出入？或是此宅的主人是云姑娘的朋友，故藏身于此。最危险的地方，有时也是最安全的。这一点，胆大心细的朱云倒是能做得出来。不管怎么样，我必要见她一面才好。"杨开心中思量道。

就在杨开站在那宅子的街道对面，想着如何进入那宅子寻朱云的时候，忽然一只有力的大手按在了他的肩膀上。

"咦?"杨开立时一怔,不知何人如此。待他转头看时,却见旁边一人正在笑眯眯地望着他。

"三舅!"杨开兴奋地欢呼了一声。那人正是林成。

"适才过来时,我看着背影像极了你,还以为认错了人呢。想不到真的是你啊!"林成也自高兴地笑道。

"三舅,你怎么也到了这里?"杨开激动地问道。

林成笑道:"这里不是说话的地方,且随我来。并且啊,一会还要让你见上两个熟人。"说着,竟自拉了杨开朝那座宅子的大门走去。

杨开见了,立有所悟,兴奋之余,小声地说道:"你说的两个熟人,有云姑娘吧。她的这个朋友不一般啊,竟然可以和官府的人往来。她藏身这里倒是安全得很。"

"你说朱云?"林成闻之一怔,随即摇头道,"她和生死门的人乃是朝廷通缉的要犯,如何能住在这座宅子里。我说的是另两个熟人。"

"怎么?云姑娘不在这里?"杨开听了,惊讶之极。昨晚夜弹"独幽"古琴的人,不是朱云又能是谁。

"开儿,朱云的事,你最好忘记。"林成神色一肃说道。

说话间,二人已到了那宅子的大门前。

守门的数名汉子见了林成,态度上甚为恭敬,皆施礼相让。

"三舅,这是你朋友的家吗?"杨开讶道。

"不是。"林成摇头道。

"那你让我见的是两个什么样的熟人啊?"杨开茫然道。

林成笑道:"一会待见了面你就知道了,保证给你两个惊喜。"

"三舅,你可是将爹娘接到这里了?"杨开不禁有些激动地问道。

"不是,他们还在山东莒县老家呢。行了,你不要乱猜了,见了面就知道是谁了。"林成笑道。

"两个人,不是爹娘又能是谁?"杨开再也想不起林成能为自己引见两个什么样的熟人了。心中大奇。

待进了院子,转过两处内院,进了一间宽敞的大屋。

林成高声喊道:"来客人了。"

"三舅,来了什么客人……"一名秀丽的少女闻声而出,立时与这边的杨开同时怔了一下。

"大哥!"那少女惊喜之极道。

"枣儿!"杨开惊讶道。

那少女果是半年未见的义妹枣儿。此时见了杨开，眼泪忽地流了下来，哽咽道："大哥如何就在那客栈候了我来，这半年找得我好苦。"

"对不起，枣儿。"杨开愧疚道。

"好了。"林成那边劝慰道，"你们兄妹今日不是见面了吗，应该高兴才是。"

"枣儿，你如何也在这里？"杨开好奇地问道。

枣儿抹了泪水笑道："半年前我去老家拜见了爹娘，回头却不见你来。寻你数月不着，以为你有可能回家了，于是我又自行回到了莒县，还是没有见到你。正好赶上三舅来家，复又出行，我便央了三舅带了我来，也好一路上寻找你的下落。"

"苦了你了，枣儿。"杨开听了，感动不已。

"大哥，还请你以后不要随意离开我就好，否则寻不到你，真是能急死人的。"枣儿心有余悸地道。

"好，我保证，再也不会随意离开你了。还别说，没有你在身侧，遇到危险时，真是没有个能解难的人。"杨开认真地说道。

"看来大哥是遇到危险时，才想起小妹的好处来呢。"枣儿笑道。

"对了，三舅说今天能见到两个熟人呢，别一个是谁啊？"杨开说着，朝屋子里扫了一眼。却再无外人。

"三舅说的是……"枣儿刚要说出来，见林成那边朝自己暗中示以手势，忙掩了嘴道，"还是由大哥自己去看吧，这是一位大人物呢。"

"呵呵！你和三舅在和我捉什么迷藏啊？"杨开笑道。

"好了，枣儿见过了，且和我去见另外一个朋友吧。"林成笑道。

"大哥，还是去屋内先换身干净的衣服再去会客吧。"枣儿忙说道。

林成听了，点头道："还是枣儿想得周全，见此人切不可失了礼数。"

"要见的是什么人啊！非要换了衣服去见？"杨开愈加不解。

随后枣儿将杨开让进屋内，寻了一套新的衣衫与他换过了。原是为了寻找杨开，早已准备好的。

林成随后引了杨开前去会客，走时告诉枣儿，对方必会设宴招待杨开，不必准备饭菜了，稍后自会有人来唤她同去。

杨开听了，摇头不已，看来自己的这个熟人，也就是这座宅子的主人了，可是自己怎么也想不起来在这里还有一位很阔气的朋友。再问三舅林成，林成只是笑着不说。

林成引了杨开来到了一座大厅前。那门两侧又设了持刀挎剑的守卫。杨开心中一动，这个所谓的朋友，必是个做官的，并且还不是一般的官。这个世上他倒认识一个最大的官，那就是皇上。不过瞧这架势，也不似皇上来的样子。

"开儿，你且在这里等候一下，我到里面告之一声。"林成吩咐了一下，先行入那厅中去了。门侧守卫也未阻拦。

杨开于厅前阶下等候，也自好奇起来，三舅林成要为自己引见的这位朋友到底是谁呢？

"杨开在哪里？"随着一声清亮的嗓音，从厅内疾步走出一个人来。

此人年约四旬，面容俊朗，二目扬神，尤显出一股子儒雅英武之气来。头戴乌纱帽，身罩一袭圆领青袍，彩绣狮子踏浪的兽纹，腰系花犀带，旁悬一牙牌。脚蹬一双粉底的皮靴。一身官服打扮，显是刚才接见了当地官员，还未来得及换便装。

杨开见之一怔，显是不认识此人，不过却有种隐约的熟悉感觉，似曾在哪里见过一般。

"杨开，愣着做甚，还不上前参见王大人。"后面走出来的林成轻声唤道。

"王大人？"杨开一怔之下，猛然间恍然大悟，面前这名官员不正是自己在钱塘江边救下的那个王守仁吗。

"杨开见过王大人！"杨开忙躬身拱手一揖。

"好个杨开，果是个清秀雅致的人物。"王守仁朗声一笑，降阶而迎，上前执了杨开的手，感激地道，"你是我的救命恩人，在我面前，无须礼数。请里面说话吧。"亲热地执了杨开的手并肩进了厅内。

昔日杨开仅是在王守仁昏迷不醒中见过他一面，而后易其衣冠，引开了生死门的追杀，不得已投入了钱塘江中。今日再见王守仁，也自恍如昨日。

进厅中落了座。林成这才说道："前两日我和枣儿走到这里，正好遇到了王大人。王大人现为吏部郎中，将转任南京太仆寺少卿。这也是为了对付生死门。生死门的势力主要聚集于南方。在这里和王大人偶遇后，我便和枣儿进了王大人的驻地暂住。不想今日上街意外地遇到了你，实在是巧合得很。"

王守仁笑道："本想和林成兄在此地多盘桓几日，没想到又遇见了你，真乃天公成人美事，令我同时遇到了两位当年的救命恩人。杨开啊！刘瑾事败我回到京城之后，第二天就按林成兄留下的住址去府上拜访你，不想人去屋空。打听了一下，才知你归乡省亲去了。"

此时杨开的心中除了意外地遇到三舅林成和枣儿及王守仁的兴奋之外，更多的则是担心朱云的安危。昨晚那"独幽"琴声确是从这座宅子内发出的，此琴又为朱云心爱之物，如今琴在人无，只能说明朱云有可能出了什么事了。

林成那边见杨开有些心不在焉的样子，忙说道："杨开，王大人在和你说话呢，不可乱想他事。"

"无妨、无妨。"王守仁摆手笑道。

"王大人，可否问上一句，昨晚这宅中可有人弹奏古琴？"杨开问道。

"哦，你怎么知道昨晚有人在此宅中弹奏古琴啊？"王守仁笑道。

杨开忙应道:"昨晚我就住在此宅对面的来安客栈,闻那琴声奇特,故此一问。"

"公子也好此般雅物吗?"王守仁闻之一笑,起身道,且去我的书房。随手拉了杨开转身去了里间屋子。

林成见了,摇头一笑,在厅中候了。

第十二章　麻医相诊

杨开随王守仁进了里间屋子，里面布置得极是雅致，两架摆满书籍的书橱立于一侧，四面墙壁上多是字画，每幅都自不俗，当出自大家手笔。临窗设一琴案，一张古色古香的古琴摆于其上。正是杨开昔日于京城中鲁公府内问天阁上见到的那张唐琴"独幽"。

"'独幽'琴！"杨开见之，虽是意料之中，却又是一惊道，"王大人如何得来此张古琴？"

旁边的王守仁一怔道："杨公子又如何识得此琴？"

杨开摇头一叹道："实不相瞒，这张'独幽'琴乃为生死门的云姑娘所有，不知如何落在了王大人手上？可是那云姑娘……"杨开心中自是一凛，当是猜测朱云遇到了什么不测。

王守仁这时笑了一下道："公子与那朱云的关系果然不一般，由此琴当可见证。昔日林成兄和我说起的时候，说实话，我还不太相信，你能和那朱云走得这样近。"

"王大人，还请告诉我是如何得到这张'独幽'琴的？云姑娘她可是……"杨开一时间大为紧张。

王守仁望着杨开急切的神态，感慨一声道："朱云能有你这样关心她安危的朋友，实为她的福分。并且她能率生死门意外地反出权势熏天的内行厂扳倒刘瑾，还真是有你的一个原因。这丫头的心思实在是不可捉摸。问世间情为何物？她又陷得实在太深了！"

"王大人！"杨开一时间哪里理会得王守仁话中的意思，自是担心朱云的安危，忙又焦急地问道，"还请告之这张'独幽'琴是如何得到的？"

"哈哈哈！"王守仁爽声一笑道，"你急何来，放心，我并未将那琴的主人怎么样。刘瑾伏诛之后，皇上命我全力侦办生死门一案。两个月前，有线报，朱云现身杭州府，我率人捕拿她时，却被她走脱了。当时应该是惶急之下走得匆忙，将此'独幽'古琴遗下。此琴清雅之声奇绝，令人志高慕远，当为古今不世出的宝琴。"

"原来如此！云姑娘无事就好。"杨开这才长吁了一口气。

"杨开！"王守仁这时面色一沉，严肃地说道，"生死门乃朝廷之大患，你与朱云走得这么近，可知大祸将临头了吗？"

杨开听了，默然不语。得知朱云安然无恙，便自放下心来。

"你知道朝廷欲行剿灭生死门的决心有多大吗？"王守仁接着说道，"当年我任兵部主事时，就曾获取了一些关于生死门的资料。虽然当时生死门还蛰伏江湖，但已意识到了它的危害，所以曾上书朝廷，对生死门加以防范。没有想到刘谨得势后竟然将生死门招安至内行厂为他所用，这是我不曾料到的。时隔不久我便遭到了刘谨的陷害和生死门的追杀，有幸被林成兄和你冒险所救。后来我从林成兄那里得到了更令我吃惊的消息，你竟然落在了生死门朱云的手中。本来想设法营救你，但是发现……"

王守仁摇了摇头，说道："后来的事情是你亲身经历的，我也没必要再讲一遍了。只是在京城你杨家老宅，朱云在林成兄面前现身，讲述了一些关于生死门的事情。林成兄日后告诉了我，自是和我掌握的一些事情相符。不过那朱云也夸大了生死门的作用，生死门岂会有左右朝代更替的能力，至多有一些影响而已。如果按她所说的，生死门在历史上无所不能。那么唐代之后，魏晋南北朝，五代十国，战乱纷纭，民不聊生，直乱了我华夏二百余年。那个时候，拨乱反正的生死门哪里去了？再至金元，尤其是元人几乎将我华夏种族杀戮殆尽，那个时候生死门又哪里去了？所以说，生死门的力量没有她说得那样大，是她自家迷信而已。"

"不过。"王守仁话锋一转，严肃地说道，"生死门的力量又不可小视。这个诞生已千余年的江湖组织，其组织严密，规模庞大，几乎渗透进了每个行业之中。积蓄了千余年的财力和势力，也自有着激流暗涌、随时可以波浪涛天的破坏潜力，于国于民都是一个潜在的威胁。朱云对你说的那些话也不错，生死门从不做人主天下的事。但是不能保证后任的某一个门主不另生异志，到时祸乱可就大了。朱云所说的关于太祖皇帝一事，倒是真的。后来我将朱云和你所讲的关于生死门的一些情况和我所掌握的情报，再联系现今的形势，倒是得出了一个惊人的结论。"

"王大人有何惊人结论？"杨开讶道。

王守仁说道："皇上临政之后，曾私下召见过我一次，询问了一些关于生死门的事情，后来就没有了音讯。其实在那个时候，皇上已经对生死门动了心思。太祖皇帝应该对后世子孙留下了谨防生死门的密诏，所以皇上新帝登基，自想有一番大的作为，成就太祖皇帝所不能成就之功业，那就是剿灭生死门这个已逾千年的江湖组织。但是当时对生死门的实际情况基本上是一无所知，所以就有了日后刘谨设内行厂，招安生死门主持内行厂一事。"

"这件事果然是皇上的主意！原来是想引蛇出洞。"杨开惊讶道。

"不错。"王守仁点头道，"这仅是皇上最初的一个想法。还有就是令生死门为朝廷所用。后来的事情你也看到了，虽然刘谨势大遮天，但是仍然掌控不了生死门的全部势力，并且刘谨和生死门也仅仅是一种合作的雇佣关系。他还驾驭不了生死门这头老虎。于是在关键的时候，被反咬一口，导致他的势力翻盘。而且生死门似乎早已察觉到了朝廷的意图，在扳倒刘谨之后，朱云率生死门竟能在一夜之间绝踪而去。虽然在刘谨伏诛的那一刻朝廷同时开始了全力剿杀生死门的行动，并且皇上下旨命令我侦办此案，但是收获甚微。好在前不久侦得生死门江南三大部的部分党徒踪迹，捕杀了百余人。从那些俘虏的生死门门众的口中已得知，朱云已代替其父亲，即已被刘谨害死的朱四通，正式成为了生死门的新一任门主。但是现在仍旧没有朱云和生死门其他徒众的消息。"

"朱云成为生死门的门主了。"听到这个消息，杨开倒未感到意外，觉得这是顺乎情理的事。当今天下，除却朱云，又有谁人有这个能力担当下生死门呢。心中暗为朱云感到高兴。

"杨开！"王守仁看到了杨开略显兴奋的神态，摇头道，"你这个孩子真是不知深浅呢。你要知道，你是皇上的布衣朋友，又赐封你为太医郎。虽是闲职，但是也有着代皇上监管天下医事的责任。不可不知轻重！"

杨开低着头，嘟囔了一句道："那是皇上的一个游戏之作。"

王守仁说道："且不论皇上当时的心思怎样，毕竟是正式下旨御封的。"

"对了，王大人，你可知皇上当初为何令刘谨肆意专权吗？"杨开随后故作神秘地说道。当是想转了生死门的话题去。

"哦！皇上可是有其他用意？"王守仁听了，果然是一怔。

"那是为了让刘谨替皇上收钱，也收拾掉一些不听话的大臣。你真以为刘谨有通天的本事吗？皇上说杀他还不是一句话的事。这些可是皇上亲口对我说的。"杨开应道。

"是这样！"王守仁暗里叹息了一声。

王守仁朝门外望了一眼，见无人，随即微欠了欠身子，靠近杨开身侧，轻声说道："帝王心术诡异难测，此事日后不可再对人讲。"

"明白。"杨开笑了一下，随口应道。

王守仁直了直身子，又自严肃而认真地说道："杨开，自你离开京城之后，可否与生死门魁首朱云见过面？"

"没有。"杨开摇头道。

"嗯！这个我相信你。"王守仁点了一下头，说道，"我离京之时，皇上还再三交代过，说你不辞而别，甚是挂念，命我有机会见到你时，代皇上传个话——日后可进京入宫再与皇上一叙。"

"啊！"杨开闻之一怔，没想到那正德皇帝朱厚照还挂念着自己，颇感意外之余，应道，"草民劳烦皇上挂念，甚感不安。不过人在江湖，天高路远，相见无期呢。"

"这里距离京城也没有几天的路程嘛。况且你若有意进京面圣，我这边打声招呼，地方上自有安排。"王守仁笑了一下道。

"别别别！"杨开忙站起身急道，"我这边还有事，当真人不得京去面圣。"

王守仁见状，笑了一下，而后严肃地说道："那好，你听我一句劝。日后再不能与那朱云和她的生死门有半点联系。现在朝廷缉捕生死门门众甚紧，一旦沾上撇不清的关系，不仅是你，你的亲人、族人，都将受到株连。现在只要涉及生死门的事，皇上是不讲情面的。皇上有意让你进京，是因为你曾和朱云相识，要在你身上查出些蛛丝马迹。现在朱云踪影全无，皇上那边可是急着呢。"

杨开听了，身上立时冒出了一层冷汗。

"我理会得，谢谢王大人的提醒。"杨开忙说道。

"这就好。"王守仁点头道，"你这样做，日后可不令我为难，否则你再行涉入生死门一案中，可就麻烦了。因为你和朱云的事，皇上那边可是放你一马了，要好自为之啊。"

"关于生死门的事，就说到这里了。"王守仁起身笑道，"今晚当在此宅设宴，感谢一下你这个昔日的救命恩人。"

"听闻王大人学识贯天下，佛、道、儒三教汇通，也当向王大人请教了。"杨开起身谢道。

"神仙可做，也仅是独善其身。唯圣人之学，可以教化天下。你的医道，济世救人，医理含阴阳，摄万物，格物致知，当也属于圣人之学。"王守仁笑道。

当日，王守仁在驻地设宴招待杨开和林成甥舅及枣儿，宾主尽欢，不待细述。

这天晚上，杨开房中，杨开和枣儿讲了些自己拜师玲珑阁习太素脉法的事。对师门的那一番变故，倒是未方便说，只待日后有机会再与枣儿讲过。

枣儿也自讲述了一遍她昔日回到莒县拜见义父义母杨文和林芳的事。

枣儿随后说道："我和娘解释了你将至家门忽又不敢回家的事。娘说了，大丈夫行事，就是要有个主意。娘让我告诉你，艺不成，不可归家。"

"我理会娘的心思。"杨开感慨道，"医道本难为，好在我现在基本上算是冲过了医道上的第一道障碍，那就是诊脉之术。而临证之际，还有很多东西需要学习，我会一一攻克这些难关的。我现在发誓，不成就真正的大医之道，我不会归家的。"

枣儿听了，也自感慨了一番，而后问道："大哥日后有何打算？"

杨开道："但游走天下间，寻访医林中的高人贤士了。"

枣儿应道："那就让枣儿陪着大哥一路走下去吧。"

杨开感激地道："枣儿，只是苦了你了。"

"没什么了。"枣儿笑道，"大哥行的是济世之举，枣儿但能尽一点力，也是有所值。"

"对了，大哥。"枣儿忽想起了什么事来，忙说道，"前些日子，听闻徐州有富户人家发出的重金招医榜文，延请天下医林好手诊病。地点在那富户陆姓人家的得望楼，日期也快到了，不如我们先去那里一看。说不定到时候会有真正的医林高人现身徐州，当是有机会一见呢。况且大哥的太素脉法初成，也可前去一试。"

杨开听了，点头道："好主意！那就往徐州走一趟了。"

过了两日，王守仁率众南行赴任去了。林成也自转走江湖另得逍遥去了。杨开和枣儿也别了王守仁和林成，取道徐州而去。

且说杨开和枣儿一路进了徐州城，与路人打听了那陆家得望楼的去处。

枣儿道："大哥，我们好在未误了日期。那陆家是北方有名的富商，如今借财势散布消息，请名医高士医那陆夫人的病证，必会引来不少医林高手。大哥是皇上赐封的太医郎，又新成太素脉法，正好是个在医林中扬名立万的机会。"

杨开摇头道："太医郎是皇上随口戏封的，当不得真。日后切勿在人前提及，免得令人笑话。"

枣儿笑道："哪里是皇上戏封的，连玉牌都发了呢。可是能代皇上监管天下医事，说起来是天下医者的首领呢。"

杨开道："我这太医郎是个虚称，管不得人的。天下医事自有官府和太医院管理着，哪里又轮得到我，况且也无那个本事的。皇上戏言，你还当真了。我们今天既然遇到了那陆家在得望楼请医的事，就去看看吧。陆夫人的病，我也未必能医得了的，只是借此机会见识一下天下医林中的高人罢了。"

枣儿笑道："勿论虚的实的，管不管人的，这可是古今皇家封给民间医人的第一个太医郎。"

杨开感慨道："其实皇上封我太医郎，实是借了杨家三世太医的便利。没有三世先人在太医院的功绩，我这太医郎也无从谈起。这般虚名无大用，只能告慰先人。"

枣儿这时回头朝身后警惕地望了望。

杨开讶道："你在找什么？"

枣儿应道："我怎么总感觉云姑娘在暗里跟随着我们。"

杨开道："云姑娘失了'独幽'宝琴，必会再想法子取回去。说不定真会在这里现身呢。"也自回头于人群中寻了一会。人海茫茫，哪里有那朱云的踪影。

杨开摇头道:"云姑娘若是来这里,必会暗里追踪王大人寻机盗出宝琴。来寻我们作甚?这次诛杀刘谨,云姑娘和她的生死门是立了首功的。但是云姑娘所率的生死门毕竟主持过刘谨的内行厂,为刘谨做过太多的事,所以皇上此番也是借机逼生死门隐退,重新蛰伏江湖。生死门皇上动不了,有刘谨的前车之鉴,也不想为其所用,但叫生死门不再发挥作用,生死门也只能接受这个事实。皇上城府之深,不是我们所能想象的。他能用刘谨,用到可以与他这个皇帝平起平坐的程度,但是要杀你时一样可以杀你,或许这便是帝王之术吧。刘谨事败,生死门在京城的势力也一夜之间消失得无影无踪,不曾损伤分毫,所以皇上令王守仁大人全力侦办生死门一案。王大人乃干练之才,云姑娘那边也不太好过的。"

杨开随又叹息了一声道:"云姑娘答应我一个月内除掉刘谨,她果真神奇地做到了。但是我再没有见过她,她应该与生死门一同隐退才好。云姑娘是我杨开人生第一知己,是真正的朋友!希望日后有缘再与她相见,必要谢谢她的。"

枣儿道:"云姑娘此番反击刘谨,除了是为大哥的原因,也是刘谨诸恶做尽,其运终了,云姑娘和她的生死门幡然悔悟之故。云姑娘的心机真是令人捉摸不透。好在她到底是个善良的人,能悬崖勒马。否则她和生死门若是全力支持刘谨,皇上也自作为不了的。"

杨开点头道:"是啊!云姑娘行事,每出常理之外。这或许是她的性情使然吧。"

说着话,杨开又不由自主地朝身后望了望,希望能再次见到朱云意外出现的身影。只是街上的行人中,没有了朱云那俏丽的影子。一切,好像不曾发生过,不曾认识朱云这个人,似乎皆为梦中事。

枣儿见了杨开伤感的样子,劝慰道:"大哥能有云姑娘这个朋友,是大哥的福分。并且我感觉……"

枣儿犹豫了一下,望着杨开说道:"大哥应该知道云姑娘对你的心思。"

杨开闻之一怔道:"我们是真正的朋友,互为知己。她可是对我另有什么心思?"

枣儿见了,摇了摇头叹息道:"唉!大哥,你专志于医道,真的是不了解我们女孩家的心思啊!"

"枣儿,你到底在说什么?"杨开眉头一皱道。

"算了,以现在的情形,你不知道更好!"枣儿苦笑了一下,接着抬手朝前方一指道,"大哥,得望楼到了!"

前方呈现出了一大片的宅院,临街处建有一座三层高的飞檐楼阁,上挂有"得望楼"三个镏金大字的牌匾。楼上已是坐满了人,显是来应诊的医家。

大宅的门前不时有人出入,守门的家丁询问进来的人,并且持了笔在做着记录。

杨开和枣儿走上前，有守门的家丁过来问了。将"山东杨开"做了记录后，便放杨开和枣儿进去了。随有人引了二人从侧边的楼梯登上得望楼。

二楼平台处摆放了七八张木桌，桌子上摆设有茶水、水果和几样点心。已是有四五十人围了桌子正襟危坐了。其中以年长者居多，可见来应诊的多是些老成的。

座中有一位中年儒士尤为显目。此人头戴对角的方巾，内穿白袍，外罩青色纹丝边的氅衣，脚蹬一双青方头履。二目扬神，面净无须，却又隐现出一股子阴冷之气，令人有敬而远之之感。

旁边的桌子旁竟然还坐有一名老僧，垂耳宽额，白眉鹤目。身罩灰色皂布直缀僧衣，腰上系着条黄丝绦，脚蹬着暑袜禅鞋，正坐在那里，手持一串佛珠旁若无人般地默默念诵着。当是一名来应诊的僧医。

其他人等，多是些粗衣布衫，长袍短袖的常人打扮。

杨开和枣儿的到来引起了一阵小的躁动。因为在这些应诊的医家中，他二人是最为年轻的。

杨开在与那中年儒士的眼光一碰之际，感觉对方着意打量了一番自己，且面呈微讶之色，随朝杨开颔首，示以似冷不热的微微一笑。杨开也自报以一笑。

有家丁引了杨开和枣儿入座坐了。

此时旁边有人小声说道："这陆家果然是财大气粗，在三个月前就广发请医的告示，延请天下名医为陆夫人诊治。也不知那陆夫人患了何种病证，竟然请了这许多的医家来。看来还是那千金的酬谢起了作用。"

一人应道："就看谁有本事医好陆夫人得到那千金谢礼了。"

"这份诊金不好挣呢！"另一人应道，"听说在这之前，陆家就已请了不少的医家为陆夫人诊治了，但是都没有什么效果。陆老爷无奈之下这才广发告示，重金请医来诊治陆夫人的病证。"

这时，三楼上面出现了一位发福的中年人，临栏扫了下面的众医家一眼，满意地点了点头，然后朝下一拱手说道："各位请了，在下陆庆，是陆府的管家，今奉我家小……"

那陆庆说到这里意识到了什么，顿了一下随又说道："今奉我家老爷之命主持这次为夫人诊治的活动。先自谢过各位医家不远千里来此。"

说到这里，陆庆抬手击了三下掌，随从楼下依次走上来八九名男妇来，各显愁容。上得楼来，列于一旁站了。

陆庆这时说道："今天来的医家比较多，不便一一为我家夫人诊治，所以还请各位试诊一下这些患了病痛的下人，然后会留下诊脉准确的。其他的我们自会偿付双倍的盘缠，不至于令大家空走上一回。下面就请各位试诊，但将诊脉的结果和治疗的方药写于纸上，而后由我们陆家验过。"

随有家丁上前另设了三张桌子，上备笔、墨、纸、砚。

枣儿见状，低声对杨开说道："大哥，看来这陆家准备得很充分。找了些现成的病人，先将一些本事不济的人试下去，免得滥竽充数。"

杨开听了，笑了笑。

而后众医家按顺序去那三张桌子旁边为那些病人们诊脉。诊毕自将结果书写于纸上，并且写上自己的名字，而后由家丁收起。换桌再诊，要诊过三个病人才可。因在现场诊断，考的是众医家诊脉的功夫，所以不约而同地都省去了问诊，免得被下一个医家讨了便宜去。

有家丁将医家已诊断的结果陆续送上楼去，交与那陆庆，陆庆复又转身进了楼阁内，显是里面有行家在查验这些诊断的结果。

此时轮到那中年儒士，此人微微一笑，走到诊桌旁边坐下。候诊的一病人将手腕伸了过来。那中年儒士却摇了下头，未诊其脉，而是望了望那病人的面部，而后持笔在纸上书写诊断结果，显是舍脉诊而独取望诊。众医家见了，多惊讶不已。

杨开这边见了，点头暗讶道："看来此人的望脉功夫当是到了一定境界了。"

"大哥，这个人在施望诊术！"枣儿轻声讶道。

杨开轻声应道："不错，看来今天能见到一些医林中的高人了。"

待轮到那老僧时，老僧却仍旧坐在那里闭目不动。

有家丁上前提醒道："大师父，请为病人诊脉吧。"

老僧仍坐无语。那家丁唤了几遍，便有些不耐烦了，欲要伸手去拉那老僧。

这时楼上出现了一名俏丽的丫环，走到陆庆身边耳语了几句。陆庆听了，忙朝楼下喊道："大和尚是方外之人，可免去试诊。"显是在楼阁内，有人一直在观察下面的动静。见那僧人沉稳得很，当是个有些道行的，故免了试诊去。

楼下的那名家丁听了，忙松开了手，从老僧身边退开。老僧仍自面无表情。

座中有医家小声埋怨道："倒是令出家人占了便宜。"

一人说道："不知能有几个人能过了试诊这一关呢。"

待轮到杨开时，杨开于是凝神定气，施以太素脉法，于病者两手腕部的寸、关、尺上浮取、轻按、沉压，详诊那三部九候之脉。而后将指下所得，一一记于纸上。

等来应诊的众医家逐一试诊过，所诊断的结果都传于那阁楼上了，众人便静心等待。

不多时，那陆庆又现出身来，高声说道："下面念着名字的医家留下，其他的人则到楼下领取双倍的盘缠。苦心禅师、河北赵德文、山东杨开、湖南麻更年。四位过了试诊这一关，还请留下来。"

那中年儒士得意之余，扬声道："在下便是麻更年，得传麻衣一门祖师麻衣道人所撰《麻衣神相》的精华，以相法入诊法，另创麻医一派，是为麻衣诊术。是以气血而言骨肉，以骨肉而言脏腑，以脏腑而言形相，以形相而言精神，以精神而言福寿。凡人所患病证，及其吉凶祸福，莫不能在形相上显示出来。"

"以相术入诊法，于医理上倒也说得通。试诊过关，足可证明此人是一位望诊的高手了。这方面我自不及呢！"杨开心中讶道，暗里也自敬佩不已。

其他落选的医家，遗憾之余，纷纷离座而去，场地上仅剩下了那苦心禅师、杨开、麻更年、赵德文四个人。

随见那陆庆走下楼阁，径直走到苦心禅师面前，态度甚为恭敬地道："老禅师先请了。"

陆庆引了苦心禅师上了楼阁。当是因他是唯一的一位出家人，先行方便了。倒是惹得那麻更年一脸的不满，认为被那苦心禅师抢占了自己的先手去。

不知那楼阁之中有什么人，在和苦心禅师谈了一会话后，便见一名俏丽的丫环引着苦心禅师出来，接着转下了得望楼，又有老成的家丁引着往陆家后宅去了。应该是直接为那陆夫人诊病去了。

接着陆庆又过来请了那麻更年上了楼阁。工夫不大，只见那麻更年垂头丧气地走了出来。陆庆在旁边一连赔着不是："对不住了、对不住了。麻先生诊法独特，可谓技压群医，只是我家主人那里要求严谨和全面些，还请麻先生体谅些才是。另外麻先生毕竟是过了试诊这一关的，又与先前淘汰的那些人不同，楼下另有百两银子的馈赠。"

本是面上呈现出不悦之色的麻更年，听了楼下有百两银子相赠，这才缓了神色，随陆庆下楼去了。显是不知何种原因，麻更年的麻医一术仍未能过楼阁中人的一关。可见这陆家择医之严格。也或是那楼阁中人从上面窥见了麻更年的狂傲神态，任你医术高些，也自不屑，于是遭到了逆淘汰吧。陆家此番重金择医，当是医术与德行并举的。

麻更年顺利过了试诊这一关，竟然又遭到意外淘汰，自令这边的杨开惊愕良久。

接着那河北的赵德文又被陆庆请上了楼阁。

枣儿这时轻声对杨开说道："目前来看，只有那位名唤苦心的僧人有些道行，连过了两关，可直入后宅应诊。那麻更年的望诊术本是独绝，仍旧被却之门外，这陆家当是不好侍候呢。"

杨开轻声应道："我若是未初通太素脉法，自然过不了试诊这一关，此时早已被拒之门外了。那楼上主事的应该不是一般的人，必也是医中的行家里手。看来我们还有一关要闯了。"

第十三章　说病

　　这时，那赵德文也出来了，摇头叹息不已，显而易见也遭到了淘汰。由管家陆庆亲自陪同下楼取那百两赏银去了。

　　待陆庆回转来，走到杨开面前，拱手一揖道："是杨开杨公子吧，楼上请。由我家主人另行试过公子医术。"

　　杨开示意枣儿稍作等候，便随了那陆庆上了楼阁。

　　待走在楼梯上的时候。杨开问道："还请问陆管家，那位麻先生的望诊术可谓一绝，又如何遭到了淘汰？"

　　陆庆应道："此人的望诊术相当得精准，已是被我家主人于今天来的众医家中列为第一的。但是此人傲慢无礼，竟然责问我家主人如何令那僧人先行进入内宅诊治，而不是他来。并且说他的麻医术于江湖上大有名号，几乎无人不知的，便是连朝中权贵都抢着请他去呢。自令我家主人心生厌恶，强行去了名。德行若是不至，医术再高，我家主人也是不请呢。"

　　"原来如此！"杨开听了，暗讶不已。

　　陆庆引了杨开进了那楼阁门内。这里面布置得极是雅致，精几华案，古玩字画。又有一架花草横列南墙，暗香浮动。唯一面锦帐将室内隔成两半，楼阁中人当是隐于那帐后面了。

　　陆庆上前恭敬地道："小姐，杨开公子到了。"

　　"小姐！"杨开听了，暗讶道，"怪不得布以锦帐，原是陆家未出阁的大小姐，还不便见生人的。她能主持这么大的召医场面，当也是位明医知药之人吧？"

　　此时闻帐中一女子应道："几十位医家中，唯杨公子脉案最为详细，甚至于将病者的陈年旧疾也诊断出来了，所列症状竟无丝毫差错。脉法可谓是达到了精致入微的程度，实是令人叹为观止！"声音清脆婉转，极是动听。

　　"陆小姐过奖了。脉法之道，当为医家第一要务，脉诊不明，又何以医病。"杨开应道。

　　"杨公子所言极是呢！还请公子亲自为我一诊。"帐中话落，锦幔轻掀，从里面伸出一只手臂来。并且在腕部遮了块极薄的丝帕，所谓男女授受不亲，隔以丝帕而已。

杨开见了，便自上前于帐前坐了，抬手轻抚其腕，按脉细诊。

过了一会，杨开说道："陆小姐肺气本弱，幼时当患有喘症，每至寒冬季节，水气凌金，偶遇冷风凉气袭面，其喘症必犯。不过这三年来肺气已充，当是服了良药，不再犯喘，但是此药还要再服用三年继续充实肺气为好，当能永不再发。"

"这般暗藏的旧疾杨公子也能脉诊出来，果是高人！"帐中女子惊叹道。

"还请杨公子诊我另一只手脉吧。"说话间，帐中又伸出了一只纤细的玉手。

杨开持脉又诊，心中忽地讶道："此手脉却是平缓和畅，且较刚才那只左手脉柔润些。虽是一人两手，却不可能有相差如此大的脉象的。"

杨开随后摇头苦笑道："双手脉异，当非同一人，里面的两位姑娘不要再试我了吧。"

帐中随传出一女子赞叹之声道："辨脉知人，杨公子的脉法果是出神入化了！"

随见锦帐两面撤去，杨开立觉眼前一亮。前面立着一名年轻女子，头绾云髻，前插金绞丝灯笼簪，旁用金玉梅花一对，鬓边缀有明珠数颗，耳用珠嵌金玉丁香。面容端庄，明眸皓齿，亮丽可人，且显妩媚。项下如意云肩，身着罗衫翠紫裙，玉带飘风，是若仙子。两名丫环左右侍候了，适才当是其中一人代手试脉杨开而已。

"陆彩英见过杨公子。"那陆彩英微微欠身一礼，轻启朱唇说道，声音又自温和了许多。

"杨开见过陆小姐。"杨开忙退后一步，拱手低头，不敢正视。虽是刚才仅瞟过一眼，却是有种熟悉甚至于亲切的感觉。心中暗讶道："这位陆小姐竟如此面善！"

那陆彩英也自笑道："杨公子面善得很呢！"语气轻柔，不禁令杨开两颊生热。

"陆小姐于此亲验众医脉法，当也是明晓医理之人了。"杨开暗里稳了稳神，说道。

陆彩英笑了一下道："医道乃至善之术，外可救人，内可疗亲，凡明书达礼之人不可不知。我幼承家教，也自多读了几本医书药典去。不过由于悟性所限，略知些医理罢了，医不得人的。虽也于下人中偶试取效，巧中罢了。"说话间，望了旁边一名丫环一眼。显是那丫环的气喘之症，便是她施以方药治愈的。

杨开见了，晓得其中的意思，敬佩地说道："陆小姐仅以读医书自悟，就能治愈陈年旧疾，也堪称国手了。"

陆彩英微摇了摇头，叹息了一声道："浅知医理而已，与真正的医道还沾不得边。家母患疾多年，尤不能祛其痛苦，身为子女者，也是大不孝。故放榜天下，召请明医，希望此番能还家母一个健康之身。"

"对了，杨公子脉法精绝，当是有所师承。"陆彩英接着说道。

"在下修的是太素脉法。"杨开应道。

"太素脉法!"陆彩英讶道,"古医书中偶有所载,公子竟为其传承之人,怪不得一切即中,不差毫厘,真乃可喜可贺!更为天下病家之福!"说话间又自多望了杨开几眼,惊奇之中隐透一丝别样的惊喜。面露红晕,随低头掩去。

这时,一名陆府的婆子慌慌张张地跑了进来,朝陆彩英焦急地说道:"小姐,快去看看吧,那和尚在给夫人说病呢。已是说得夫人哭过几回了。"

"说病?"陆彩英和杨开听了,俱是一怔。

"那位苦心禅师在给母亲说病?"陆彩英惊讶道,"如何说病?李妈,你且慢慢说来。"

那李妈说道:"小姐于得望楼请了那大和尚去为夫人瞧病。谁知道他竟然不用针药,连脉都不看一下呢,便坐在那里直接和夫人说起许多令夫人伤心的事来,惹得夫人好不悲伤,已是哭了几番了。"

"是这样!老禅师竟能引动母亲说话,倒也是一个奇迹!"陆彩英惊讶之余,忙对旁边的管家陆庆说道,"你且将杨公子迎于宅中好生安顿了,明日再为母亲诊病。我去看看老禅师在给母亲施展何种手段医病。"说完,朝杨开复施一礼,急着去了。

"这天下间可有能将病说好的道理?小姐本是敬重那和尚是出家人,给予了便利,直接为老夫人诊病,他却朝夫人念起经来了,也是个不知深浅的人呢。夫人抑郁多年,未曾有过笑意,也自未曾这般大哭过。哭伤了身子可不是个事呢!"陆庆摇了摇头,忧虑道。

"陆夫人原是患有郁症。"杨开听了,点头道,"对于此症来说,大哭几场也不是没有好处,尤可泄心中郁闷。只是不知那苦心禅师如何就能说动陆夫人悲恸不已?"

"说病!天下间可有不假针药,就能将病证说好的吗?苦心禅师,可是有那般苦口婆心说病一术吗?"杨开随即茫然道。

陆庆随后和杨开出来会着了枣儿,复引了二人于陆府内一座单独的院落里安置了。这陆府为一座巨宅,房屋重叠,庭院幽深,不下几百间屋子去。奴仆成群,知礼有序。内外院的杂役又不下百人去。堪为徐州第一富家。

这是一座极雅致的院落,隐于参天的巨柳大槐之中,僻静得很,是那陆家招待贵宾用的。

客厅上,杨开将见到那陆彩英的事向枣儿说了一遍。

枣儿听了,呵呵一笑道:"大哥竟然和那个陆小姐两下都瞧着面善得很,或是上天欲要成就你们之间的一段好姻缘哩!"

杨开摇头道:"枣儿莫要乱说。陆小姐乃大家闺秀,天生丽质,又饱读诗书,养出个清雅和静的性情来,故而人人看到她都觉得面善呢。"

枣儿笑道："我来时咱娘可是吩咐我了，说是不求哥哥功成名就，但能艺成即可。若是能机缘得遇，再携一位可人的嫂嫂归家，那就最好不过了。"

杨开听了笑道："娘能这般对你说话，说明娘已是从心中认下你这个女儿了。娘的心愿到时候我尽可能满足就是。"

枣儿靠近杨开轻声说道："适才那陆小姐下楼时我望见她了，莫说男子，就是女子也自惊为天人。哥哥果是携了这位陆姐姐归还老家，娘必是欢喜得很呢。"

杨开故作责备道："你这丫头，说话愈来愈没边际了。"

枣儿委屈道："这天下间倒是有一个能配得上哥哥的奇女子，可是她的身份极特殊，怕是与哥哥有缘无分。如今又遇上了这般好的，岂能再行错过。这可是临行前娘私下里交给我的任务呢。"

枣儿忽又一笑道："哥哥若有意，枣儿自有法子促成这桩美事。"

杨开摇头道："枣儿莫要多事，我们是来这里应诊的，岂能再做他想。"

枣儿笑道："哥哥一个大男儿也会害羞呢。其实啊，哥哥刚才和我讲了见到那陆家姐姐的经过，想必那陆家姐姐也自被哥哥的太素脉法折服了呢。否则一个大家小姐，如何肯轻易去了锦帐见外人，也怕是另有心事在里面呢。这般女儿家的心事，我自然理会得。如果我没猜错的话，稍后陆家自会有特殊的款待。"

"杨公子在吗？"这时门外传来管家陆庆的声音。

随见陆庆引了六名端着饭菜的仆人进了来。

"我家小姐不便相陪，所以着意吩咐我，要好生款待杨公子和这位姑娘，还请二位自行用过。"陆庆说着话，指挥着仆人将饭菜摆于桌子上，乃是一桌子丰盛的酒席。接着陆庆和一众仆人又退去了。

"珍馐美味！这可不是招待普通客人的。所谓看人下菜碟，是最有道理的。"枣儿扫了一眼桌子上的酒菜，得意地笑道，"我刚才说什么来着，陆家自会对哥哥有着特殊的款待。这还仅仅是开始呢。"

"你这丫头，回家见到娘后，倒是学会世故了。"杨开摇头苦笑。随后与枣儿对坐而食。

"好香！好香！"枣儿伸筷夹了几样菜送于口，不禁大为赞叹。接着神秘地道："适才哥哥去见那陆姐姐时，我这边则向人打听过了。这陆家世代经商，尤其是到了陆老爷这里，早年更是经商南北，赚下了这泼天的财富。只是一年前，陆老爷不幸病逝，巨宅中唯留下了这双母女。陆夫人却也是早年多病，百医不效，残喘至今。如今内外皆由陆姐姐一人主持，恩威并施，上下皆服，是为巾帼，为这徐州城内有名的奇女子。多少富贵人家上门说媒，欲行那人财两收的美事，但是都被陆姐姐拒绝了，只说是要待一个有缘人呢。"

"陆小姐竟然能担得起这么大的家业来，果然不是一般人所能为的。"杨开也不禁赞叹道。

"所以说呢，这是一桩大好事。我且再看看陆姐姐面对哥哥时的态度，但有一分意思，我便能成就此事。"枣儿笑道。

"你这丫头不可多事，吃饭也堵不住你的嘴。待明日我们诊过陆夫人之后，自会离去。"杨开说道。

枣儿笑道："小妹已有母命在身，由不得哥哥了。可不能令那些愚夫蠢汉讨了这大便宜去。"

这时，院中又传来响动。待杨开和枣儿朝厅外看时，只见那管家陆庆又引了一群仆人来，却是搬运来一些家什，其中不乏金银器具。

陆庆走进来，态度又自恭敬了许多，躬身一礼道："小姐恐这边的东西不合杨公子的意，特命我等置了些新的来。"说完，回身指挥着仆人们于各房间内布置了。

"哥，看来真是有戏呢！"枣儿轻声而又神秘地笑道。

"这也许是陆家的待客之道吧！"杨开望了望那些忙碌的仆人们，未做理会。

陆庆指挥着仆人们布置好了家什，而后走过来又朝杨开躬身一礼道："杨公子，待用过了饭还请前厅一坐。小姐有话，让公子陪那位苦心禅师坐一会，院门外有人候着公子，以引了公子过去。"

"没问题。"杨开起身应道，"不知陆夫人的病况如何了？"

陆庆道："说来也怪，待夫人听了那位苦心禅师的一番话后，哭过几回，精神竟然大有好转。这会正由小姐侍候着进些粥食呢，夫人已是两天未进水米了。"

"这么说，那位老禅师当是以说病取效了。"杨开闻之讶道。

"不错！"陆庆应道，"今日由那苦心禅师说病，竟胜过了往日服用过的千般方药来。适才过来时，还听见夫人和小姐说了许多的话呢。这可是以前不曾有过的事。照这般情形来看，夫人再养些时日，就能康复了呢。"那陆庆说完，便率了众仆人去了。

杨开此时兴奋地道："天下间竟然还有说病一术，以话疗疾，那位老禅师果然是位世外高人！"

枣儿道："必是那和尚精通佛法，以佛法开示了陆夫人。"

"或是这样吧，快些吃了，陆小姐让我陪那苦心禅师呢。"杨开忙不迭地将碗中的饭吃尽。

"这陆家家大业大，就找不出一个陪客的人吗，为何单单选了哥哥来？说明啊，哥在陆家姐姐的眼中，是比他们陆家的人都重要呢。"枣儿嘻嘻笑道。

"老禅师是位僧医，与旁人说不上话，陆小姐自然请了我去陪坐一会了。你这丫头，在这里老实待着，我去去就来。"杨开说完，放下筷子，抹了一下嘴巴，又端起茶碗漱了一下口，而后起身去了。

"事情可不是哥哥你想有这么简单，待我想想怎么办才好……"枣儿兴奋之余，坐在那里若有所思。

杨开出了院门，果然有一名丫环在门外侧候了。见了杨开，欠身一礼道："杨公子请随我来。"转身引了杨开走去。

一间宽敞的客厅上，那苦心禅师坐于一侧，而在他的侧面是一道里间屋子的门，门上掩有珠帘，里面坐着陆彩英，正和苦心禅师说着什么。堂上虽是立着几名丫环婆子，但都是说不上话的人。

此时那丫环引了杨开进来。杨开见了苦心禅师，说了声"见过老禅师"，忙上前合掌礼见了。那苦心禅师闭目垂帘，觉有人来，也仅颔首示意而已。

"杨开见过陆小姐。"杨开又朝珠帘内拱手一揖。

"杨公子不必多礼。"陆彩英于珠帘内应道，"府内招待不周，还请见谅为是。本是家父早逝，陆家唯有我一小女子主事，多有不便，故请了杨公子来陪老禅师说说话。二位都是医者，当能谈得来。家母在老禅师的劝慰下，病情已好转了许多，堪称奇迹！"

杨开听了，这才知道陆彩英的苦衷，陆家虽居巨宅之内，却只有陆彩英一女子主事，实在不便陪同一僧人说话。便是有能言善语的下人，却也是不能陪客的，当是怕失了礼数。

杨开随后说道："陆小姐请放心，我正有许多事想请教老禅师呢。"

"这就好！就有劳杨公子了。"陆彩英于珠帘内感激地道。

那苦心禅师本是闭目垂帘，听得了陆彩英的话，知道有陪客的来了，便自睁眼望了杨开一眼。双目中倏地精光一闪，忽笑道："治愈夫人的那一味心药到了，倒可省去老衲两日的说辞了。"

说着话，那苦心禅师站了起来，朝杨开合手一礼道："夫人的病今日可收全功，就全赖杨施主了。"

杨开见状，不由一怔。

苦心禅师随又朝珠帘内已是惊讶得站起来的陆彩英说道："人身之病，心之病占八九，心病本是最难医。然而万事皆有因果，这位杨施主与夫人当是有缘人，自会解去夫人心中难解的最后那一块病因。老衲再留无益，这就去了。"说完，哈哈一笑，僧袍摆动，径自去了。

"老禅师？"陆彩英掀起珠帘走出来，一脸的茫然。实在不知那苦心禅师如何就去了。

"这位老禅师话里玄机太重，我不明其意啊？"杨开无奈地两手一摊，迷惑不解。他这个陪客的倒是莫明其妙地令客人走掉了。

"这是怎么回事？来人，快将老禅师请回来。"陆彩英忙吩咐道。

厅外候着的一名仆人听了，忙起身追了出去。

杨开随与陆彩英彼此茫然之余，相望无语。

过了一会，先前的那名仆人气喘吁吁地跑回来禀报道："小姐，那位老禅师出了大门后就不见了，小人寻了两条街也不见其踪影，实在不知哪里去了。"

"杨公子！"陆彩英听了朝杨开深施一礼，恳求道，"老禅师临行前说公子乃是治愈家母病证的心药，又说公子和家母是有缘之人，还请公子施手救治家母。"

"陆小姐不必这样。"杨开伸手虚搀，说道，"这位苦心禅师说话令人一头雾水，不明所以。我且先了解事情缘由才好。"

"那么先请公子坐了。"陆彩英让请道，"我且将这位老禅师医治母亲的经过说上一遍，然后再请公子前去为家母诊治如何。"

"也好！"杨开点了点头，于旁边坐了。

陆彩英也自坐了下来，说道："我刚才陪过母亲，晓得了老禅师医治母亲，也就是他说病的经过。倒也不全是在以佛家经文教化母亲，而是令母亲真诚地忏悔。"

"教人忏悔？"杨开闻之讶道。

陆彩英说道："苦心禅师见了母亲之后，说母亲再这般病下去，大限将至。若想活命，必须放下一切烦恼，并且担负起以前于事于人所有的过错而进行悔过。老禅师对母亲说，要想恢复健康的身子，能看到日后女儿有个好的归宿，只能按他的话去做……"陆彩英说到这里，脸色一红，低头袖掩了去。

"或许我是母亲目前最大的心事吧。"陆彩英接着说道，"母亲自为老禅师的话所动，开始自行悔过。说到伤心处，便自悲哭不已。在我记事时起，母亲不知何故，就已是悲欢两无，患了严重的郁症。每日只于房中默坐，或临窗呆望，不理人事。父亲疼爱母亲，不知请了多少医家来诊治过，只是无药取效。早些年前，母亲还能与父亲说些话，自一年前父亲病逝，将偌大个家业扔给了我们母女二人之后，母亲几乎不再与人言语了。现在内有患病不问世事的母亲，外有虎视陆家家业的族人，我只好勉强担负起了陆家上下主事的责任。"说到这里，陆彩英叹息了一声，几欲落泪。

"这陆小姐一个女儿家，内外交困之下竟能承担起这般重任，实在不易。"杨开心中感慨之余，尤自敬佩不已。

陆彩英接着说道："我不忍母亲再这般病下去，于是重金发出召医告示，遍请天下高明医者为母亲诊治。说来也怪，那苦心禅师的几句话，竟能打动了母亲。当是为了我吧，母亲也自不忍离开我，于是按老禅师的话自行忏悔。神奇的是多年不显悲欢情绪的母亲，竟能痛哭了几回，过后精神竟自大有好转。适才我问过老禅师，他说母亲郁症缘于心病。早年受过意外刺激，伤心太过，郁则气结，阻滞了心脉，年久而成这般针药不可为的郁症。大哭之后，情绪有所发泄，心气一通，心血畅转，郁滞的心脉也自开了。但是说母亲心中仍有一结未开，还需说上两日方能取效。不知何故，适才一见公子，便说是母亲的有缘之人，解开心结之药。这般世外高人，行事多古怪，不过也自有他的道理。母亲现在倦极入睡，天色也将晚，明日再请公子为母亲诊治。若能彻底医好母亲的病证，便将陆家家业全部酬谢与公子也无不可。"

"陆小姐至孝之心令人感动，我现在虽是不明白那苦心禅师是何用意，明日但尽医家本分，全力诊治夫人便是。至于其他，不必多言。"杨开说道。

"如此，就谢谢杨公子了。"陆彩英感激地道。

杨开此时感慨道："一番说辞，竟能起到针药所不能为之功，当也是另一种特殊的药了。俗话说，心病还得心药医，看来夫人还未向苦心禅师道出自己真正的心结所在。也许明日苦心禅师就能问将出来，也自有法可解。只是现在将这下一步医法强行推给了我，我只好勉为其难了。夫人既已歇息，不便打扰，待我明日再行诊过吧。我先去了。"

杨开说完，拱手而退。

"管家，代我送杨公子回房安歇。"陆彩英起身相送。

门外，管家陆庆接了杨开，一路送回了那座院子。

枣儿正坐在厅中，寻思着事，闻声抬头，见杨开回来了，忙迎了上去。

管家陆庆送杨开至厅上，施礼欲退，迟疑了一下，拱手说道："杨公子，我本为陆家下人，有些话本不该讲，但不忍看到小姐一个人担负起太多的事来，还想在这里说上几句，希望杨公子和这位姑娘勿要介意。"

杨开听了，笑道："管家有话直说便是。"

陆庆犹豫了一下，这才说道："适才小姐对公子说的话，我在厅外已经听到。小姐所言句句为实，陆家别看宅大业大，外面看着光鲜，现在却是危机四伏。夫人那边若再有个好歹，小姐便一人独木难支了，陆家的族人必将私分了全部家业去。明日公子将夫人病症医好是最好不过，如若再能……"陆庆顿了一下，说道："我在陆家这么多年，从未见到小姐这般待人如公子。小姐已到出阁年纪，仍待字闺中，除了为照顾夫人之外，也是在等候自家的有缘人。先前已是不知谢绝了多少富贵人家的提亲。其实夫人现在最大的心病，就是小姐。只要小姐找到一位好夫婿，承担起陆家的家业来，夫人的病也就好了一半了。那老禅师所说公子为医治夫人的心药，也是意在于此啊。这一点旁观者清，公子和小姐是不能理会的。"

杨开闻之一怔，感觉那陆庆说得有道理。陆夫人的郁症现已被苦心禅师说解开了心脉，当是已无大碍。那陆夫人现在所忧者，就是陆家现在孤儿寡母被人欺的现状。只要有人及时入赘陆家，主持家业，那么陆家的族人便没有了分食陆家家业的借口。陆夫人忧郁之症，或是与此有一定的关系。

陆庆这时又说道："今天我已看出来了，公子在脉法上已是令小姐折服，当是心有所属了。明日依那老禅师所说，公子医好了夫人的病证，自会和小姐成就一桩好的姻缘呢。这才是医夫人的真正心药啊！出家人眼睛毒，在了解了陆家家事的情形下，公子的出现，已成了解决一切问题的关键所在。"

"陆家姐姐果是有意我哥了！"枣儿那边闻之惊喜道，"这就省去我许多的事了。"

"枣儿不可乱讲话。"杨开责怪地道。又朝陆庆说道："陆管家也勿要有此想法，我来陆家应诊，全是为病家而来，岂能旁生他想。"

陆庆说道："我家小姐的美貌在这徐州城内外也是数得着的，又有着如此大的家私，且已有意于公子，公子又如何推却？只要入赘陆家，自可绝了族人之念。并且此事尤可称得上天作之合。公子和小姐郎才女貌，实在是天成地就的一双。日后自可代小姐主持一切事务，免得游医天下之苦。如此美事，又何乐而不为呢。"

"管家且去了，此事颇大，且容我和哥哥商量一下。不过放心，此事必成。"枣儿那边拍手笑道。

"这就好！这就好！我且将这喜讯告诉小姐一声。"陆庆说完，转身欢喜地去了。

"陆管家莫要多事。"杨开朝陆庆喊道。那陆庆装作未听到，疾步去了。

"恭喜哥哥要娶上一位好嫂嫂了！"枣儿朝杨开笑道。

"枣儿你……"杨开自是气得一跺脚。

"放心好了，哥，入赘陆家也没关系，并且照陆家这般情形，也只能入赘。日后将爹娘接过来一同过活也就是了。陆家姐姐既然已钟情于你，盛情难却呢，便在此地安家立业有何不好？这是多少人做梦都梦不到的好事呢。"枣儿笑道。

枣儿见杨开坐在那里已是气得不和她说话，这才意识到自己做得有些过了头。讪讪道："哥，莫要生气。我知道你心中还在惦记着云姑娘，可是她那边情况极为特殊，你们之间不会有什么结果的。不如就在这里成就一桩姻缘好了。我这么做，虽是有娘的吩咐在里面，这也是为你好的。"

"那是娘在和你戏言。我一事无成，如何敢论及儿女之事。大丈夫，必要先立业，后成家。至于云……"杨开叹息一声道，"你也莫要误会吧，云姑娘是世间一奇女子，做我杨开人生一红颜知己足矣，自不敢再有非分之想的。"言语中颇多无奈。

枣儿见杨开的态度极是认真，知道不可勉强于他，心中感觉遗憾之余，于是说道："现在的情形已成骑虎难下之势，陆家上下都想促成此事，我们怕是脱不得身去了。"

杨开道："不妨，陆小姐是明达事理之人，待为她母亲诊治过之后，会让我们离开的。"

"不会那么容易。"枣儿摇头道，"你这味灵丹妙药，陆家不会舍得令你去的。那苦心禅师也是想令你以医者之心来医治陆夫人心头之忧，这份责任是推不掉了。"

枣儿忽恍然大悟道："想想在那么多应召的医家中，陆小姐为何单单选了大哥一个年轻人来？便是拥有那神奇的麻医望诊术的麻更年都被淘汰了，只有出家人苦心禅师不试而用，说明陆家不是在真正的召请医者，而是在选婿，以解决陆家目前所面临的困境。那陆夫人的病，应该不是我们想象的那般严重。并且我现在怀疑那苦心禅师也是陆家事先安排好的，是和那陆家共同设下的一个套，就等如大哥这般的年轻公子来钻这个美人富贵套了。这种套子，一般人还真避不开，甚至情愿来钻，一套一个准呢。"

杨开听了，眉头一皱，说道："待明日我有机会诊陆夫人脉相之时，病得轻重与否，我自会得知。"

"那又能怎样。"枣儿说道，"待陆夫人一见到了哥哥，有了你这味趁心的心药，病证自然会好了。到时若不留下来，陆夫人再故意犯病晕过去，你还要再行施救的，到时候我们走也不是留也不是了。"

杨开听了，笑道："以你的本事，这陆家的人能留得住我们吗。"

"那倒也是。"枣儿随又摇了摇头道，"不过我的本事是不能施于这些无辜者身上的。他们若是真对我们用强起来，也是一种无恶意的用强，我却是不能施以真手段去抗拒的。我们还是走不了。"

枣儿随又一笑道："即便他们强行绑了哥哥和那陆家姐姐拜了天地，入了洞房，小妹我也只有袖手旁观的份。不如就好事做到底，成全了她们就是。医者不仅医病，还要有舍己救人的心肠，医人家之困，解人家之难！"

杨开白了枣儿一眼，责怪道："刚才还说些正经的话，这会又说歪了。你高来高走的本事哪里去了。到时候我先稳住陆家的人，待到晚上你携我从房上神不知鬼不觉地逃走，令陆家人再寻不见，断了念头另寻他人就是。"

"也是不稳妥呢！"枣儿笑道，"如果是陆家明天就令你和那陆家大小姐拜了天地，入了洞房，成就了夫妻之名，所谓嫁鸡随鸡、嫁狗随狗，新嫂嫂哪里还会再舍了你，就是找到天涯海角也会寻你去的。大哥若是这辈子避而不见，岂不背上了一个负心汉的骂名。"

"那……那你说怎么办？"杨开无可奈何道。

"和我刚开始时想的一样，索性娶了陆家姐姐就是。"枣儿笑道。

"你又来了。"杨开一甩袖，转身出了客厅，自回房间歇息去了。

"哥啊哥！你若真不接受人家的一番好意，事情还真是不好办呢。唉！这天下哪里会有这种给人家瞧病反被人家瞧上的道理！"枣儿站在那里，不禁也犯起愁来。

第十四章　陆夫人

　　且说第二天一早，杨开和枣儿起床洗漱完毕，便有几名丫环送来了一桌子精致的茶点，二人便自用了。

　　二人刚用过茶点，就听得院门外人声走动，却是陆彩英在数名丫环婆子的陪同下来迎了。陆庆先走了过来，礼见道："我家小姐特来迎候公子前去为夫人诊治。"

　　陆彩英这时也走到厅前，色如月华，含笑而立。今日另更了犀簪玉佩，又换了身绿荷色的纱袖裙，底下绣彩衬蓝，体惟六幅，所谓裙拖六幅湘江水是也。清艳美秀，淡雅若仙，看得厅上的枣儿暗里惊慕不已。

　　"烦劳陆小姐亲自来迎。这是小妹枣儿。枣儿，来，见过陆小姐。"杨开上前礼见，随后介绍了枣儿。

　　"枣儿见过陆姐姐。"枣儿忙上前欠身一礼。

　　"原是枣儿妹妹。"陆彩英见了，上前亲热地拉起枣儿的手。此番真正面对面地见到了陆彩英的美秀，枣儿心中惊慕之余，便自打定了主意，必要令其变成自己的嫂嫂不可。

　　杨开随后被让请到了后宅院，也即那陆夫人的寝室。一行人等在外厅候了，陆彩英引了杨开进入了内室。

　　室内布置得极是富丽奢华，十余件套的梨花木桌椅，紫檀木屏风，半人许高的红铜香炉，旁置几尊数尺余的古董大摆件，桌架之上，金银器具罗列。一张象牙雕花床上，垂罩纱帐，里面卧着一名面色憔悴的中年美妇人。四名丫环立于两侧。

　　陆彩英先自慢步上前，轻声唤道："母亲，杨大夫到了。"

　　纱帐内那陆夫人轻微地"嗯"了一声，也自未睁眼，显是疲倦，不愿理人。

　　陆彩英于是上前将母亲的左手轻移帐外，于床前一矮凳上的脉枕上放了。

　　"杨公子请吧！"陆彩英又亲自为杨开在床前安置了坐椅，随后让请道。

　　杨开点头示意，上前安坐了，伸出左手诊那陆夫人之脉。

　　待细诊之下，杨开心中讶道："心脉果然是郁滞过久，导致全身气机不畅，令七情不展，寡言少语，厌理人事。如此过于压抑，再不及时医治，会令人神弱智

115

衰，变成痴人一个。久之气缓血滞，全身气机血脉陷于停顿，便会危及性命。不过现在脉开气通，全身气机呈缓和之象，却也是昨天的事。看来那苦心禅师说的不错，他的说病之法更是高明。这陆夫人心脉原来郁滞得厉害，昨日经历几番痛哭，已是令郁气得泄，心脉通缓，但仍有一心结未开，未能令心脉全通。陆家请医是实，不是枣儿猜测的那般了。"

太素脉法可诊于精微毫细之间，明其脉，便能明其症。

杨开随又虑道："此般未开之心结，源于情志，忧思过度所致，非是针药舒理达顺之力可为的。我现在也自出不得适其病的方药来，那苦心禅师却又为何说我是解开这陆夫人心结的心药呢？难道说是陆夫人未解之心事，就是陆小姐和陆家急待有人主持的现状吗？我……我果是陆夫人的心药，一药两解吗？为何选中了我来？"

"这弄的是哪般的事，不行、不行的。"杨开暗里直是摇头。

陆彩英旁边忽见杨开表情古怪，以为母亲病重难医，便自吓得花容失色起来。碍于母亲在侧，不好直接询问，已是坐立不安。

杨开诊过那陆夫人左手，已知其症，另一手不需再诊，于是起身朝陆彩英点头示意，出去说话。

就在杨开转身欲走的时候，忽闻帐中那陆夫人以微弱的声音问道："这位郎中可是姓杨？"

"哦！不错，晚辈是姓杨。"杨开闻声，便转过了身来，却是一怔。原是发现那帐帘掀起，陆夫人已坐了起来，一双充满了怨恨的眼睛死死地盯住杨开。

"母亲，您这是……"陆彩英忽见母亲神色有异，忙上前关切道。

陆夫人没有理会陆彩英，仍旧盯着杨开的脸，面容竟自呈现出震惊之色，忽又悲恨并起，狠狠作声道："你父亲叫什么名字？你祖上可曾做过太医院的太医？"

"咦？"杨开闻之一怔，没想到这位从未谋面的陆夫人竟然莫名其妙地问起父亲杨文来，于是顺口应道："家父杨文，杨家祖上也的确做过朝廷的太医；不知陆夫人如何……"

"怪不得你和他长得如此相像，原来是他的儿……"陆夫人万分激动之下，一口气没上来，便自昏倒在床上。

"母亲……"陆彩英大惊之下，忙上前扶了。

"陆夫人识得父亲？"杨开惊讶之余，忙上前持了陆夫人的脉位，诊了一下，随对陆彩英说道，"不妨事，夫人暂时气闭而已，歇一会就能苏醒过来的。"

"这就好！"陆彩英听了，这才长吁了一口气，放下心来。

"对不起，杨公子，母亲适才失态……"陆彩英歉意道。

杨开抬手示意陆彩英不要说话，而后朝门外指了指。陆彩英点头会意，吩咐丫环守了母亲，随后和杨开退了出来。

到了外厅，陆彩英挥手令陆庆等人都退去了，只剩下了枣儿。

"杨公子，母亲如何会和令尊相识？并且仅仅是从公子的相貌上判断出来的。"陆彩英讶道。

"是啊！我也感觉很奇怪，陆夫人怎么会认识家父呢？"杨开茫然道。

"并且在确定了令尊名字之后，母亲激动得很，竟自昏了过去。这又是何故？"陆彩英眉头紧皱道。

"会有这样的事？"旁边的枣儿听了，站在那里惊讶不已。

"杨公子和枣儿妹妹还请回房暂歇，待母亲醒来之后，我再询问事情原委。"陆彩英说道。

"也好！"杨开应了一声，随后和枣儿去了。

望着杨开离开的背影，陆彩英呆立了许久。又回身望了望母亲的卧室，心中一片茫然。

杨开和枣儿回到住处。

待枣儿问起缘由，杨开说道："也不知是陆夫人在我为她诊脉时于帐中暗暗观察到的，还是在我起身离开时她在我背影上看到了父亲当年熟悉的影子，忽然将我叫住，问起父亲名字。我便说了出来，谁知她竟一时激动得气闭过去。"

枣儿听了，寻思了一下，说道："如此说来，义父当年必是和陆姐姐的母亲认识，而且关系还不一般。这……这件事有些复杂呢！"

"是啊！事情有些复杂了。"杨开无奈地说道："没想到会在这里遇到父亲当年的熟人，不知当年他们之间发生了什么事。陆夫人的眼神中呈现出的是一种悲愤的恨意。或许……"

杨开忽有所悟道："她一听到父亲的名字，情绪表现得如此激动，或许这就是她的心结所在。"

"当年？当年义父和陆夫人可都是年轻人啊！他们之间会不会……"枣儿伸出两手食指，互相对了对。

"不会的。"杨开摇头道，"陆夫人是徐州人，父亲年轻时是在京城居住的。后来杨家遇难，父亲一人逃出，机缘巧合，遇到了母亲。这期间不可能发生其他事情。要说他们之间有可能认识，也只能发生在京城了，因为陆夫人知道杨家祖上做过太医的事。"

"义父就没有朝哥哥说起过他老人家年轻时的一些……一些事吗？"枣儿怪怪地以手指在空中划了一个圈。

"我明白你的意思。"杨开说道，"我昔日在京城太医院时，就曾向几位熟悉杨家当年家况的太医们问过一些事。父亲当年安守本分，一心读诗书以谋取功名，未曾涉及风花雪月之事，所以也没有什么流言出来。后杨家蒙难，父亲一人出逃，这方面的事更是没有了。"

"那为什么陆夫人一听到义父的名字会如此激动呢？当年的事，除了感情上的事，还能有什么事能令人耿耿于怀一生呢？"枣儿说道。

"谁知道呢！"杨开摇头道，"待陆夫人醒来后，陆小姐自会问个明白。"

就在这时，忽听得外面人声喧哗，随见陆家几名护院武师率了十几名强壮的家丁各持了棍棒冲进了院子，将客厅门口堵了个严实。

"你们这是做什么？"杨开见状一惊。

"杨公子，对不住，夫人有话，现在开始不准公子出此院一步，若是强行出来，必要乱棍打……打回。夫人的话，小的们不敢违抗，还请公子体谅我们的难处。"一名武师无可奈何地说道。

"哼！就你们这些人，真的以为能挡往我们吗。"枣儿那边冷哼了一声。

"都给我退下。"随着一声娇呵，陆彩英匆匆走了过来。显是听闻此事急着赶了过来。

武师和众家丁们见了陆彩英，互相望了几眼，未敢应声，便都退出了院子，仍旧守在院门外。

"对不起！"见了杨开，陆彩英愧疚万分道，"不知母亲为何乱了神智，做出这等事来。"说话间，欲泪又止。

"夫人那边醒了，陆小姐可问出事情的缘由来了？"杨开忙问道。

"母亲只说与令尊有不共戴天之仇，其他的再也不说。我怕是母亲认错了人。"陆彩英摇头叹息道。

"家父与夫人有仇？"杨开闻之，惊讶不已。而后道："陆夫人不仅知道家父姓名，还知道杨家祖上为朝廷太医。太医，从这方面来看，应该不是某种巧合和误认，的确是与家父曾经相识了。"

"不会吧，义父斯斯文文的一个人，如何会无端地惹上仇家来。"枣儿那边愕然。

陆彩英歉意道："事已至此，暂请杨公子离开这里吧。母亲此番行事异常，我怕她再对公子做出什么事来。一会儿我便送公子出府，而且另有重谢。"

"我还不能走。"杨开摇头道，"夫人心结未开，若是再耽搁下去，心脉复滞，苦心禅师的一番说病之功便要前功尽弃了，夫人仍有性命之忧。况且夫人和家父之间的恩怨颇为蹊跷，这也许是夫人真正的心结所在。我们没有苦心禅师说病的本事，那就只有将事情彻底搞清楚了，或许能找到解开夫人心结的心药。对了，还请问陆夫人名姓？"

杨开的一番话令陆彩英大为感激，这也正是她所担心的，于是应道："母亲姓周名玉琼。本山东济南府周家店人氏，年轻时嫁到了徐州和父亲成了亲。"

"周玉琼！原来夫人也是山东人氏，并且是济南府的，那么事情就似乎有某种可能了。"杨开听了，点头道，"这样吧，还请陆小姐为枣儿备一匹快马。枣儿，你现在就走，赶回莒县老家找到父亲，将陆夫人的姓名告诉他，问清楚可否和夫人曾经相识，他们之间有什么恩怨。得了详情后，速速返回，然后我们再做计较。否则事情没有弄清楚，我现在便离去，不仅对夫人病情不利，也对我们两家曾发生过的什么事，是不负责任的。作为晚辈，这也是我们必须要做的事。"

"公子所言甚是。"陆彩英感激之余，说道，"那就先委屈公子几天了。放心，有我在，下人虽是得了母亲的命令，还是不敢对公子怎么样的。枣儿妹妹，且随我来。"

"哥，那我就先去了。"枣儿应了一声，随陆彩英匆匆去了。

"看来这里面的谜团只有让父亲来解开了。"杨开站在那里，暗里一叹。

原是当年杨文和周玉琼私下定计，欲逼周玉琼父亲周同就范，不曾想他上了一次街，回来时看到周家来了些衙门的差衙，以为周同告发了他，于是惊慌逃走。而杨文的意外失踪，却是害苦了周玉琼，以为杨文是负她而去。而其父周同于第二天也得到杨家遭遇变故的消息，于是再不想节外生枝，便想将周玉琼早些嫁出去，以和杨家彻底断了关系。此时正好徐州年轻的商人陆子章路经此地，偶患风寒，到周家寻医问药，意外见到了周玉琼，不由一见倾情，再也移不开去，托人上门说媒。经历了一番曲折，终将周玉琼迎娶到了徐州，疼爱有加。但是周玉琼旧情难舍，思则气结，成此郁症。爱之切，恨之切，直是折磨了她半生。而其中缘由也自未曾告诉陆子章半点，且对陆子章愧疚不已，只是都由她一个人内心承受了。

也是机缘巧合之至，杨开前来陆家应召试诊。就在杨开为周玉琼诊脉之后，转身要离开的时候，周玉琼睁开眼来，竟然从杨开的背影上看到了昔日杨文的影子。惊异之下，唤住相问，这才知道了杨文活得好好的，而且成家立业，有了这么一个儿子。周玉琼激动之下竟自昏迷过去。待她醒来之后，愈发认为杨文昔日必是负她而去，愤怒之下欲在杨开身上讨回个公道，命家丁严密看守。

周玉琼房间内。

面对女儿陆彩英的询问，周玉琼严厉地说道："这个杨开是仇人之子，放他不得。他若敢寻机逃跑，必给我乱棍打死，就说他是装扮医家的盗贼，便是舍尽陆家家业开脱此事，也在所不惜。"

"娘！"陆彩英摇头道，"杨开乃是我陆家请来为娘诊治的医者，如何因他是昔日仇人之子，便将仇恨移到他的身上。这对他是不公平的，我不会令娘这么做的。况且杀人偿命，官府也会将此事调查清楚的，不是舍些银子能掩盖住的事。还有，

119

娘和杨开的父亲，你们之间到底有何仇怨？难道就不能和女儿说吗？"

"我和杨开父亲杨文之间的仇怨，你不必知道。总之，即使不杀其儿以泄我胸中多年的愤怒，也要将这个杨开囚禁在府中，永远不能出去。若想离开，让那个杨文来换。"

陆彩英听了，暗里直是摇头，知道母亲已是失去理智了。此时尤是不解那苦心禅师，说杨开本是解母亲心病之心药，不曾想却变本加厉成了害母亲的毒药。不过有一点可以肯定的是，母亲心中的那个折磨她半生的结，必是和杨开的父亲杨文有关。

"娘！"陆彩英这时说道，"母亲既然不愿和我说事情的真相，但是杨开那边已派人赶回老家去了，必要在其父亲杨文那里讨回事情的缘由来。"

"什么，已有人去通知那个杨文了！"周玉琼闻之一怔，随后冷笑了一声道，"这样也好，他若是知道了儿子在我的手里，必会亲自赶来的。到时候父子一起拿下，我来担当这个杀人之罪，与陆家上下无关系的。"

"娘，你不要这样吓女儿好吗。"陆彩英跪地哭求道，"女儿现在就剩娘这么一个亲人了，娘就能忍心为了自己的仇恨而弃女儿于不顾吗。娘若是做出什么事来，女儿又岂能独活。"

周玉琼听了，这才颓然而坐，拉了陆彩英拥于怀中哭泣道："我可怜的女儿，娘岂能舍得离开你，又岂能一个人去了，令那些人来算计你和陆家的家业。"

"既然这样，娘就应该和我说出事情的真相，让女儿来想办法解决。"陆彩英乘机说道。

周玉琼寻思良久，这才叹息了一声道："也罢，事已至此，就与你说了吧。当年，他们杨家与我们周家是定了亲的……"

"什么，母亲与杨开的父亲杨文曾有过亲约？"陆彩英听了，吃了一惊。

"是啊！"周玉琼说道，"当年杨文的父亲与你的外公相识，曾指腹为婚。后来杨家意外遭到了朝廷上有权势之人的陷害，全家被灭了门，只有杨文一个人逃了出来。他逃到了你外公家，希望你外公能看在两家已定了亲的情分上收留他、庇护他。但是那个时候，你外公还不知杨家发生了变故，否则会有悔亲的可能。为了不令你的外公改变主意，我和杨文便私定了终身。谁知道……"

说到这里，本来还比较平静的周玉琼忽然显得激动起来，愤恨地说道："谁知道他是个浪荡之人，竟然骗了我一些银两以上街为我买些物件之名负我而去。要知道当年我的身心、我的一切都已完全交付于他，这样不言语一声就走掉了。你说说，这样的负心汉，他负的不仅是娘的身心，而且是娘的命啊！"说到这里，周玉琼又自痛哭不已。

"原来是这样！"陆彩英听了，心中惊讶不已。这件事情整整影响了母亲一生的幸福，也自令陆彩英有些愤慨。

然而陆彩英心中随又寻思道："杨开为人谦和雅致，子承父质，那杨文也应该坏不到哪里去。没有特殊的原因，他不会负心而去的。"

"娘，会不会当年杨文叔叔因为某种特殊的事情离开了？你们之间应该是一个误会。"陆彩英说道。

"放肆！"周玉琼一声怒喝，"什么杨叔叔，你竟然为他说话。当年即便有什么特殊的事情暂时离开了，难道事后就不能回来吗，或者写一封信吗？这么多年来，他音讯全无，不是逃走了，又能是哪般。"

"天可怜见！让我遇上了他的儿子。"周玉琼狠声道，"听着，我要让那个杨文付出应有的代价。这件事你不要插手，娘自有主意。我要令杨家断子绝孙！"

"娘，可杨开是无辜的啊！"陆彩英从母亲的眼中看出了一种凌厉的杀机，这可是以前不曾见过的。

"女儿，你要记住，这个世界上的男人，除了你的父亲，就没有一个好的。我的病，除了当年的事情，还有就是对你父亲的愧疚。所以惩罚杨家的人，是对陆家的一个交代。"周玉琼恨恨地说道。

"娘，这么做对你的病情也是不利的。苦心禅师不是说了吗，要想真正医好娘的病，必要生忏悔之心，承担于人于事所有的过错，这样才有救治自己的可能。娘既已生忏悔之心，病情终于有了好转，切不可再生他端。"陆彩英忙说道。

周玉琼听了，沉默了一会，说道："那和尚如何就走了？再给我说上几天多好。他倒是真的可以说通一切。"

陆彩英应道："就是苦心禅师再说上十天，娘的心中终是放不下当年的事，也是徒劳无功的。老禅师说了，娘的心中还有一心结未开，还需心药来医。女儿认为，真正的心药，就是放下。放下仇恨，放下恩怨。这样才能令心脉开通，气机顺畅，令娘恢复健康啊！"

"别的事我都可以放下，唯有这件事，我放不下。"周玉琼摇了摇头说道。

"听着，你若是敢私下放了那杨开离去，娘就死给你看。这么多年了，生而无趣，我早已有了赴死之心了。还有，那个杨文真是为了儿子到了我们陆家，必要将他留下，由我来处置。你敢违背娘的意愿，你就永远也见不到我了。"周玉琼冷声道。

"娘！"陆彩英失望之余，摇头掩泪离去。

杨开房间内，陆彩英将母亲告诉她的事情原委朝杨开讲述了一遍。

"竟有这种事！"杨开听了，惊讶道，"怎么没有听家父讲起过。"

陆彩英说道："这种事乃父母辈的私事，怎么会和儿女们说起。总之，枣儿妹妹见了杨叔叔之后，了解当年杨叔叔为什么忽然不辞而别的原因就可以了。杨叔叔千万不能因为惦记公子的安危来这里才好。否则娘见到了杨叔叔，事情可能就会失去控制了。娘已将院中的护院和部分家丁叫去说过话了，重赏之下，难保不会有人为此事铤而走险。娘在此事上的态度甚是坚决，即便玉石俱焚，也在所不惜。不过公子这边还请放心，监视这里的人我已再三吩咐过了，若有举动，必要先禀报我知道。那些人倒也知道个轻重，不会乱来的。"

"谢谢你为我所做的一切。"杨开感激地说道。

陆彩英苦笑了一声道："没想到事情会发展到这种令人尴尬的地步。你我尽可能地想法子来化解两位老人家之间的恩怨就是了。你这味心药，搞不好就成了害母亲的毒药了。"

"真是奇怪！"杨开眉头一皱道，"那苦心禅师一见到我就说是医治陆夫人的心药，然后就放心地离开了，好像知道这里面的因果缘由一般。难道他就不知道事情现在已落到了这般进退两难的地步吗？"

陆彩英道："这种世外高人，行事古怪，不是我们凡人所能理解的。他或许看透了些什么，但并未为我们指明，而是令我们自己去解决。不过从他临走所说的话和放松的态度上看，母亲的病也许会因此事而解。但是眼下我们真的已陷入了困境……"陆彩英摇头一叹。

"惭愧！我学识尚浅，竟对夫人的病症无计可施。"杨开摇头叹息道。

"这也怪不得你。"陆彩英说道，"母亲为情志所伤，又延续多年，已非针药可为。这是一种特殊的情况，不是医家所能应付得了的。所谓对症下药，只有找到了母亲真正的心结所在，也就是杨叔叔当年离开的真正原因，才能治愈家母的心病了。如果真是一场误会，我们必能说通母亲。"

"是啊，以家父的为人，不是那种不负责任的负心之人，当年是不可能这样轻易离开周家的。一定是这期间发生了什么事，令家父不得不离开。"杨开说道。

"希望枣儿妹妹早些回来，带来事情的真相。这几天，陆家的族人已是来了几拨儿，以探望母亲的病情为由，来窥视陆家的情况。母亲如果病情好转，他们私分宅产的念头或能收敛些，否则就不好说了。"陆彩英忧心道。

"看来夫人病情关系重大，所以我们一定要将她心中的那个结解了。并且事关杨陆两家的恩怨，不能没有个结果。"杨开说道。

第十五章　姐姐

三天后，一身疲倦的枣儿终于回来了。

一见到杨开和陆彩英，枣儿忙从怀中掏出一封书信，递与杨开，说道："我到家见了爹娘，说了这边发生的事情，将爹娘好吓。义父说了，果是与陆夫人相识的。这不，将当年事情发生的经过都写在书信里面了。两位老人家惦记着哥哥的安危，急着也要一同过来。我恐发生什么意外，所以阻拦了他们，就一个人飞马又回来了。"

"好枣儿！回来得太及时了。"杨开感激地道。随手将父亲杨文给他的书信掀开来。

待杨开看过书信，忽地释然笑道："当年果然是一场天大的误会，解开伯母的心药有了。"随将书信与陆彩英看过。

陆彩英阅毕，也自松了一口气，欢然道："原来如此。我们且尽快去与母亲说明吧。她这几日又从府外调集了不少人手，是要有大动作了。不及时解开母亲心头之结，要发生大事的。"

周玉琼房间内，看到陆彩英将杨开带了过来，周玉琼不悦道："你带他来做什么？"

"母亲。"陆彩英说道，"杨叔叔来信了，他当年不辞而别乃是迫不得已。"

"胡说八道！"周玉琼呵斥道，"他那种负心人总要为自己找个适当的理由。不管你们说什么，我都要做自己的事。他杨文不敢来见我不是，那好，我就遣人手去他的家里将他擒来。别忘了，杨开在得望楼试脉之时，可是明白地说了自己的乡籍何处。山东莒县内，找出一个杨文当不是什么难事吧。"

杨开闻之，笑道："伯母心思缜密，令人佩服，不过还请让晚辈杨开向伯母禀明当年发生的事情。"

杨开随后说道："家父信上言明了一切，晚辈且说重要的吧。家父离开周家的当天，本来是从街上购物回来的，但是忽然看到周家大门外有衙门里的差人出现，

123

以为周家报了官。要知道，当时杨家惨遭大变，家父已是草木皆兵，看到这种情形，难免产生误会。如信上所言'心胆俱裂'，而后'心灰意冷'，这才离去。其实家父是被惊吓走的。我曾听家母说起过，她在遇到父亲时，父亲已在一偏荒野寺里躲避了三年。三年来从不敢见生人，以免遇上官府的人查其来历。"

周玉琼听到这里，脸色一变道："那天……那天家里果然是来了几名衙门里的捕快，不过他们是来寻医问药的。我当时也瞧见了那几个人，正在庆幸杨文不在家里，否则迎头遇上，着实不好办。"

陆彩英说道："这样说来，当时果然是一场天大的误会了。杨叔叔是在回来的时候被门外的那几名官府的捕快惊走的，而不是背信弃义私下离去的。"

"怎么会这样……怎么会这样……"周玉琼惊愕良久，忽顿足捶胸，痛哭不已。

陆彩英这边欲要上前劝慰，杨开那边摆手止了。乃是要令周玉琼彻底发泄出积蓄心中多年的那种怨恨和郁滞的情绪……

周玉琼哭了又哭，最后哭得疲倦，倚在床头靠枕上竟自睡了过去。

杨开见了，上前抚其脉位，细诊之下，先前心脉中隐现的那一种结滞，现已消失不见，整部心脉虽还是弱缓些，但已有了那种通达透彻之象了，心脉已然全开。

"大功告成！"杨开起身一笑，挥手示意陆彩英离开，以令周玉琼好好歇息。

枣儿见杨开和陆彩英二人俱是笑容满面地回来，知道事情已取得了成功，也自笑着上前迎了。

"高人！高人！"杨开一进来，便自赞叹道，"那位苦心禅师如何就知道伯母与家父当年的事情，并且指明我为解开此心结的心药？他似乎知道这世间一切的缘由。我说嘛，他那天怎么一见了我，就离开了。原是早已知道今天的结果了。他可是修出什么神通了吗，知道人世间的一切因果变化。"

陆彩英也自感慨道："老禅师必是一位得道的高僧，仍旧游医人间，解除世人疾苦和化解各种仇怨，实为大功德！"

"哥哥，陆姐姐。"枣儿望了望那二人，表情奇怪地笑道，"看来伯母那边的事情解决了，下一步，你们还有事情要做的。"

陆彩英说道："母亲在明白了事情的真相之后，心结随开，困扰她多年的心病终于去了。"

"看来真正的心药是这封书信，哥仅是味药引子而已。"枣儿笑道，"并且义父和娘还在家里等候好消息呢！"

"伯母之病，即将痊愈，这个好消息应该回信告诉父亲和母亲，免得二位老人家惦记着。"杨开说道。

"这个自然。"枣儿说道，"不过我说的喜事不止一件，还有更大的呢。这也是临行前义父和娘再三叮嘱过的。"

"爹娘还有何事吩咐?"杨开问道。

枣儿笑道:"娘说了,义父和陆伯母错失了一场姻缘,都是当年在特殊的环境下造成的。为了不令两家人留下什么遗憾来,哥哥和陆姐姐可代两位父母辈再续前缘,成就人间一段佳话。"

陆彩英听了,脸色一红,忙低了头去。

"枣儿,你又来了……"杨开责怪道。

枣儿笑道:"现在可不是我个人的意思了,是义父和娘的主意呢。娘说了,他们正在家里做各种准备,这边传信回去,他们便会前来。义父说了,为了补偿当年对陆伯母的愧疚,情愿哥哥入赘陆家。虽然娘还有些不情愿,但最终还是同意了义父的再三请求。当然了,这里面还有我的一份功劳。陆姐姐,你看这件事情怎么样啊?"

陆彩英已是羞红了面,掩袖离去道:"全凭那边两位老人家做主吧。"

"别……"杨开望着陆彩英匆忙离去的身影,抬手欲阻拦已是不能。

"哥,事情的发展已不受你控制了,就认命了吧。适才我已和管家陆庆合计过了,他那边也已经开始为你和陆姐姐的婚事做准备了。现在就差和陆伯母说了。不过呢,陆伯母那边肯定是没有意见的。有了哥和枣儿坐镇陆家,那些陆家的族人们,谁还有胆子来图谋这陆家的家产。"枣儿得意地笑道。

"枣儿,我的事你做不得主。"杨开急道。

"我不说过了吗!"枣儿笑道,"这次不是我自行主张了,而是娘和义父的主意。对了,婚姻大事,要有媒妁之言,一会我代义父和娘去陆伯母那里为哥哥说媒。你没看到吗,陆姐姐刚才高兴成什么样了。这事啊!已成定局。"

"枣儿不可乱来。"杨开已然动气道,"我本对陆小姐无意,你又何必这般逼我。"

"哥,不是我逼你。"枣儿这时忽然落下泪水来,哽咽道,"枣儿不是个不知好歹和深浅的人。也知道你对云姑娘的心思,虽然你故作不知。但是王大人还有三舅曾再三告诫过我,叫我想法子令哥绝了对云姑娘的念想,否则哥一意孤行下去,必会惹来天大的祸事。云姑娘神龙见首不见尾,神出鬼没,难觅其踪影,和哥不是一路人。况且这也是义父和娘思虑再三而做出的决定,认为只有这样,才能弥补对周伯母造成的伤害。本来义父一定要和枣儿一同前来的,为免意外,是枣儿拦下了义父,说这边的事情由枣儿一手承办了。"

杨开听了,这才知道父母令自己入赘陆家的意愿已决,一时陷入无奈之中。感觉适才对枣儿的口气硬了些,歉意道:"我刚才有些心乱,你莫要介意吧。"

枣儿破涕为笑道:"枣儿哪里敢怪罪哥哥来。只是哥哥能明白义父的一番心意才好，况且这也真的是一件两全其美的大好事。"

"还有。"枣儿接着说道，"管家已对我说了，陆家的族人那边正在合谋私分陆家家产的事，哥这样做也是帮了陆姐姐母女的。所谓救人救到底，这件事已是由不得哥哥了。总不能令周伯母那边旧疾刚愈，又添新病吧，她也再经不起折腾了。所以哥的这味心药在起了作用之后，再行变换下药味，另行救人于困境。这也是顺天之意，顺父母之心，有着不能推卸的责任呢。"

杨开听了，坐在那里无语再对，端的是一筹莫展。枣儿仅仅是传过话来，如果父亲杨文和母亲林芳此时站在面前，令自己同意此事，杨开也真的是不能违抗的。杨开至孝，不敢也不愿违父母之命，但是他的心中却是装着另一个人。

"哥，我和义父及娘那边都认为此事是天意成全你和陆姐姐的，否则如何就这么巧的令我们遇到了陆姐姐母女。当然……"枣儿忽然口气一肃道，"若是哥心中实在不愿，枣儿宁愿违义父和娘之命，也不会硬逼着哥做自己不愿做的事。即便陆家硬行逼亲也是不成，枣儿还是有把握将哥安全护着离开这里的。"

杨开听了，笑了笑道："这才是哥真正的枣儿妹子。"

"我倒是想逼着你就范，但是也不忍心看着你做出违背自己意愿的事。哥，你说吧，我们现在是走还是留？若是走，陆家的那些护院还拦不下我们。"枣儿应道。

"走！"杨开坚定地说道，"周伯母那边病情渐愈，以她做事的能力来看，应该能应付陆家的那些族人们。毕竟眼下陆家还是由她们母女主事。"

"唉！只是哥要负陆姐姐的一片痴情了，好在你二人相识尚短，否则日后免不得再现周伯母现在的情形。"枣儿感叹道。

"所以，这也是我们要尽快离开这里的原因。"杨开说道。

"好吧！"枣儿颇显无奈地说道，"我收拾一下东西，随后就走。"

"杨公子！"院门外忽然传来管家陆庆的声音。

随见陆庆兴匆匆走来说道："夫人那边要见公子，还请公子马上过去吧。"

陆庆接着又急不可待地对枣儿说道："枣儿姑娘，夫人的精神好多了，竟然出现了久违的笑容，我们商量的事应该能成了。现在就差夫人那边点头了。"

"哦！是吗！"此时的枣儿心不在焉地应道。

管家陆庆引着杨开来到了一座大堂之上。

此时在那堂上，端坐着一位珠光宝气的贵夫人。头顶戴金线梁冠，底部缀金嵌宝钿儿，两侧插着金簪一对，那冠正面及左右饰有翠叶玉花三朵，耳戴金葫芦耳环。穿的是绿地织金缠枝宝相花缎的圆领袄，红色织金缎的掏袖，下饰有百子裙。此人却是易了正装的周玉琼。旁边坐着的是陆彩英。

刚进入大堂的杨开见了，心中赞叹道："周伯母恢复了往日的精气神，竟是如此的端庄美貌，年轻时必是一位风姿绝代的美人了，便是娘都有所不及呢！"

"杨开见过伯母。"杨开忙上前礼见。

周玉琼颔道示意，挥手令管家陆庆和一众丫环婆子退去了，堂上仅留下了她们母女和杨开三个人。

"杨开。"周玉琼感慨一声道，"你父亲给你的那封书信我已看过几遍了，依他所言，当年果是将他惊吓走的，实在是怪罪他不得。他那个时候，能逃得命在，就是最大的幸事了。这般阴阳差错，非人力可为，我真是错怪他了。这是天意，是命啊！"

旁边的陆彩英自与杨开相视一笑。

周玉琼接着又说道："因你之故，解了我多年的心结，医好了我的病证，陆家必是要重重酬谢你的。"

陆彩英那边听了，脸色一红，偷看了杨开一眼，忙低了头去。

杨开以为周玉琼也有意促成他和陆彩英的婚事，忙说道："治病救人，乃医家本分。况且这里面又涉及家父和伯母当年的一段感情，好在误会解除，自是令人欣慰，晚辈哪里再敢求什么酬谢。"

"应该的。"周玉琼笑道，"杨文有你这么一个能继承杨家医道的儿子，倒也是他的福分。好了，你现在有什么要求，就说吧，陆家都能满足你。"

"这可是周伯母不便自家说出来，而令我自行求婚吗？"杨开心中寻思道。

"这个……"杨开犹豫了一下，忙说道，"晚辈说过，不敢要求什么酬谢。伯母若是允许的话，晚辈还有他事要办，想今日离开最好。"

"杨开……"那边的陆彩英听了，不由一惊而起，没想到杨开未能向母亲求亲，而是要离开。

"你怎么了？"周玉琼望着陆彩英失态之举，惊讶道。显而易见，她此时还不知道陆彩英的心思。

"娘！"陆彩英这时稳了稳神，忽然勇敢地面对母亲说道，"杨开不敢朝母亲直说，是恐母亲会拒绝他。那就由我来说吧，孩儿不想再出现娘和杨叔叔当年的事。娘，孩儿与杨开已彼此心有所属，还请娘成全我们。这件事杨叔叔那边也已同意了的。"

"你说什么？"周玉琼听了，脸色忽地大变，猛然站了起来，颤抖着手，指了指杨开，又指了指陆彩英，惊急道，"你们……你们不可以……"

"冤孽啊！"周玉琼随后大呼一声，瘫坐椅上，抱头痛哭不已。

陆彩英见了，吓得惊慌失措，忙上前劝慰道："娘，你这是怎么了，且不可如此，否则会有急火攻心之虑的。"

周玉琼忽一把将陆彩英的手抓紧，慌乱道："不可以，我的孩子。你嫁给谁都可以，就是不能嫁给杨开。"

"娘，这是为什么？"陆彩英一脸的茫然。

杨开这边听了，虽觉事情有些蹊跷，心中却是一松。

周玉琼这时抬起头来，朝门外的院中望了望，见无杂人，这才望了望杨开，又看了看陆彩英，摇头悲伤道："孩子们，你们是不可以成亲的。因为你们是同父异母的亲姐弟。一个是亲姐姐，一个是亲弟弟。"

"什么？"杨开和陆彩英听了，相望之下，俱是惊骇。

原是当年周玉琼和杨文为了不令那周同悔亲，故私下定情成就了夫妻之实。不想杨文被意外惊走，而周玉琼则是珠胎暗结，有了杨文的骨肉，这便是陆彩英了。或是被那身为医家的周同看出些端倪来，所以不到两个月，便令周玉琼远嫁徐州，婚后八个月产下陆彩英，是比杨开大上三岁去。

"娘！真……真的是这样吗？"陆彩英急切地问道。

周玉琼点了点头，伤心道："这件事情娘本不该告诉你，但是你和杨开竟然涉及了婚嫁之事，娘又不得不说出来，否则又是一桩冤孽事啊！"

陆彩英茫然呆立，实在不敢相信事情的真相。她竟然也是杨家之后，且与杨开是同父异母的姐弟。

"我的好女儿，娘对不起你。"周玉琼痛苦地道，"若不是娘，你和杨开的确为天造地设的一双佳偶。这都是娘的过错，好在娘提醒得及时，否则真的要酿成大错了。我的苦命女儿，为什么这种事都让我们娘俩遇上了？"

"娘！"陆彩英泪流满面，跪下拥住母亲道，"女儿不嫁人了，永远陪伴着娘就是。"

杨开站在那里，惊愕良久，不忍再看那母女二人相拥痛哭，默然而退。心中对此事震惊之余，却也带有一丝意外的轻松。

"什么？"枣儿听到杨开回来后对她说出的又一真相，惊讶得张大了嘴巴。

"我……我脑子有点乱，让我理顺理顺。"枣儿随后坐在那里望着天棚发呆。

"父亲那边还不知道此事，真不知道能不能告诉他。还有娘那边若是知道了……唉！乱了，全乱了。"杨开也自急得满地乱走。

"唉！"枣儿这时如释重负般地长吁了一口气，说道，"我还正想着怎样才能在不伤及陆姐姐情面的情况下和哥离开。现在好了，亲不用成就已成一家人了。现在想走多远都可以了。"

"嫂子没了，不过多了这样一位好姐姐也是不错呢！"枣儿随后笑道，"哥，日后我们又多了一家亲戚了。"

杨开白了枣儿一眼，未言语。他现在最担心的就是母亲林芳知道此事后，会是什么样的感觉，日后是否还会和父亲杨文一样的恩爱。

枣儿似乎也看出了杨开的忧虑，于是说道："这件事啊，我们还要从长计议的好，暂时不能令义父和娘知道。娘是满心欢喜地要你讨回一个儿媳妇的，可不是让你另行带回来一个亲姐姐。否则以娘的性子，义父日后怕是没好日子过了。不过呢，杨陆两家日后还是要作为亲戚走动的，只是这层窗户纸不要揭开的好。也幸亏是位姐姐，否则是位哥哥，可是要认祖归宗的，那可就瞒不住了。"

"这件事情，即便不方便令母亲知道，最终也是要令父亲知道的。陆彩英毕竟是父亲的亲生女儿，不可能不令他们父女相认的。"杨开说道。

"这就要等待合适的机会了。"枣儿说道，"不过以娘的机灵，哥哥这边的亲事若是不成，无端的多出一门亲戚来，娘必是有所怀疑的。也是我在不明真相的情况下急于成全你和陆姐姐，回家的时候将话说得过满了。"枣儿此时有些懊悔。

"这回你知道热心过头的坏处了吧。"杨开故意责备道。

"晓得了，谁知道事情能变得这般复杂，一环套一环的。不行哥再去问问，周伯母那边还有什么事隐瞒着未说?"枣儿调皮地应道。

"你还嫌现在不够乱啊!"杨开故作气恼道。

枣儿这时朝院门外望了望，而后严肃地说道："哥，现在陆家的情形变得更加复杂了。陆姐姐真正的身份是不能再令他人知晓的，否则陆家的族人则会有充分的理由甚至于通过官府将陆家家业瓜分了去，陆姐姐母女俩将无安身之地了。我们在走之前，必要想个万全之策。"

杨开听了一怔道："不错。"随后赞叹道："好个枣儿，虽能说些戏话，却是虑事周全。不知你有什么好法子能为姐姐她们母女两人保住陆家的家业?"

枣儿道："这就要看哥愿不愿意做了。"

杨开道："即使不知道姐姐的身份和杨家的关系，若有可能，我们也应该帮助她们母女俩的。"

"这就好办了。"枣儿笑道，"那就请哥动用一下你太医郎的腰牌，明儿个去徐州惠民药局那里走一遭，示明身份，然后再满街招摇地回到陆家。有人问起，就说和陆家是亲戚。这样一来，你这个皇帝御赐的太医郎必会得到当地官员们的敬重。陆家的族人们得知，日后当不敢再难为陆姐姐她们母女俩了。"

"这个法子不错。"杨开听了，点头赞许道。昔日在玲珑阁，面对宁王府派遣来的官兵即将实施的杀戮，杨开及时示以"太医郎"腰牌制止了一场祸事，已是知道此块腰牌的重要性了。虽然他心中不愿持这块腰牌招摇，但是为了陆彩英母女二人的前途计，也不得不再动用一次了。

这时，听得院门外人声走动，原是陆彩英过来了。在院门外，她挥手止住了陪同的丫环，而后一个人走了进来。

"陆姐姐来了！"枣儿见了，忙迎了出去。

杨开站在厅中，望着外面的陆彩英，心情颇为复杂。众力相推下，这位几乎将要成为自己妻子的女子，竟然是自己同父异母的亲姐姐，无意中却又遂了自己的心愿，造化弄人之巧，不可不叹。

待枣儿陪同陆彩英进来，杨开上前躬身拜见道："弟，杨开见过姐姐！"

陆彩英望着杨开，默视良久，忽释然一笑道："做梦也不曾想到，我今生会有你这么一位好弟弟，并且能在此相遇，当也是上天的安排。怪不得那日一见你时，便觉得面善之极，有着异常的亲切感，原是有着这般血亲在里头。"

"姐姐！"杨开心中也自酸楚道，"那日见了姐姐，弟也倍感亲切。"

枣儿在旁边也自激动地道："这种血亲的感觉，旁人是无法感觉到的。今日恭喜姐姐和哥哥姐弟相认！"

陆彩英随对枣儿亲切地笑道："也更高兴有你这么一位机灵的妹妹呢！"

"对了。"陆彩英接着低了声音道，"母亲那边的意思，此事特殊，又鉴于陆家目前的状况，不便令外人知晓。"

杨开说道："其间利害关系我们是知道的，还请姐姐放心便是。并且为了姐姐和伯母，小弟这边还会另有行动相助。"

陆彩英说道："待日后得了机会，并且在方便的情形下，我自会前去与父亲相认的。得知父亲当年遭受的苦难，作为女儿，心中也自难过得很。更不能在膝下尽人子孝道，深感愧疚。这些还请弟弟转告父亲为是。"说着话，陆彩英伤感的泪水流了下来。

"我晓得。姐姐放心便是。"杨开心中也自一酸，忙点头应道。

"这几天发生了许多的事，其间令弟弟受了不少委屈，还请弟弟和枣儿妹妹在此多住几天，以令我这个做姐姐的尽些心意。"陆彩英随后说道。

"好啊！"枣儿那边应道，"我正和哥商量着呢，好不容易认了你这个姐姐，要在这里住上几天呢。"

陆彩英听了，高兴地道："只要你们不和我见外就好！在这里，除了母亲，我已没有其他的亲人了。"

又聊了一会，陆彩英这才去了。

枣儿送走了陆彩英，回来见杨开站在厅中有些发呆。于是笑道："哥，义父若不是当年留下这个姐姐，也就是姐姐真的是陆家的人。义父和娘那边，以及周伯母这边，大家齐力逼你和天仙般的陆姐姐成亲，你又避不开去，将会如何？"

杨开听了，摇了摇头道："还真是无计可施！便是强行离去了，父亲和娘那边日后真的是无颜面对，怕是这一辈子也不敢再回家去了。"

"哥，没想到你对云姑娘用情如此之深。若不是这件事，你故意装起糊涂来，还真是令人摸不透你的心思呢。"枣儿责怪地说道。

"那又能怎样。如你所说，这件事终究是无个结果的。"杨开叹息了一声。走到门前，望着远处的天空，别有所思。

"哥，你放心好了。在京城我就看出来了，云姑娘当是和你一般的性情之人。以她的本事，我们找她难，她若是寻你，当是容易得很。云姑娘或是被什么事缠住了，脱不开身，否则早就找过来了。或许啊！现在就在我们身边呢。"枣儿安慰道。

杨开摇了摇头，感慨道："王大人那边和朝廷缉拿生死门正紧，云姑娘能安全避开就行了。见与不见，并不重要。"

"一个云姐姐，一个陆姐姐，两个天仙般的人！"枣儿竖起两手食指，互对着比划了几下，叹息了声道，"也是将哥折磨得苦呢！"

这时，管家陆庆匆匆走进院中，手托一物，未进厅门就喊道："杨公子，适才门外有人送来一件东西，指名说是让交给公子的。门上的人接过来便告诉了我。这不，我便直接送过来了。"

"有人送东西来？"杨开闻之一怔。待上前接下陆庆手中那东西时，见是一方丝帕，包裹着的什么物件。

待杨开掀开丝帕看时，忽地一惊，原是那丝帕里面包裹着的竟然是一只精巧别致的银鼠，正是朱云手中不时玩弄的那只银鼠。昔日，朱云街头"卖身葬母"，赢得了杨开的一腔同情，她将杨开送与她的银子铸造了这只银鼠。

"是什么人送来的？"杨开惊讶之余，忙问道。

"门上的人说，是一名中年汉子。那人只说将东西交给公子，公子一看便知。"陆庆说道。

"哦，那就谢谢管家了。"杨开说道。

陆庆随后去了。

"哥，这只银老鼠怪好看的，是什么人送来的？"枣儿上前喜不自禁地道。

"你说得不错，云姑娘就在我们身边。"杨开摇头苦笑了一下道。

"啊！是云姑娘派人送来的。"枣儿听了，大为惊讶。

"这种事，只有她能做得出来。"杨开欣慰地笑了笑，然后将关于这只银鼠的故事讲给了枣儿听。

"原来是这样！"枣儿听了，机警地望了望外面的院落，讶道，"怪不得进徐州城的时候，我便感觉后面有人跟踪我们，果然是云姑娘到了。她为什么不现身与我们相见啊？"

"她这是为了我们的安全着想。"杨开叹息了一声道，"她和她的生死门不想再和我们搭上什么关系了，免得为我们惹来不必要的麻烦。"

"这样说来，云姑娘仍在关心着哥的情况。她能找到哥，应该是她的人在监视着王大人的动向，继而得知了哥的消息，于是一路跟到了徐州。哎呀……"枣儿说到这里，忽有所悟道，"幸好哥只是认下了陆家的这个姐姐，没有成就了亲事，否则必避不过云姑娘的耳目，也自避免了哥的一个负心之名。倘若真是那样，以云姑娘做事的凌厉手段，我们可有得苦吃了。她让人送来这只银鼠，应该告知我们她侦得了全部的事情经过，或者说，我们刚才说的话，全被云姑娘听了去。送来这只银鼠，以表示她就在我们身边，不仅安全，而且知道我们的一举一动……"

枣儿说到这里，身形已然飘到院中，朝周围查探了一圈。这才又回到厅中。

"这个云姑娘太可怕了！"枣儿心中惊叹了一声。

"哥，云姑娘的银鼠竟然都能送到这里，说明她盯你很紧。即便她对你有番情意在里头，可是她这样做也未免过分了些。"枣儿随后提醒道。

"你多虑了。"杨开说道，"她派人送来银鼠，是告诉我们她已身在徐州，只是不方便现身来见我们。或是她另有要事，现在离开了也说不定。"

枣儿还想再说些什么，杨开止了道："枣儿，不要再说了，我知道你的好意。不管王大人和三舅那边曾对你说过些什么，站在他们的立场上或是对的。但是云姑娘对我来说，不仅是一位红颜知己，更是一个对我有恩的人。我和她之间不论最终结果怎样，她至少是我信得过的朋友。"

"哥，我知道云姑娘不会害你，但是她神出鬼没，总生意外之举。也总有现身见你的一天，那时若被人知道你仍旧与她联系，便是王大人那边都关照不了你的。"枣儿说道。

"好了，此事到此为止吧！明天我们去城里的惠民药局。"杨开将银鼠揣进怀中，转身去房间歇息了。

"唉！随你们去吧，我只要保护哥的安全就好！"枣儿也自无可奈何。

第十六章　汤液本经

第二天一早，杨开和枣儿离开了陆家。在街上询问了多个人后，这才知道了惠民药局所在。

这是一座破旧的院落，"惠民药局"四个字的牌匾斜挂在门上方，若是风大些，都有吹落下来的可能。如此冷清的一个地方，竟也作为一个衙门存在着。

杨开皱了皱眉头，走进院门，里面更是杂草丛生，门窗陈旧。旁边一间屋子倒是敞着门，里面坐着两个上了年纪的人，抄着袖子，在那里打瞌睡。

枣儿见了，站在院中大声喊道："皇上御封太医院太医郎杨开大人到了，里面的人还不出来迎接，等着作甚。"

"谁……谁呀？"从屋子里走出两个穿着旧官服的老年医官来，俱是睡眼朦胧，一幅叫不醒的样子。

"太医郎杨开，代皇上监管天下医事。这里的惠民药局谁管事，出来说话。"枣儿将"太医郎"的腰牌朝那二人面前一举。

杨开站在旁边，浑身不自在，尴尬得很，有那种狐假虎威的感觉。

"太医郎？"一老医官上前将眼睛贴在腰牌上看了又看，茫然道，"啥时候出了个太医郎这个官衔来？"

"太医郎杨开？"门内那名老医官猛然间惊醒了过来，意识到了什么，忙转身跑到屋子里翻将起来。最后拣出一份旧的公文来，忙看了几眼，持了跑出来，惊讶道："半年前太医院果有公文在此，上面提及了太医郎杨开代皇上监管天下医事的事。原来是上差大人到了。"那医官说着话，忙拉了一下另一名医官一把，礼拜相见。

"二栓子，出来。"那名医官随又朝另一间屋子喊道。

一名呆头愣脑的年轻人从门内探出头道："爹，啥事啊？"

"快去通知知府大人，就说太医院的钦差大人到了。"那医官说道。

"什么大人到了？可是送银子来花吗？"年轻人惊诧道。

"快去！就说皇上派的钦差大人到了。"那医官一声低呵。

年轻人这才忙不迭地跑了出去。

"不知上差到这里有何指教？"一名医官茫然道。

杨开皱了皱眉头，说道："且去药房查看。"

"药房？"那医官挠了挠头，极不情愿地引了杨开朝旁边一屋子走去。

"这里也算是一处衙门吗？"枣儿四下望了望，摇了摇头。

所谓的药房，倒是有两大排药橱摆在那里，却是灰尘厚积，蛛网四布，不知有多少年未动过了。

杨开上前拉出一抽屉，孰料那药橱已然腐朽，竟被杨开拉断成两截。里面的少许药物皆已发霉腐烂，不能再用了。再查其他药橱，多空空如也。

"这就是你们储备的药材吗？若逢瘟疫流行之年，如何下发药物救济那些染病的百姓？"杨开质问道。此番虽是为陆家而来，但是眼前的一切，不由令杨开行使起太医郎的职责来。

"上差有所不知。"一名医官忙应道，"这惠民药局空设在这里，已多年没人过问了。虽然说是朝廷每年通过太医院多少也能拨一些银子下来，但是几易其手，到了这里，连买上几杯茶水的钱都剩不下了，又哪里有银子去储备药材。我等官职卑微，又哪里敢向上边讨要。顶多地方上有考试医生的，发放行医牌照的，这才能截点碎银子花度。这又少不了给上面医署的好处钱。"

本是一肚子怒气的杨开听了，也自无言可对。

"朝廷开设惠民药局，就是为了救济贫苦，应对大疫之年。如果都是这般状态，一旦有事，自然无济于事。我会上书朝廷，请皇上进行重新整顿，必要发挥惠民药局的功用。"杨开说道。

"好啊，好啊！全指仗上差大人了。"两名老医官互相望了望，彼此点头敷衍道。

"哪里来的钦差大人？"此时听得外面一阵喧哗声。原是徐州知府得报，半信半疑地率人过来了。

一名医官见是知府到了，忙持了那份公文上去，请那知府看过，又低声近耳嘀咕了一番。意在证实杨开的身份，告诉知府太医院于半年前的确有过当今皇帝赐封太医郎一事。

"太医院来的钦差？"那知府挠了下鼻子，意思是这种钦差是管医事的，还未放在他的眼里。

枣儿见了，示出太医郎腰牌，说道："皇上御赐五品太医郎杨开杨大人腰牌在此，代皇上监管天下医事，地方大小官员要全力配合，不得有误。"

杨开身份得以证实，又见有皇帝御赐的腰牌，那知府这才收起了轻慢之意，上前躬身礼见了。

"知府大人。"杨开冷声说道,"朝廷每年都下拨银子与惠民药局,就是为了保持药局正常的运转,以备大疫之年和平日里救济贫困的患病百姓。而我在这里看到的是腐朽不堪的药橱,发霉变质的少量药物。已是失去了惠民药局正常的功用,不知知府大人有何话说?"

"这个嘛……"那知府讪笑了一下道,"上差大人有所不知,自皇上主政以来,风调雨顺,患病之民也少之又少,这都是仰仗了皇上的福德。所以这惠民药局便少了用处,权且养着几个闲人罢了。"

杨开听了,知道那知府还未将自己这个代皇帝监管天下医事的太医郎放在眼里,也是自己目前这个身份本为那正德皇帝朱厚照的游戏之做,没有人当真的。虽是有太医院按常例发公文昭示天下各处惠民药局,而对于那些有权势的官吏来说,他这个太医郎可算不得什么钦差,除了医药事,是没有权力过问地方政事的。他的太医郎腰牌,在琼崖岭玲珑阁内能唬住那名武官,但对付处世油滑的地方官吏,就没有那么大的作用了。人家顶多是看在皇上御赐的腰牌上,对你说话客气些而已。

但是杨开知道,自己现在这个时候可不能露怯,口气又自一肃道:"看来知府大人不把当地百姓的性命当回事了。那好吧,我即刻上书朝廷,请皇上下旨让太医院撤销徐州一地的惠民药局,从此永不增设。"

"啊!"旁边那两名医官听了,大惊失色,若是如此,他们自家可没了饭碗了。忙跪地恳求道:"上差大人万万不可,撤销徐州惠民药局,如何体现朝廷对百姓的救济之恩。还请三思啊!"

这时,门外匆忙进来一名衙役,附在那知府耳边不知说了几句什么。那知府点了点头,挥手令那衙役去了。

此时那徐州知府见杨开动了真格的,也自一慌。要知道惠民药局设在这里虽说是可有可无,但是若真的按程序被撤销了去,可不是一件简单的事,那是要惊动多个上属衙门的。更为重要的是,上面追问起来,他这个地方官可是要承担罪责的。尤其是整个大明天下,如果唯独令徐州一地撤去惠民药局,那不就说明地方政务上一定是出了问题的。搞不好,他这顶乌纱帽极有可能因这件看似不起眼的小事而被摘了去。

"上差大人且慢!"那知府忙上前深施一礼,恭敬地道,"下官适才有不当之处,还请上差海涵。既然是上差奉旨监管天下医事,地方上又岂有不配合之理。下官今日就可拨出银子对惠民药局进行修缮,并进购药材进行必要的储备。下官保证,一个月内,可令徐州的惠民药局焕然一新,代朝廷救济贫苦,防大疫之年,以现天子隆恩。"

"那好吧!"杨开冷冷地道,"上书朝廷之事,我暂且按而不发,以观后效。"

枣儿在旁边见了,暗中拍手道:"好个哥哥,真有做官的气势呢!这知府敬酒不吃吃罚酒，一听到上书皇上就吓得不成样子了。看来和皇帝做朋友，果然能大小通吃呢！"

"枣儿，我们走！"杨开事成不留，唤了枣儿就走。

"不知上差下榻在哪处驿馆，下官马上派人备轿送上差回去。"那知府忙上前说道。

枣儿那边等的就是这句话，随即大咧咧道："杨大人现住在徐州城内一亲戚家。宅门前建有得望楼的陆家，知府大人可知晓？"

"哦！"那知府闻之一怔，随即惊讶道，"原来上差大人是本城富户陆家的亲戚！怎么不早说，我与那英年早逝的陆子章老爷早年有同窗之谊。既然如此，且由下官亲自送上差回陆府。"

那知府随后令人另备了两顶大轿，分请杨开和枣儿乘了。然后两排"回避"的牌子，一队鸣锣开道的衙役。官轿后面又有几十名持枪挎刀的护卫，全套的仪仗。就见那一大队人马浩浩荡荡地朝陆家而来，路边小民，无不望风而避，足足显尽了官家的威风和气势。

到了陆府大门前。那门上的家丁忽见有大队官府人马到了，不知发生了什么事情，慌忙通报去了。门前也自聚集了一群看热闹的人。

待杨开和枣儿从轿子里面下来，与那下了轿的知府拱了拱手，道了声谢，也自未邀请去里面吃茶，便自转身进门内去了。

那知府倒也知趣，躬身相送，而后摆了摆手，转身进了轿子，率队去了。

"这进入陆家的是什么人啊？竟然由知府大人亲自送过来，好大的面子！"人群中不时有人惊叹道。

那陆庆此时走了出来，当是刚接到了杨开和枣儿，得到了枣儿的话。他站在陆府大门前，朝外面的人拱了拱手，得意地说道："各位乡亲散去吧，没什么好瞧的。适才由知府大人亲自送回来的是我家夫人的内侄，在朝里做官呢。"说完，也自转入门内去了。

"这下好了，陆家这孤儿寡母的再不用防着族人了。人家有亲戚在朝中做着官呢，看谁人还敢来争这陆家的家业。"人群中有人小声嘀咕着。

"唉！这年头，若是没有硬实的人撑腰，你有再多的银子，也指不定被谁抢走！"另一人摇头感慨道。

杨开和枣儿见到陆彩英时，陆彩英正自惊讶门外的事由。枣儿笑着将事情说了一遍。陆彩英这才知道杨开用心良苦，不由大为感激。待将话再传到周玉琼那里，周玉琼也自对杨开的机智钦佩不已。同时也为杨开这个太医郎的特殊身份感到由衷的高兴。于是设了一桌家宴款待杨开和枣儿。席间，杨开表明了即将辞别的意思。

那母女俩苦留不住，只得应了。

晚间，杨开和枣儿在住处整理包裹。陆彩英持了只锦盒走了进来，后面两名丫环各端了盘金银之物。

陆彩英指示丫环将托盘放在桌子上，而后挥手令二人去了。

"姐姐！"杨开知陆彩英用意，心中自是一暖。

"枣儿和我说过，你现在游走天下，为的是习成大医之道。这些权作路上的盘缠吧。"陆彩英笑了笑，而后将手中的锦盒放于桌上，开启了盒盖，里面是一块绢布包裹着的东西。去了绢布，一册发黄的旧书呈现出来。上面有《汤液本经》四个字。

陆彩英随后说道："这是一本专门论述方药之书，本是外公家秘藏之物。不过里面所载药理，深奥难懂，至今没有人能读得明白。据说是外公年轻时行医，于一病家处所得。内文有神农氏所撰字样，却又不知真假。外公去世后，周家医业传给舅舅。但是舅舅难悟医道之妙，疏于研读，难取效于人，以致门前冷清，数年前索性改做其他营生去了。周氏医道至此不传，母亲曾深以为憾。我和母亲归乡省亲时，于废弃的众多医书中觅得了这本《汤液本经》，便取了回来。此书所论方药，全异常法。按年、月、日，甚至于按时辰用方组药。六十甲子六十年，各有六十味年头主药，是为应天；每年十二月，又有十二月各所主之药，是为应人；每年三百六十五天，又有三百六十五味所主之药，是为应地；每天的十二个时辰，也各有所主之药，是为应时。一方中先定四主药，以合天地四令。再按病证不同，取十二经的本经药，五脏六腑的主使药，男女长幼的分断药，再取一味合病药，不依君、臣、佐、使的用药常法。一方八药，不再变换。但这并非是简单的按图索骥，六十甲子六十年的流年变化，导致相应的每年每天每时的所用主药都自不同，有着千万种变化。好像每一味所主之药的性味，都似乎与相应的年令、月令、时令相合。所以要配成年、月、日、时这四味主药，就要于天干、地支中严密推演计算，直到找出相应的那一味所主之药来。此四药既成，便是其他的四味适应病证的药物用得不甚精当，也自能取神效。母亲说过，她年轻时就曾和外公一起费尽精力，耗时一个月，为患了重病的外婆推演出了四味年、月、日、时四令主药，而后又加上适应病证的其他四味合经应腑的药物，竟自一剂取效，不用再服第二剂药。堪称神奇。只是这其中推演的过程复杂之极，不是一般人所能应用的。今日特将这册《汤液本经》送与杨开弟弟，闲时研悟出一种便捷的法子来，当为天下病家之福。"

杨开听了，惊讶之余，拜而接受。

陆彩英接着说道："天下诸业中，以医道最是难为，故古今少有成就大医之道的人。我受母亲影响，幼时便读医书，仅浅知医理药性，也自术不精不敢医人。研究此书多年，尤自不解其中玄奥。这本书或是隐藏着方药的秘密，希望杨开弟弟能读懂它，能很快悟到快捷找出应病的那四味四令主药的法子。再能普及天下，是为功德无量之举。"

"弟当尽力而为！"杨开感激之余，郑重地说道。

"如此看来。"杨开将《汤液本经》捧在手中，点头说道，"天生万物，万物为药，而每一种药物，都是应天、应地而生。所以再相应地找到这四种相合的四令之药，以合于人。以草木之偏，而正人体之偏。也就是说，草木本身具有了天地流变之气，作用于人体，便是天人相应，而有合一之妙了。当然，前提是要选药正确，才能合天应时，以顺人体。这或许是药物的另一种药性所在了。医家每每有以意用药之说，其间也是有这种道理的。"

"不错！"陆彩英听了，点头赞叹道，"医者意也！习医就不要拘于一定的理法，更不要限于寒、热、温、凉的药性上去。弟弟能于药性上有这种认识，便已高于世医之道了。可喜可贺！"

杨开笑道："其实阴阳之道，五行之属，全赖于一个气字。气而形，气而神，皆为气之流转变化。作用于草木则为药，盛亏于人体则为病。草木携天地之气，再行作用于人体，天人再行感应，而达平衡之道。"

"所言甚是！"陆彩英笑道，"弟弟可又知，人身自有大药吗？"

"《内经》真言，岂能不知。"杨开说道，"人为万物之灵，本身具有自行纠偏的能力，而不用假借于外物。并且这种人身大药，尤可令人长生久视。所以佛、道各教，纵有万般法门，无不是都在求得人身中的这种大药，或以此解脱，或以此长生。所以真人驻世，但以内求。世间诸般修真法门，也都是这个道理了。只是人身灵药难求，不经历几番磨难，难入药境。人身有大药，天地间也有大药，故而道家有内外丹之别，诸名又有所指，令人易入手，修得实在些，不若佛法常空。其实在高层次上，佛道也自讲究性命双修，以得超生死、免轮回的大药。所以作为一个医者，仅以草木之药来医人之病是远远不够的，还应教人自医之法，那就是求得己身之药，而祛万般病痛，虽难不老，却可长生。"

"弟弟所言极是呢！"陆彩英惊喜道，"三年前家里曾来过一位道长，说的也是这般道理呢。这些，你又是哪里悟来的？"

杨开笑道："这些是从孙思邈孙真人遗世的《大医要术》中看来的，我也仅是说说而已，目前还不知人身大药的内求法门。不过医乃仁术，济世活人之本，入大道之门，是为修积功德的最佳途径。所以我的人生所求，十年内医病，十年后医命。当然了，先要医好自家之命，才能医得他人之病。人生的终极目标，就是打破生命的生死轮回。"

"说得好！世医医病，天医医命！若能做到我命由我不由天最好不过了。小兄弟，你已是有半个天医的潜质了！"门外院中忽然传来一人洪亮的声音。

旁边的枣儿闻之一惊，起身疾出门外，掠上院中一棵大柳树上四下查看时，陆府重叠的房屋间，只见有几名仆人和丫环在走动，周围并未看到可疑的人影。

"好快的身形！言出即去。"枣儿暗里惊叹了一声，随后跳下树来，走向客厅门口站着的，俱是一脸惊愕的杨开和陆彩英。

"不知是什么人，走得好快！这几天总是觉得有人潜伏宅中，却又难觅其踪迹。"枣儿摇头道。

"宅中未曾失过盗，能有什么人来去自如呢？意欲何为？"陆彩英惊讶道。

枣儿望了杨开一眼，未言语。意思是这种外来的不速之客，应该是杨开引来的。也就是说，极有可能是朱云生死门的人，在暗中观察杨开的动向。虽然说是朱云不便现身露面，但以这种方式来知道杨开的去向，甚至于有保护杨开的意思，那只送来的银鼠就是证明。不过枣儿对这种近于监视的行为，心中大为不悦。

杨开也猜是生死门的人，但又不敢肯定，于是说道："宅中既然未曾失盗，来者也当无恶意，随他去吧。"

陆彩英无奈地道："也只能这样了。"

因被那神秘人惊了谈话的兴致，陆彩英随后辞别去了，当是去调整宅中的守卫力量。

"明天我们真得走了，否则会给姐姐家添麻烦的。"枣儿望了杨开一眼，故意说道。

"未必是生死门的人。"杨开说道，"以云姑娘的作为，她不会令人盯得我这般紧的，也无这个必要。至于这只银鼠嘛……"

杨开从怀中掏出了那只精致的银鼠，说道："它的主人将它送来，应该是告诉我，它的主人还好还安全。"

"哥的意思，另有外人在监视我们的举动？"枣儿忽地一惊。

"难道说是王大人那边派遣来的探子，欲要从我这里侦得云姑娘的动向？王大人必是认为云姑娘会和我联系的。"杨开讶道。

"有这种可能！"枣儿点了下头，说道，"如果是这样，云姑娘派人送这只鼠来也是有理由了。生死门和王大人那边现在都在围绕着哥展开争斗了，这对我们日后的寻师访贤计划大为不便。王大人以哥为诱饵，欲引出云姑娘来。这招着实高明啊！"

杨开摇头道："王大人光明磊落，未必能做出这种事来。"

枣儿说道："不是生死门的人，又不是王大人那边的人，难道说是过路的神仙不成？以对方的身手，可不是普通的人。"

"世医医病！天医医命！说得极是有道理呢！天医！能是一种什么样的境界呢？"杨开沉吟道。

"能说出这种话的人，也必是医林中人了。"杨开忽有所悟道。

"此人高来高去，疾来速走，也可能是个故作高雅的盗贼。陆府虽不曾失过盗，但不能说是没有盗贼来过，毕竟一宅子的金银摆在那里呢。"枣儿说道。

"也许是这个盗贼眼睛毒，知道我们枣儿的厉害，虽然来了，却不敢出手，所以扔了句高深莫测的话去了。"杨开笑道。

"不管是哪路人马，应该都是冲着哥来的。我想知道，哥在这半年里都发生了什么事？"枣儿说道。

"难道说是与我师门变故有关？"杨开一惊道。

"什么师门变故？"枣儿讶道。

杨开道："此事关乎师门隐秘之事，本来不便向你说的。好吧，现在既然有不速之客造访，就说与你听吧，也好为我分析一下。"

杨开于是将琼崖岭上玲珑阁中发生的事情经过，向枣儿述说了一遍。自将枣儿听得目瞪口呆。

杨开随后说道："我此番出来，除了继续寻师习艺之外，还有就是想寻找师父的下落。我感觉，师父应该是离开玲珑阁了。虽有被那禹王鼎吞噬炼化的可能，但是现场又实在找不出证据来。"

"你那个大师兄已经死了，宁王府派来的官兵也被你以太医郎的腰牌退去了，又有什么人会跟踪你呢？如果有，也只能说是你那个诡异失踪的师父了。不过，他即便活着偷偷地离开了玲珑阁，也没有跟踪你的理由啊？"枣儿疑惑道。

"如果真与此事有关，也应该是宁王府的后续力量。"枣儿忽又说道。

"此话怎讲？"杨开讶道。

"宁王千里遣兵随你那大师兄武连东去玲珑阁取那不死之药，我们也权且猜测为一种不死之药吧，这就说明宁王在态度上和行动上是极为认真的，当不是被那武连东一时蒙蔽。但是事情发生了变化，武连东死了，不死之药未取到，便是你师父也莫名其妙地失了踪。宁王那边岂会善罢甘休，必会有后继的力量进行着后继的行动。而哥是事发后唯一一个离开玲珑阁的人，就不能不被宁王府的人列为重要的跟踪目标了。"枣儿说道。

"你是说，即便武连东死了，炼制不死药失败了，这件事情也没有结束，而是在继续发展？"杨开讶道。

"应该是这样！"枣儿点头道，"现在有可能因为哥一个人的原因，而令宁王府、生死门，还有王大人那边三股力量聚到一起了。"

"不会吧！"杨开摇头道，"他们能在我身上捞取到什么好处来？"

枣儿说道："云姑娘那边惦记着你，王大人这边又想通过你找到云姑娘的行踪，宁王府的人也要从你身上找到不死药的下落，你说你现在能摆脱干净吗？那只银老鼠，已是证明云姑娘就在你身边了，适才院中那个神秘的人物，不是王大人那边的，就是宁王府的。"

"还有就是……"枣儿接着说道，"今天在惠民药局，那知府前后的态度大为转变，我就感觉到很奇怪。哥可记得当时有人进来和那知府说了几句什么，这才令他变得对我们敬重起来。能影响徐州知府的人，应该不是一般的人。除了王守仁大人手下，就是宁王府的人了。当然了，哥当时说的那番话，对徐州知府也是有着相当大的影响，但也不排除外来力量的干涉。不管是谁，他们这样做，就是不想令其他的事干扰了你的行程。"

"枣儿，你果然是心思缜密，分析得头头是道。"杨开赞叹道，"应该是这样子了。那徐州知府开始不为我的太医郎腰牌所动，我再硬着口气多说些什么，也无济于事。看来当时是有人干涉进来了。他们必是官府的人。王守仁大人那边基本可以排除，他不可能派人监视我的。当年不仅有我救他一命的情谊，更有三舅的情面，所以以王大人的光明磊落，不可能对我做此苟且之事。现在有可能的只有宁王府的人了。"

"不过……"杨开又摇头道，"能说出世医医病、天医医命这句话的人，不可能是官府的人。"

"倒也是。"枣儿皱了下眉头道，"宁王府的人也不可能自我暴露目标令我们知道。看来真的是一位与此事不相干的过路神仙所为了。"

"算了，这种累脑子的事不再想它了。明天一早我们就离开徐州，在路上再行查探有可能跟踪我们的人。"杨开说道。

"不错！只要离开了城镇，便是有再高的跟踪本事，我也会发觉的。那时候再擒下对方不迟，就可以知道是哪路人马所为了。"枣儿点头道。

杨开随将那册《汤液本经》于包裹中藏了，以待日后研读。此时杨开知道自己与药物的真正王国还离得远呢，真正的中药之性，远非药书中所载的四气五味那般简单。

不过此时又意外地多出了有可能是宁王府的人马来，又自增加了杨开心中的忧虑。自己本不惹是生非，哪里会想到是非总是寻上门来。

这天晚上，杨开在自己的房间内，又自打了一遍太极拳。除非有特殊事情耽搁，否则练习太极拳，杨开是不曾间断过的。

一套太极拳打下来，筋松骨畅，气机愈感明显，已是在皮里肌肉间走动，随意而行，意止则停，偶然透发指间，竟能凌空掀翻起书页来。杨开倒也未做理会，以为是自然而然的事。

时已夜深，杨开临窗眺望，感觉风来，随手一拂，竟于指间夹住了一只蚊子。隐感小小的蚊子竟也有数条脉气流动，可见凡为血肉之物，皆有脉气可循。杨开笑了笑，扬指轻弹于窗外，那只蚊子又展翅飞去了。

"意外地认下这个姐姐来，不知日后又如何在娘的面前说破此事？父亲又如何面对娘？"杨开又自暗里一叹。

"天地茫茫，明天又能去哪里呢？"杨开随又感觉到了一丝的迷茫。

"若是有她在，必能为我寻得一个好去处。"杨开不由又想起了朱云。伸手从怀中取出了那只银鼠，仔细端详着，脑海中自又呈现出了朱云的音容笑貌。

院落中的一棵柳树上，有部分枝叶动了动，复归静止。不知是风，还是什么。

第十七章　雁翎庄

　　第二天一早，杨开先去和周玉琼辞别了一番，而后由陆彩英送了出来。这姐弟二人初认，复又分别，免不得伤感落泪。得望楼上，陆彩英目送杨开和枣儿远去的身影，又自掩泪长叹不已。

　　一路出了徐州城门。

　　枣儿说道："哥，我们现在去哪里？"

　　"随遇而安吧！"杨开漫不经心地应道。

　　"那就是去哪里都可以了。"枣儿笑道，"这里距离运河近些，不如寻一渡口，乘一叶轻舟南下。南方毕竟人杰地灵，最聚文气，也自多些医中的高贤。还有……"

　　枣儿警惕地四下望了望，轻声说道："从水路走，甚为便利，又不易被人跟踪，这样也可以摆脱一些麻烦。只要天南地北地走上几番，自能减去那些人的兴致。"

　　"也好！"杨开点头道。

　　枣儿随后朝路人打听了运河所在，便和杨开一路寻来。

　　将近午时，远远已是望见运河的河道了。兴致正欢的枣儿忽然停下了脚步，望着右侧一条道路上的一溜车马，脸色不禁变了变。那是一队有着二十几辆大挂马车的队伍，载满货物，旁边跟随着几十名汉子。

　　"怎么了，枣儿？"杨开也自停下了脚步。

　　"哥，我们可否耽搁几天？"枣儿望着那队人马，神色不定。

　　"当然可以。"杨开见枣儿神色有异，讶道，"枣儿，出了什么事？"也自顺着枣儿的目光望向了那支运货的队伍。

　　"樟树药帮！"枣儿说道。

　　"樟树药帮？"杨开听了，想起一年前刚认识枣儿的时候，在路途上就曾见过一支樟树药帮的队伍。枣儿还暗中帮助对方摆脱了一股盗贼的惊扰。

　　"那个人也来了！"枣儿脸上呈现出了一种悲愤。

　　"樟树药帮？"杨开猛然意识到了什么，忙问道，"枣儿，你与樟树药帮可有关系?"本是昔日在京城之时，杨开就无意中看到枣儿曾向药帮中的京帮打听过樟树药帮的消息。并且帮助那支樟树药帮退了那伙盗贼，也当是枣儿有意为之的。

"我自小在樟树长大，先父曾是樟树药帮'守信堂'首事。"枣儿说道。

"你原来是樟树药帮的人！"杨开听了，颇感惊讶。昔日那山西商人钱丰为报杨开救命之恩，特将婢女枣儿相赠。枣儿本为孤儿，为免触其伤痛，杨开也未曾详细问过她的身世。

"哥，有些事我稍后再对你说，我们且先跟踪上这支樟树药帮。因为他们之中有一个人与先父当年的死有关，他是我的仇人。因为先父当年是被他们冤枉死的，我要找出父亲当年被他冤枉的原因。"枣儿悲伤而又愤恨地说道。

"还有这种事！"杨开惊讶之余，点头道，"好！那我们就跟上他们。"

"何老伯也来了。"枣儿观察着那支樟树药帮，说道，"此人叫何达力，就是我们上次遇到的那支樟树药帮的帮头，他是个好人。当年药帮将我和娘驱逐樟树之时，何老伯和几位药帮的叔伯们暗中救济过我们母女。所以他的药帮有难时，我才出手相救。"

杨开仔细看时，这才发现，在药帮的前面有两个骑马的人，其中一位长须老者，似曾相识。当是那个有过一面之缘的何达力了。

"何老伯旁边的那个人叫袁仲……"枣儿脸上自现愤意道，"就是他诬陷先父贪污药帮货银的。"说着话，枣儿两手握紧了拳头。

"枣儿！"杨开提醒道，"且不可意气用事。我们先想法子在这个袁仲身上找出他诬陷令尊的证据，还令尊清白之后，再讼至官府或是按药帮的规矩处置他不迟。"

"当年就是苦于没有证据，否则他也活不到现在。"枣儿肃然道。

杨开和枣儿一路跟随那支樟树药帮走来。将至傍晚时，药帮途经一镇子却未投宿，穿镇而过。

后面的枣儿见了，眉头一皱道："天色将晚，不在此镇上投宿，还要去哪里？这么多车的药材当是贵重得很，错过了集镇客栈，就只能露宿野外了。"

"跟上去，自会看个明白。"杨开说道。

二人尾随药帮继续前行。天色逐渐暗了下来。此时前方呈现出一座庄园来，是那富家用来收租存粮的庄子，里面也可以住些佃户。药帮行到庄门前，便自停下了。接着庄门大开，里面灯笼火把地迎出了一些人来，将药帮一行车马接了进去。随即庄门紧闭。

"奇怪？"枣儿见状讶道，"药帮不投镇上的客栈，却住到这座私人的庄园里，庄园主人可是药帮的某位主顾吗？"

"也或是药帮中人的朋友，借其庄园便利借宿一晚而已。"杨开说道。

"看来他们今天晚上是要住在这里了，我们也暂回镇上吧。夜里我再来探个究竟。"枣儿说道。

杨开和枣儿随后回到了来时经过的那座镇子上，寻了家客栈投了。用过饭后，枣儿这才向杨开讲起了樟树药帮，讲起了她的身世。

枣儿说道："天下间以走药为生计的药帮以各省份不同，按地域来分有'八大帮'和'十三帮'之说，多是由本地区的各大药材行自行建立的堂会组织。樟树药帮在各大药帮中算是较有名气的。樟树药帮除了樟树镇本身的堂会之外，还包括有湘潭之地的药帮组织，互通有无，互相帮衬，并且帮规严格，分工明确。药商、药工只有加入了堂会，才算是加入了樟树帮，也才有资格在药帮内的各大药材行、店、号、庄内做事。不过樟树药帮只收本乡本土的人，外地人一律不收。入了药帮，参加了堂会，都要交纳一定的堂会金。樟树镇的药帮有'三堂'，即同仁堂、守信堂、集贤堂。同仁堂由各大药材行、号、店的老板参加（注：此同仁堂非北京同仁堂）；守信堂则由各大药材行、店、号的朝奉、掌柜的组成；集贤堂则为伙计们的组织。先父杨贯就曾为守信堂首事。湘潭的樟树帮人多势众，另设八堂。"

"加入药帮的伙计、学徒，不仅要熟悉行业间的买卖规则，还要熟悉各式药材的诸般炮制之法，以及丸、散、膏、丹的制作。还要精熟诸药性，《药性赋》《汤头歌诀》都是必要熟读记下的功课。学徒要三年方能出师，三年内不准归家。学满三年合格后，才能独立担当药帮内的一些工作。"

"樟树药帮讲究的是买卖公平，远近无欺，互相团结，造福同仁。一旦一家有事，全帮则齐力相助。每年都有几十支走药的队伍，在帮头的带领下，走南闯北，通货天下。但是这条药路走得也极是辛苦，路途上自有着万般险阻。但是为了生计，药帮的人都自义无反顾。"

枣儿说到这里，叹息了一声，接着说道："我就出生在樟树，父亲经营着自家的和春堂药材行。在我十五岁那年，正赶上守信堂首事，也就是堂长轮换的'值年'，父亲被推荐并担任了守信堂首事。要统一掌管帮内十几家药材行和分号的大宗货物往来，大宗的货银也自经他手。祸事也就发生在这一年年底。与父亲共事的守信堂朝奉袁仲忽然间向同仁堂举报，说是父亲贪污货银，一大宗银子不知去向。一时间上下惊动，同仁堂时任堂长即命严查账目，果是由父亲经手的一大宗货银对不上账，父亲百口莫辩。按帮规，将父亲经营的和春堂作价抵偿，并将父亲永远逐出樟树药帮。父亲忧愤之下，未出腊月便病逝了。并且在那袁仲的怂恿下，我和母亲也被永远驱逐出樟树，从此流落江湖间。后母亲也于路上病故，所幸遇上了钱丰钱老爷，出钱葬了母亲。"说到伤心处，枣儿已是泪流满面。

"可怜的枣儿！"杨开听后拍案而起，愤慨道，"那袁仲好是可恶！今天必要查出他诬陷杨叔叔的证据，还杨家一个公道。"

枣儿抹去了泪水，说道："父亲一生廉洁，为药帮办事，从未占分毫的便宜，又岂能无故贪占那一大宗货银。那可是有几十家药行的本钱在里面的。当年既是袁仲举报的父亲，其中必有蹊跷。本来当年我可以置他于死地的，但是授艺于我的外公曾令我发下重誓，'冷手'不可滥施于人。只要找到证据他是祸主，必让他一辈子不得安生。"枣儿面呈冷气。

歇息了一会，外面夜色已深，枣儿便换了身夜行衣，一个人悄然离了客栈，去夜探那座樟树药帮借宿的庄园了。

杨开知道枣儿的本事，倒也不甚担心。为枣儿凄惨的身世感慨了良久，然后取出了那册《汤液本经》来看，在房中等待枣儿的归来。

"如果真有药物与年月日，甚至于时辰相应，而为所主之药，那么这四味药物一定是具备了天地间特殊的四令之气，以此四令之气调理人体中的失衡之气，当是天直接作用于人，以天机之力启动气机了。那么神机必有感应，将会起到沸水泼雪、立竿见影的效果。只是应那某年某月某日和某时的所主之药难定，这种特殊的药理又是哪般呢？世间药物千万种，药性相近者也有许多，又如何准确地确定某种药物为某年月日的所主之药呢？"杨开兴奋之余，又迷茫不已。

杨开大概翻阅了十几页《汤液本经》，将信将疑道："大体从流年运气上，和某一年月适合某一药物的生长上来看，倒也有些相应相合之处。某一种药物的突然减产和意外丰收，虽是和当年的气候及地理环境有关，但若从此书所述的道理来讲，一药之生长收成，也是与这一年的流年运气紧密相关的。不过天下之大，药物广布，以人之力，又怎能做到一一细查。按此书上的推演之法来定四种时令主药，实又大费周章，于人于病又都是不利的。"

"以此来论，这一年的年令适合生长黄芪，可是也适合生长山药、川芎及许多其他药物，此年的年令所主之药又怎能确定是哪味来？哦，这书上又说了，南北之地不同，年令所主之药也自不同，愈是麻烦呢！六十甲子六十味年令所主之药都无个定数，那一年三百六十五天的每一天的天令所主之药则不是更加难寻了。倒是十二个月的十二味月令所主之药容易找。不，也是难找的，那是要在定下了年令所主之药的基础上，才能定下月令之药，而后再定天令之药，然后是时令之药。乖乖！治疗一个病人，那岂不是要抱着此书研究上几个月甚至一年半载的了，那病人如何等得及啊！不妥不妥！"

杨开摇了摇头，又翻阅了几页《汤液本经》，忽然讶道："这里竟然也要计算病人的生辰，以此来合应那四种时令主药。如此看来，人生下来的那一刻时，天地间便有药物与他相应了。怪不得有些人生来就不适合服用某些药物，服则必受其害；而无意中服用的某些药物，却是不可思议地能医好他的疑难之症。有时那药性与他的病证本不相应的，却能产生神奇的作用。当是以药为媒，人与天合，这是顺天之道啊！此间道理又实出世间的医理之外了。天上四种时令主气，合地上南北之药物，再应人生之时辰，天地人一体感合之下，当是无病不治了。看来这书未能看全，一知半解之下，真是误人呢！"

"这部《汤液本经》当非出自神农之手，必是前世的哪位医林高贤参透了这天地人之间的奥秘而写下的奇书。精妙之极！"

"姐姐赠我此书，是让我找到一个治病的便捷途径。而若是这般，必要将这本书研究吃透才行，然后才能举一反三、化繁易简。这要寻个学究来做此事才好，与我这性子不搭边的。"杨开哂然一笑。

"待日后得了机会再行研读吧！"杨开复将《汤液本经》放进了包裹里。

天色渐亮时，偶闻窗格响动，随见枣儿从窗外跳了进来。

杨开坐于桌旁，两手托着腮，正自睡意朦胧，见枣儿回来，精神一振，忙上前迎道："枣儿，查得怎么样？"

枣儿于桌旁坐了，一脸迷惑道："真是奇怪！我探听得药帮里的伙计们讲，药帮好像要在那庄上住上几天，不急着赶路。要知道，药帮走上药路，没有特殊的情况是不能耽搁的，那样有时会误了药材的行情。并且那袁仲与庄主人的关系……"

说到这里，枣儿摇头道："他们之间的关系甚为古怪。在药帮的人面前，袁仲对那庄主人倒也恭敬，以朋友相称。可是后半夜他们到了后宅，那庄主人则显得对袁仲恭顺起来，倒像个下人一般。最令人不可思议的是，歇息的时候，袁仲竟然直接睡到了庄主人妻子的房间里，而那庄主人视而不见，倒心安理得地睡到另一房间去了。"

"什么？会有这种事？"杨开听了，大为惊讶道，"所谓朋友妻不可欺，他率药帮借住人家庄上倒也罢了，竟然还会与友妻同居一室……"

"那袁仲必与庄主人有着非同寻常的关系。"杨开随后说道，"药帮既然明天不走，要在庄上住上几天，那么我们这边就有机会查出真相了。对了，枣儿，你不是说和药帮中的那个叫何达力的人认识吗，并且他还资助过你们母女。明天可找个机会将他约出来见个面。从他那里我们可以知道一些情况，还可以请他协助我们共同展开对袁仲的调查。"

"哥，你说得不错，我也正有这个心思呢。"枣儿点头道，"我先歇上一会，稍后便去将何老伯约出来见面。说不定今儿个他还会到这镇上闲逛呢，他是位坐不住的老人家。"

枣儿说完，便回房间歇息去了。杨开也自回床上眯了一会。

待杨开起床时，枣儿已是备好了早点，一并茶水端了过来，和杨开用了。

这间客栈的房子是临街的，杨开偶于窗前下望，见街那边走来一群人，为首一老者，正是何达力。果是领了药帮的一些伙计出来闲逛了。

"枣儿，那个何达力出来了，我且将他请上来与你说话。"杨开说了一声，忙转身出了房间下楼去了。

枣儿忙整理了一下发鬓。

杨开出了客栈，来到街上。此时那何达力和药帮的一群伙计正好走过来。

杨开上前拱手一揖道："请问老人家，可是樟树药帮的何达力何老先生？"

那何达力闻之一怔，止步看时，见是一清秀的年轻人。讶道："你这后生，如何识得老夫来？"

杨开笑道："非晚辈识得，乃是有人识得，此人是老人家的一位故人，故令晚辈前来相请前辈，还请借一步说话。"

"这里有老夫的朋友吗？"何达力惊讶之余，忙转身对同来的药帮伙计们说道，"你们先走着吧，待我会了一位朋友再去寻你们。"

药帮的伙计们听了，便自朝前去了。

"何老先生，这边请了。"杨开左右望了望，见再无药帮的人注意这边，于是将何达力引进了客栈。

上了楼梯，来到了房间门前。杨开推开门让请道："老先生，里面请了。"

何达力进了房门，只见房中站着一名俏丽的少女。或是多年不见，枣儿的容貌变化大了些，令那何达力一时间未能认出来。

"这位姑娘是……"何达力茫然道。

"何老伯，可是不识枣儿了吗？"枣儿颇显激动地说道。

"枣儿！你是杨枣儿，杨贯兄弟的那个丫头！数年不见，都换了模样了。"何达力这才隐约认出来。

"你和你母亲还好吧？"何达力随后问道。

"母亲她已过世了。"枣儿不禁垂泪道。

"唉！"何达力听了，也自无可奈何地感叹了一声。

"何老伯，这是枣儿的义兄杨开。今日请何老伯前来，是想问几件事情。"枣儿说道。

"孩子，有事就说吧。"何达力点了点头。

"这次的药帮可是那袁仲为帮头？何以率了药帮人马借住那庄子？"枣儿问道。

何达力听了，感慨了一声道："还在记着当年的事啊！我们一些药帮中的兄弟们，也都相信杨贯兄弟是无辜的，但是找不到证据啊，又的确经他手失踪了一大笔货银。袁仲先行报出你父亲来，也是想摆脱自家的干系。这次药帮北行，的确是袁仲为帮头。借住那雁翎庄，乃是那庄主人是袁仲的朋友，可节省药帮投宿客栈的费用。"

"何老伯可知那庄主人底细？又如何与袁仲成为朋友的？"枣儿问道。

"这个我倒不知。只知那庄主人叫卫明。"何达力摇头道，"我也是第二次来这雁翎庄。药帮在前几年袁仲为帮头走药路的时候，每年都要来这庄上借宿几次的，仅是支付些茶饭钱，倒是为药帮省下了些费用，所以药帮也乐得其便。枣儿，我知道你想为父申冤，但是这样来查袁仲是不起什么作用的。药帮的规矩你也懂些，凡是同仁堂大堂主定的事，不得再议。况且你也非药帮的人，暗查药帮的帮头是犯忌的，有可能与全体樟树药帮为敌。"

"何老伯，我心不甘。"枣儿愤愤道，"家父一定是被那袁仲陷害的，我必要查出事情的真相。还请告诉枣儿，药帮要在那雁翎庄住几天？"

何达力应道："袁仲说身子有些不爽，要住上个四五天呢。他是这支药帮的帮头，只能听他的。好在这批药材是药帮运回去囤积的，不会耽搁事，否则我也容不得他那样做。"

"何老伯，实话对你说吧，昨晚我已经探过那雁翎庄了。"枣儿说道，"发现了一件奇怪的事情。那庄主卫明在你们面前表现出和袁仲是朋友样子，但是一回到后宅，尽显恭顺模样。最为奇怪的是，袁仲昨晚竟然睡在了卫明妻子的房间里。事情异常，也自关系到药帮所押运的这批药材的安危。"

"什么！会有这种事？"何达力惊讶道，"袁仲怎么会……，不可能吧？"

枣儿说道："昨晚我观察了一夜，袁仲进入卫明妻子的房间熄灯后我才离开的。对这一切，卫明却视而不见。何老伯，你不觉得奇怪吗？"

"是啊，这的确令人不可思议。"何达力茫然道。

枣儿说道："樟树药帮的规矩，外出走药，不准赌博、偷盗、嫖妓。而今袁仲竟然敢染指人妻，已是犯了帮规。"

"他若真如此，药帮必会将他开除出堂会，驱逐出药帮的。"何达力说道。

"他能做出这种苟且之事，还有什么事不能做出来的。何老伯，还请你这几天暗中留意袁仲的动向。我这边自会将他和庄主人卫明的关系查个明白。就算为父亲申不得冤，枣儿也曾为药帮家眷，看到有违药帮帮规的人，就不能不管。"

"好吧，枣儿。"何达力犹豫了一番后，说道，"袁仲果真做出此等有违药帮帮规的事，我自不能坐视不理。只要证据确凿，我和药帮的伙计们都有权力立即将他的帮头解去，然后押送回樟树由同仁堂处理。"

"好！"枣儿应道，"我明天会给何老伯和药帮的伙计们一个交代的。"

送走了何达力。枣儿对杨开说道："今晚我有必要再探一回雁翎庄，此番就算不能查出先父蒙冤的真相，将袁仲这个小人驱逐出药帮也好。到时候无了药帮的支持，我再寻他讨个说法。"

杨开听了，点头道："如此也不失为一条上策。想那袁仲率药帮借宿雁翎庄，

149

每年都有几次，事情不是那么简单的。卫明身为一庄之主，竟然心甘情愿令人染指其妻，已是超出人伦了。"

"还有，我们也可以向当地人打听一下雁翎庄庄主卫明的情况。"杨开说道。

杨开随走到门外，喊道："伙计，给我的房间来壶茶水。"

"好哩！客官您稍候，马上就来！"楼下传来客栈伙计的应答声。

时候不长，一名伙计端了壶茶水进来。放于桌上后，转身要走。杨开那边唤道："小二哥稍等，问件事情可否？"说话间，半贯铜钱扔于桌上。

那伙计见了，立时眉开眼笑道："客官，您问吧，只要小人知道的，保准告诉您。不知道的，小人再给您打听去。"说着话，将桌上的那半贯铜钱抄进了袖里。

杨开于是问道："这镇子南去三里外有一座雁翎庄是吧，我们想知道那庄主姓什名谁？"

"这个啊！"伙计笑应道，"那庄主叫卫明，外乡来的，三年前买下了雁翎庄和周围的几片田地。那庄子本是我们当地一财主的，因家里摊了官司，等着钱使，便折价卖了。"

"你可知那卫明还有什么家人吗？"杨开继续问道。

"听说来时带了一个老婆，那婆娘这两年为他连生了两个儿子。不过那卫明不太愿意出来走动，仅是守着庄子收租过日子。一个月也只是率下人出来一次，购些庄内的用品。与这镇上的人多不来往的。"那伙计应道。

"谢了！"杨开听了，挥手令那伙计去了。

枣儿这时从旁边走出来，疑惑道："卫明三年前在这里买下的庄子和田地，那是父亲被他陷害不久后的事。"

"如此说来……"杨开心中忽一动，忙说道，"那雁翎庄的真正主人未必是那卫明，而是有人借他的名义买下的而已。一个有钱的庄园主，不愿与当地人交往，并且还亲自率下人出来购买庄中用品，这些的确有些反常。还有，药帮当年失踪的那一大笔货银，必是被人转移走了。按时间上看，极有可能被暗中运到这里，用其中的部分买下了这庄子和田地。这一切的幕后主使，当是那袁仲了。卫明的妻子有可能是袁仲私养的外室，而卫明是他雇佣的一个管家而已。袁仲一年中都有几次率药帮来此借宿，其实是来他自己的家住上几天而已。"

"这个恶人，竟然为了自己的私利，陷害父亲，贪占货银，而在这里买下一座庄园供自己享用。以他当年的实力，是不能置下这般家业的。"枣儿愤怒道。

杨开道："这些还仅是我的猜测，只要能证明卫明的妻子是袁仲私养的外室，那么一切就能明了了。当年药帮失踪的那笔货银也就有了下落，叔叔的冤屈也自会得到平反。"

"今天晚上，我会找到证据的。"枣儿犹豫了一下道。要想查到袁仲和卫明之妻是夫妇关系，必要接近甚至要进入他们的寝室，才能偷听到他们的谈话和发现一些行为。但是对于枣儿一个女孩子来说，实在有些不便。

杨开也自意识到了这些，于是说道："我们也可以另想法子的。譬如从卫明身上下手来查。"

"就怕明天袁仲率药帮忽然离开雁翎庄，那么我们就会失去寻找证据的机会了。只要袁仲住在庄内，就会露出破绽。放心，哥，我会掌握分寸的。"枣儿说道。

第十八章　药帮往事

这天夜半时分，枣儿再探雁翎庄去了。

杨开坐在房中等待消息，结果不到半个时辰，枣儿竟自回转了来。

"枣儿，怎么回来得这么快？"杨开忙迎了道。

"事情顺利得很。"枣儿说道，"我一进雁翎庄的后宅，正好看到袁仲和那女人陪同两个孩子玩耍。那个大一点的孩子竟然开口唤袁仲爹。"

"果然是袁仲养的外室！那么这庄子也必是他的了。"杨开兴奋地道。

"还有呢！"枣儿接着说道，"刚好那个卫明也进来了，那个孩子竟然叫卫明舅舅，卫明称那女人为妹妹呢。"

"原来是他们兄妹俩假扮夫妻替袁仲守着这座庄子，没想到事情败在一个孩子口中。这就好办了，明天去找何老伯，请他主持公道吧。"杨开愤慨道。

"明天何老伯会来请我们去雁翎庄为那袁仲医病的。"枣儿应道。

"哦！你将此事对何老伯说了。"杨开说道。

枣儿此时冷笑了一声道："事情既然已明了，那袁仲当不再是一个无辜之人了，所以我寻机在他身上暗施了'冷手'，明早病作。我让何老伯明天以请医者为名，将我们请到雁翎庄上，到时候再逼迫袁仲当着药帮众人的面说出当年冤枉父亲的真相。"

"好啊！此计大妙！"杨开笑道，"我有一个朋友，乃为鬼医莫道生。我可借用他的一些手段来令那袁仲主动说出自己做的坏事来。天下之人，纵然胆壮无畏，就怕心中有鬼。"

"我担心何老伯仍旧不信此事，所以才出此下策，也是先行惩治一下那个袁仲。"枣儿说道。

杨开说道："看来那袁仲认为叔叔已故，你们母女又被药帮驱逐出樟树，他那边可以高枕无忧了。所以竟然大着胆子率药帮入住他用贪占的货银买下的庄子，一来可以随自己的方便见其家小，二来也可卖给药帮一个人情。算计得倒是精呢。以为躲在后宅，就无人知晓他是雁翎庄的主人了。"

"爹娘！女儿明日为你们报仇！"枣儿凌空拜哭道。

"放心好了，枣儿。"杨开安慰道，"袁仲中了你的冷手，便是我们不去逼迫他，他也会说出来的。"

"我封了他三脏九脉的气血，明日他若识得好歹，快些说出陷害父亲的真相，我便会饶他一命，但仍旧会令他瘫痪终生。冷手点穴术，本就是针对恶人而施报的。"枣儿面冷道。

"这是他应得的报应。"杨开说道，"只要是恶人，即使放下屠刀，立地成了佛，也要为他所做的恶事付出代价。否则，天下间真是没有公道可言了。都想着恶事做尽了后，再成佛升天了事。还有那种故事中讲的，做了一辈子善事的好人，最终仅是因为小小的一念之差，而前功尽弃，复坠轮回。这些都是极端的假卫道士的害人言论，教不得人的。"

枣儿闻之讶道："哥，如何有这种感慨？"

杨开笑道："有感而发罢了。总而言之，恶人必惩，不因悔过而放任；善人必扬，不以小错而打压。对恶人一味的宽恕和慈悲，那是一种无奈加无能的借口。所谓霹雳手段，菩萨心肠，也要揣摩着用呢！医病也是一样的道理，重病必用狠药，方能取效，否则就害死人了。"

枣儿笑道："哥，你哪里来的这些说辞。便是大儒，也辩你不得呢！"

杨开笑道："我等小民，目光短浅得很，只要眼前的公正，哪里管前世的因果，后世的报应。"

"杨开小友，说得在理啊！"窗外忽然传来赞叹声。

"谁？"枣儿闻之一惊，纵身窗外。但见月光如水，大地白茫茫一片，夜色中哪里有半个人影。

"这是个高手呢！"枣儿跃窗而进，感叹道，"潜伏窗外多时我竟然也察觉不到。"

杨开异道："此为何人？为何偷听我们说话？还有……"

杨开忽又讶道："这声音好耳熟？是了，在姐姐家，那个出声即去的人，当与此人是同一个人了。"

"是那个过路的神仙？"枣儿讶道。

杨开说道："此人应该不会对我们有恶意。只是一路跟了来，不知意欲何为？"

枣儿沉思了片刻，说道："此人来自生死门的可能性很大。"

杨开道："可是以前在云姑娘身边并没有见到过类似的高人。"

枣儿说道："生死门的人行踪诡秘，便是以前每次见到云姑娘，她身边的人都不一样，你又如何识得这个人来。"

杨开听了，点头道："也是，生死门中，我也仅是熟悉云姑娘而已，她的那些手下，经常轮换，果然是没有常见的熟人。"

"适才这个人神出鬼没，潜伏在我们身侧，应该是在监视我们的行踪。哥哥毕竟前些日子才和王大人见过面，而王大人现在和生死门是死对头，纵然是云姑娘对哥有所看顾，生死门中的其他人未必不会对哥有戒心的。"枣儿说道。

杨开说道："不管怎么样，目前生死门对我们并无威胁的。"

"也难说。"枣儿说道，"就看王大人那边是否会利用你诱引出云姑娘。如果这样，你不仅不是生死门的朋友，而是生死门的敌人了。现在这个人在暗里观察我们就是证明，虽然未必是云姑娘的主意。只要你这边能引出生死门的人，王大人那边就会顺藤摸瓜的。"

"王大人不会这么做的。"杨开说道。

枣儿摇头道："王大人即使没有这种心思，皇上那边呢，下旨令王大人这样去做呢。所以王大人都未敢多留你住上几天，就怕被各方注意上。也是不想令你深陷此事之中。王大人也许在尽可能地为你开脱与生死门相关联的事，但是事实上已无可能。而且目前还可能有另一股未现形的力量，那就是宁王府的人。几股势力搅在一起，日后不知会发生什么事呢。"

"随它去吧。"杨开说道，"有事时再说好了。现在已很晚了，你先歇息吧。明天我们去雁翎庄还有事做呢。"

枣儿听了，暗里摇了摇头，这才转身回自己房间去了。

杨开坐在床边寻思了一会，感觉枣儿有些多虑了。随后和衣睡了。

窗外，树影婆娑，似有风吹过……

第二天一大早，杨开和枣儿刚起床，便见到何达力率了两名药帮的伙计急匆匆赶了过来。

一见到枣儿，何达力惊讶之极："他果然在早上发病了，枣儿你怎么会知道？你让我来请这位杨开公子，可能医他的病吗？"

杨开在旁边笑道："此人心中有鬼，所以病在早晚。何老伯，我们走吧。今天且让药帮的兄弟们见识一下鬼为何物。"

何达力见杨开和枣儿二人神情自若，好像什么都知道了，且已胸有成竹，心下疑惑，也自引了二人朝雁翎庄而来。

此时庄内已一片惊慌。原是袁仲早上于睡梦中被一股子莫名其妙而来的寒气冻醒，如坠冰窖。虽是时逢闷热的七月天，张口竟然能哈出雾气来。他那个小舅子卫明慌了神，忙请了何达力来看。何达力虽是昨晚就被枣儿告之，但还是惊讶不已，忙对袁仲说昨天在镇上偶然识得一位江湖医者，当是有些手段的，可请来此人为他医治。

杨开和枣儿过来时，见那袁仲坐在地榻之上，身围数条棉被，并且面前还燃了一只泥火炉。仍旧不能抵御其体内自行透发的寒气，身形哆嗦着，一碗热汤都不能顺利地饮下去。

杨开见了，心中讶道："果然是被枣儿施了'冷手'中的重手法。这也是你自家罪有应得，有此报应。"

枣儿则是面若冰霜，忍着心中的愤恨，冷眼旁观。

那卫明见何达力引了两个年轻人来，忙急切地道："可是何老先生请来的神医，快快为我这……为我这朋友诊治。稍后必有重金酬谢。"

杨开此时故作惊讶道："哎呀！这位先生身上的阴气为何如此之重？"

卫明忙道："我等也是不知，昨晚还好好的，一大早的便成这般模样了。"

杨开上前从棉被中拉出袁仲一手腕，指一搭脉之下，惊讶道："阳脉皆伏，阴脉大盛，此为鬼脉形状。"杨开诊得倒也不差，只是故以鬼脉为名罢了。其实这种特殊的阳伏阴盛的脉象，便是鬼医莫道生来诊，在不明就里的情况下，开始时也能将他暂时唬住呢。当然细诊之后，也会与真正的鬼脉区别开。

"鬼脉？你是说我这朋友中了邪了？"卫明听了，一惊道。

"是一冤鬼缠身。"杨开故意皱眉道，"这位先生必做过一件严重的亏心之事，这是人家讨债来了。"

"啊！"那围着棉被的袁仲听了，自是一惊。然见周围何达力及众药帮伙计在侧，忙又用力摇了摇头。

"还请这位神医施术将我这朋友身上的鬼物驱走。"卫明那边焦急道。

"我倒是曾得到一位高人指教，有一驱鬼之法。"杨开说道，"不过，这是一种心鬼，我施法的时候，还要病人自己主动说出曾做过的亏心之事，病情才会好转，否则也是无效的。待过了午时阴气仍旧不散，大罗金仙来了也救他不得了，就只能为他准备后事了。"

"袁……袁兄。"卫明犹豫了一下，上前说道，"事急矣，你就配合这位神医一下吧。"

那袁仲显是已受冷不过，忙自点了点头。

杨开见了，便上前伸出右手食指，在袁仲面前胡乱地划了几个圈，口中喃喃地念叨了几句自己也不知什么意思的"咒语"。

枣儿在旁边见状，掩嘴暗笑不已。想不到一向正经的杨开倒也能装神弄鬼，且极像那么回事。看来老实人有时候也会做不老实的事呢。

"快说！"杨开口气一肃道。

"我说，我说。"那袁仲忙说道，"我在自家的药号上，曾以次充好，卖过一些变质的药材。"

何达力和旁边一众药帮的伙计们听了，都摇了摇头，表示出了不屑。这种以次充好的行为有违药帮帮规的。

"不对，不是这件事。"杨开说道，"你只有说出真正的能惹来这种心鬼的原因，冤鬼才能气弱，减轻你的病情，否则是会愈来愈重的。"

此时那袁仲眉头上已凝结了些霜气，体内寒气愈盛。

"我说……我说……"袁仲再也坚持不住，终于说道，"我做过一件对不起药帮兄弟的事。三年前，我……我诬陷药帮守信堂的首事杨贯……"

"啊……"旁边的何达力和一众药帮伙计听了，惊讶之余，都呈现出愤怒之色。

"果然是你做的！"何达力愤怒道。

"我……我对不起杨贯兄弟……"袁仲哆嗦道。

杨开此时朝已是呈现出激动之色的枣儿示意了一下。枣儿会意，走到袁仲身边，挥袖轻拂了一下，暗解了一处秘穴。

随见那袁仲脸色稍缓，长吁了一口气。

"果然有效果啊！"那卫明看得已是目瞪口呆。

杨开这时说道："接着说下去，说出事情的全部经过才可以。我这法术一施出来，就收不住的，若有所隐瞒，病情反要加重几分。不用到晚上，身子就会被冻成冰块的。"

"我说……我说……"袁仲接着说道，"我乘杨贯不在的时候，做了假账，将一大笔货银偷运走了。然后在杨贯未发现之前，抢先一步举报了他。按药帮的规矩，他是要负全责的。"

"混账东西！"何达力和药帮的伙计们怒不可遏。

"你为什么要这样做？"杨开问道。

"我……我在这边养了一外室，需要用银子。而我的药号本钱不多，分不出许多来。"袁仲哆嗦着应道。

"那笔银子用在了何处？"杨开问道。

"这……这座庄子，还有周围的几片田地，都是用那笔货银买下的。我将外室养在这里，还雇佣了她的哥哥以庄主人的身份来照看庄子。"袁仲说道。

旁边的卫明低下了头去。

"原来这庄子是你用贪污的货银买下的，怪不得你每年都率药帮来这里住上几次，药帮的兄弟们都误领了你的情了。"一名药帮伙计愤怒道。

真相大白，父亲冤屈终于得雪，枣儿已是泪流满面。

"袁仲，你可认得我是谁？"枣儿缓步走上前来。

袁仲抬头望了望枣儿，茫然地摇了摇头。

"她就是被你害死的杨贯兄弟的女儿杨枣儿。"何达力愤慨道，"你为了在外面养女人，竟然不顾药帮兄弟情分，搞得杨贯兄弟家破人亡。你现在还有何话说。"

"你……你……"袁仲望着枣儿，大为惊恐。

"放心，你死不了。但是今生今世，你要在被寒气不断侵蚀的战栗中度过。便是真诚悔过另度成佛，也抵不了你所犯下的罪过。"枣儿冷冷地说道。

杨开这时说道："你说出了真相，已是免去一死。死罪虽免，活罪难逃。你就为自家所做过的罪恶，慢慢来承受吧。"

"枣儿。"何达力这才恍然大悟，袁仲之病，原是杨开和枣儿设下的令袁仲自行招供的计谋。虽然不知道这两个年轻人是如何做到的，但是明白面前的这两个年轻人已非同寻常。此时上前恭敬地道："当年杨贯兄弟果是被他陷害的。我即刻令人通知樟树同仁堂和守信堂的首事，告之这里的一切，请他们来处理。你放心，有这些药帮的兄弟们作证，药帮会还你一个公道的。你们杨家的和春堂也会还给你的，额外药帮内还有相应的补偿。"

"那些对我来说已经没有什么意义了。"枣儿抹去了泪水，转身走出，说道，"杨家的和春堂我代先父捐给药帮，以救济药帮中的贫苦之人。从此樟树药帮再与我杨枣儿没有任何关联。"

杨开见枣儿去了，忙朝何达力及药帮众人拱了拱手，笑了笑，转身追枣儿去了。

望着枣儿离去的孤单背影，何达力和药帮众伙计们站在那里默默相送。

"救救我……"袁仲那边传来了一阵凄惨的喊声，"我不想活受罪，我愿意拿出全部家当来赎回我的罪过，只求不要令我遭受这份罪……"

可惜，他的话已是无人再理会了。

野地里，枣儿朝樟树方向哭拜了一番。杨开随后上前安慰道："枣儿，莫要过于悲伤。你虽然没有了亲生父母，但是还有另一双父母在，他们一样会疼爱你。"

枣儿点了点头，激动地道："上天可怜枣儿，让我遇上了一个好哥哥。从此枣儿再无其他的心事了，就陪同哥哥走遍天下。日后再回莒县老家孝敬爹娘。"

"遇见你，也是我杨开的福分！"杨开也自感动地说道。

客栈内，枣儿在收拾包裹，准备和杨开随后离开这里。她的心中，已与樟树药帮再无瓜葛。

"哥！"枣儿从包裹里拾起一只鼓鼓的皮囊，说道，"这里面装满了珠宝等细软，是我们从姐姐家临走时，姐姐特意私下给予我的。说是哥为医林中的少见奇才，在寻师学艺的路上可不能受半点委屈。对你这个弟弟，姐姐真是在意得很呢！"

"姐姐！"杨开听了，感动之余，不免又多了些感慨。

"日后得了机会，我们一定要回徐州看望姐姐的。以姐姐的才貌，一定会嫁到好人家去的。不对，一定会有好人家的公子嫁到陆家的。"枣儿这时笑道。

"希望姐姐能找到她的幸福！"杨开祝愿道。

"对了，枣儿。"杨开随后说道，"我改主意了。我们本计划顺运河飘舟南下，但终未能离开中原，后面有可能跟踪我们的那几路人马，也是不易摆脱掉。不若北上出关，走上一回辽东。到天凉时再返回关内如何？"

枣儿听了，笑道："随你了。只是那银鼠的主人，你离之愈远了。"

杨开听了，感慨了一声道："此事，随缘吧。"

杨开接着说道："也是我身上的续命丹所剩无几了，想再配制些。而配制此续命丹的主药就是野生的老山参，并且是愈鲜的药效愈好。虽是有钱，关内的药行也是能寻，但此药唯辽东盛产。我们此番采药辽东，也见识一下关外的风情。"

"还有。"杨开神色严肃道，"还有一个重要的原因，也要令我于辽东走上一回。师门发生变故的时候，我曾于师门所在的玲珑阁内，也就是师父的明堂书房中，发现有数幅辽东地形图示。说明以前师父曾去过辽东，而且是不仅一次，并且近期内也有再去辽东的打算。师父此番神秘失踪，我心中终难释怀，必要查个究竟才好。所以此番去辽东，能查到有关于师父的一些线索最好。"

"哥，你是怀疑，你那师父若真的活着离开了玲珑阁，应该是去了辽东？"枣儿讶道。

杨开点头道："嗯！我是有这种猜测。我之所以选择去辽东，也是因为你与樟树药帮的恩怨在此了结。人这辈子，心中不要留有遗憾才好。我的太素脉法传自恩师，而恩师又神秘失踪了。为了师门、为了师父，也为了对我自己有一个交代，我也要去辽东走一回。"

"哥，你真是个重情义的人！"枣儿感动道。

杨开笑道："只是又要辛苦你一回了。若是没有你的陪伴，这个主意我也是不敢有的。听闻辽东之地，以及再往深里去的关东山，地广人稀，山高林密，是个野兽横行之地，旅人是不敢独行的。有你这个武林高手在侧，我可高枕无忧。"

枣儿笑道："我拒人于三步之外可以，但是可没有猎兽的本事。到时候若真是遇到了危险，碰上一头老虎什么的，也只能自家逃命了，那时你可怨不得我啊！"

杨开挠了挠头，笑道："听说老虎属于灵性之物，是不吃好人的。"

"那就在虎口之下试试谁是好人吧！"枣儿笑道。

兄妹二人揶揄了一番，随后离开了客栈，寻路北行。等到了长城关口内，再购置些出关的必要物品和马匹。

再说李千，武夷山中得了一番奇遇，于桃花居士寒梅生那里讨来了轩辕九针，且又得到了寒梅生传授的真气运行之法。在辞别了寒梅生后，李千怀中藏了轩辕九针，一路飘飘逸逸而来。

这日，李千行至扬州，计划在此寻路北上回山东老家去。扬州地处水陆要冲，是一繁华之地，自古便是那文人墨客、大商巨贾的醉梦所在。杨柳之岸，月下青楼，多是那沉溺于花酒间的浪荡子。扬州梦好，也是一个拼爹的所在。

李千一路沿街走来，满眼尽是欢声笑语和酒楼间的觥筹交错，心下感慨道："这些人怎么活得如此自在？哪里来这许多银钱使用？"羡慕嫉妒之余，也自生些恨意来。人家命好，我命何苦？

此时街上过来一顶轿子，里面不知坐着何人。只见五六名如狼似虎的家丁在前面冲撞人群给轿子开路。一时间老幼翻倒，哭爹唤娘，惊恐的路人四下避去。轿中人却悠闲自得，完全无视外面情形。

李千站在路边，自被纷跑的路人碰撞了几下，捻了捻袖里藏针，暗中愤然道："这个世道，人不做歹事，当也享不得好事呢！"

转过街头，李千见路旁有一茶铺，正觉腹饥，于是走了进去，拣了个座坐了。有伙计立刻上前招呼。

李千见邻桌客人要的点心精致，也被勾出了食欲，便伸手指了下，说道："照那桌的样子给我来一份吧，茶水随意。"

店伙计应了声去了，不一会茶水、点心就端了上来。李千一边观望着窗外街上的风景，一边自家用了。

待李千用毕茶点，唤过店伙计来算账。

"客官，一共是半吊钱。"伙计上前应道。

"好贵呢！"李千听了，后悔没有先问价钱，伸手于怀中摸那钱袋。

店伙计应道："客官用的可是桃仙居的桂花年糕，福全楼的桃酥芝麻饼，还有本店的百年油花果子。扬州城内哪里寻这么便宜的吃食去。贵的在那翠红轩，里面姑娘们随便喂上你一口小点心，都要一两银子呢。"

"不要说了，给你钱便是……"李千嫌那伙计话多，然而此时动作却是一停，原是摸遍了里怀，却找不到那钱袋来。

"不好，适才在街上被人碰撞过，必是被那偷儿乘机摸走了。"李千立时一惊，自己所有的盘缠可都在那钱袋里了，身上再无分文。随又脸色大变，忙于腰间摸那贮有轩辕九针的皮制针囊。还好，那针囊仍在，这才暗里松了一口气。

那伙计眼瞧着李千摸了半天也未能摸出半文钱来，立时换了脸色道："客官，是外乡来的吧，扬州可是个无处不花钱的地。并且扬州人也最厌恶赖食的人，碰上了，总要打个半死的。"随有店中的三四个伙计抄起家什，撸胳膊挽袖子围了上来。

"可不要和我们说你的银子于街上被人偷了去。"那伙计随又冷哼了一声。

李千摇头叹息了一声道:"真被你说中了呢,我的钱的确是在街上被人偷去了。现在才发现,否则也不会进来遭你的奚落了。"

"是吗!你们这种人就不会找个别的理由啊!听着,小子,今个不给大爷把茶钱付了,有你好看。"那伙计故作狠意道。

李千自觉理亏,而眼下又实在拿不出钱来,坐在那里不免臊了个面红耳赤。

店里用茶食的其他客人见不是个事,便都远远避开了。

"我现在的确没钱给你,可否容我一天,必将双倍的茶钱回来付你。"李千软着口气,商量道。

"小子,你还真是个赖食的。哥几个,给我打!"那伙计说着,往后一退,让出地来。后面的那几名伙计,呼呵了一声,就要上前动手。

李千坐在那里,闭上眼睛,一咬牙道:"打吧,抵你的茶钱也就是了。"无可奈何之余,两手松开了袖里握着的欲将打出的甩袖针。

一记重拳打在了李千的右侧脸上,几乎将他击倒在地。李千强行坚持了,忍着疼痛,喊了声:"再打!"嘴角已是流出血来。

"吃下去多少都给我吐出来!"一名伙计朝着李千的腹部又是一拳。

李千悲愤之余,咬牙硬受。

"别……别动手!这茶钱我给了便是。"一个怯弱的声音传了过来。

李千和众伙计闻之,俱是一怔。一名举起棍子的伙计,也停下了动作。

李千睁眼看时,门口处站着一名年轻人,布衣麻鞋,腰间系了条草绳,数块不同颜色的补丁让那件粗葛布衣变了原样。满脸灰土,一头蓬发,却是有着一双明亮清澈的眼睛,充满着惊恐和哀怜。手中持了根扁担,一头挂着半担草鞋。原是个进城卖草鞋的乡下人。适才偶经门外,看到了里面的情形。尤其是看到那伙计持了棍子欲要击打李千头部时,恐闹出人命来,忙上前阻止。

李千见之愕然,不知那年轻人为何要帮助自己。

只见那年轻人从怀中小心翼翼地掏出半吊钱来,放于旁边桌子上,说道:"这是我刚讨回来的欠账,就为这位公子代付了茶钱吧。我再多编几双草鞋卖就是了,可不要闹出人命才好。"说完,那年轻人怯怯地望了那几名惊愕不已的伙计一眼,转身扛了他那半担还未卖出的草鞋去了。

"就他那样,自己都半死不活的还帮人?"一名伙计挠了挠头,茫然道。

"这天下也是有好人呢!"李千暗里感慨了一声,忙起身追了出去。

"小子,算你运气好,有傻瓜帮你。下回再敢赖食,先打断了你的腿再说。"先前那名伙计朝着李千的背影喊道。

李千追上了那名年轻人,上前一步,拱手一揖,感激地道:"多谢这位兄长适才为我解围,一饭之恩,必当厚报。在下李千,不知这位兄长如何称呼?"

那年轻人见了，放下了扁担，和善地笑道："是李千兄弟啊！叫我赵直好了。不必这般客气，半吊钱的事而已。若是因为这点钱生出事来，不值呢！"

"是赵直兄长！"李千感动地道，"那些势利之辈，哪里能有兄长这般见识，否则天下岂不太平了。此事倒也怪他们不得，是我不知在街上失了窃，付不得人家茶钱。今日若非兄长仗义，小弟怕是免不得遭些皮肉之苦了。不敢言偿那半吊茶钱，唯愿与兄长交个朋友，日后再图厚报。"

"不用！不用！回见！回见！"赵直笑了笑，扛了扁担又走。

李千见了，自是于后面跟上来，乃是想知道这赵直的住处，日后也好寻过来。

赵直转头见李千跟了上来，又笑了一下道："呵呵！我忘了你身上无钱了，这天色将晚，这城里的客栈怕是也住不得了。若不嫌弃乡下人家简陋，且随我去住上一晚，明日再走好了。"

李千听了，暗叫了一声"惭愧！"此时若真舍了这赵直，自己身无分文，扬州城内又举目无亲，自己还真是无个去处了。纵有一身针术，此时就是想寻个病家施针，得了诊金救急，也无那么便利的事了。李千犹豫了一下，也只好一言不发地跟了上来。

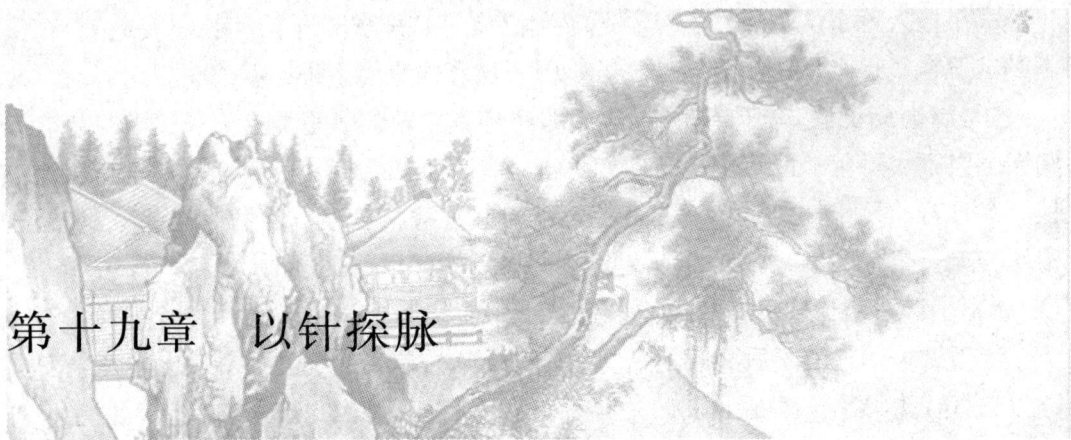

第十九章　以针探脉

李千跟那赵直出了扬州城，又前行了数里，前面的树林中呈现出几间茅屋来。

赵直这时说道："我就住这里了。现在唯与老母二人过活，编些草鞋于扬州城里卖，混个温饱而已。"

"娘，我回来了！"赵直未过院门，便喊道。

随见从一屋子中蹒跚出一面目慈祥的老妇人来，头裹首帕，身上穿着水合袄、漂蓝布裙子。虽呈旧色，洗得却极是洁净。

"娘，我带回家一个朋友呢。他叫李千，今晚要在家住宿的。"赵直走到院中，放下扁担说道。

"好啊！不嫌咱家简陋便是了。"赵母应道。

"晚辈李千见过老人家。"李千上前施礼。

"一看就是个好人家孩子呢。"赵母望着李千，点头笑了笑，对赵直说道，"赵直啊，家里既然来了贵客，且将年前存下的那块腊肉取出来待客吧。"说完，便转身进屋去了。

赵直让请了李千进了另一间屋子，笑道："李千兄弟且稍候，待我备些饭菜来。"

李千忙道："莫要为我准备吧。赵兄可是忘记了，在扬州城里，你已是请过我了。"

赵直听了，笑道："那也好，待我用过饭再来与你说话。厨中锅内备有白薯，晚间饥时可以取来填腹的。"说完，一笑去了。

李千心中感慨道："慈母善儿！如此一个好人家，却是过得这般清苦。"心下已是做了打算，要以自己的本事为赵直母子谋取一笔银钱来度日。

不多时，赵直用过晚饭，捧了壶茶水和地里的几样果子过来，一边编制草鞋，一边与李千说话。

李千说道："感谢赵兄如此相待。实不相瞒，我为医者，擅针法。今陷困境，实属意外。明日我当医大户去，讨些银子来用。"

"医大户？"赵直听了，茫然不解。

李千道："赵兄可知扬州城内有哪个富贵人家，家中有难医的病人吗？"

赵直说道："我等乡下人，哪里知道城里富贵人家的事。"

李千道："不妨，明日待我进城再细打听，探准一个人家，为其医好了病，保管赚来一大笔银子。"

赵直讶道："想不到李千兄弟还有医人的本事！"

赵直随又问道："李千兄弟，你既然有医人的本事，可是只医那大户吗？平常人家的病者求上门来，又将如何？"

李千笑道："身为医者，有病来求，医了便是。我这医大户的念头，是从一位朋友那学来的。不仅可医人之病，又可医自家之贫，何乐而不为。况且那般贫苦人家，若有人病倒，无疑是雪上加霜，多是无钱请医买药的。所以遇上这样人家，又哪里忍心去收他那点诊金。故用医大户的钱，多少平衡一下。"

赵直听了，肃然起敬道："李千兄弟，你这是在劫富济贫啊！"

李千冷哼了一声道："有钱人家，往往惜命，所以更愿出多多的银子来保命，也算是投其所好吧，两下都得便宜。当然了，想赚这种银子，也要有医大户的本事才行。有时候，更要有逃命的本事。这种银子，也并不是那么好赚的，冒着风险呢！"又自不禁想起了南阳王府的事来。

"李千兄弟，真是佩服你们这种有本事的人呢！"赵直羡慕道，"我自幼家贫，未读上几年私塾便辍了学，于是和人学了这编草鞋的营生来。"

"好人受穷，是这千古以来百变不易的事。放心好了，赵兄，我会在你身上来改变这种不公平的。"李千说道。

赵直摇头道："穷人家，能平安过日子就好。就怕这种日子也过不下去，无端的就会有人来欺负你。富欺穷，官榨富，也都惯了呢。"

"所以自己的命，要由自己来挣。这个世道，已是容不得过安生日子、与世无争的人了。"李千感慨道。

两个年轻人偶然相遇，倒也投机，一直谈到了半夜。白天的食自是消化了多半，赵直便去厨下取了几块白薯来为李千充饥。这般得人照顾，李千心下愈是感激。暗里发下誓来，此番在扬州，必要为赵直母子谋笔银子来，否则就不离开。

第二天一早，赵直果是取出了家中唯一存下的腊肉来炒菜，又煮了一锅南瓜粥，端于母亲房间一份后，便与李千用了。饭后，赵直又挑了一担草鞋和李千一路进了扬州城。

到了一街口，赵直于路边摆下了摊子。而后对李千说道："李千兄弟，且去医你的大户吧，希望你能赚些盘缠。若是寻不到生意，晌午我请你吃烧饼。"

"晓得了！"李千笑应了一声，心中又生暖意，转身去了。心中寻思道："我身

163

藏医家至宝轩辕九针，又有一身针法，总不至于困在这扬州城吧。放心好了，赵直兄，为了谢你施我半吊钱之恩，我自还你一个小富贵来。"

李千一路走来，胸口处昨日被那无良的店伙计打的部位还隐隐作痛。心下愈加恼恨道："无钱总是被人欺！为了半吊钱，一个小小的店伙计都能有理由打上你一顿。那个偷儿好是可恶，偏偏盗了我的钱去，若再来犯我，必将一针废了你去。从此以后，身上再不能短了钱用。"

李千寻至路边一代笔处，这是专门为人代写状子、家信之类的。一套笔、墨、纸、砚，一张桌子，就可以开张做起生意来。持笔的是一位灰袍老者，无事正在那练字玩，或以一手好字迹招生意上门。

"老人家请了。"李千上前一揖道。

"不知要写些什么？"老者停了笔，另备下了纸张。

"讨一张纸，再借上几个字，只是现在无钱付你。不过我今天若也是开了张，必奉上十两纹银来酬谢。"李千说道。他现在身上可是连付代笔的几个小钱都没有了。

那老者闻之一怔，抬头打量了李千一眼，不像是个站在那里说胡话梦呓的。

"公子眼下若有难处，舍你一张纸几个字又有何妨，只是不要说些大话才好。说吧，要写上哪几个字？"老者持笔沾墨，自呈些不悦道。显是以为李千无钱，说些大话来诳他字的。

李千一笑，倒也不解释，应道："医天下难医之病，治世间有缘之人。下面再写上一行小字：非百金莫请。"

"呵呵！这有缘二字不如改成有钱。"那老者不怪反笑，摇头笑道，"便是神医扁鹊再世，也不敢说出这般大话来。这位公子，你这句话，已是拒全扬州的人于千里之外了。果是有医人之术，用上前两句便可，自会有人请你的。"

李千笑道："我急等大钱来用，医上几个普通的病，得不了几个诊金，更救不得我的急呢。老先生只管写来。十两纹银保不少你。对了，你的建议不错，那'有缘'二字就改成'有钱'二字吧。这世道，没有钱，有时也会错过缘分的。"

"公子这般嫌贫爱富，招摇出去，就不怕人耻笑吗？"老者不屑道。

李千笑道："嫌贫爱富这四个字，说来虽是恶俗，却也是极有道理的。想这世上有几个不是势利之人，又有几个不近这四个字的。我就是喜欢医治富人，富人出手大方。有那般穷人，你即便医好了他的病，却又舍不得付你一点诊金。"

"嘿！你这年轻人，真是不知深浅呢！不过说得倒也实在。好好好！我今天且帮你写这几个字，看你如何讨上那百金来。"老者说着，也自挥笔将那些字写了出来。随后交给李千。

李千上前接过，赞叹道："先生一手好字呢！谢了！"双手持了字幅，以待墨干，喜滋滋地去了。

李千寻至临街的一牌楼前，望了望，点头道："就是这里了。"

有路人见李千持了幅字，不知是做什么的，上前看时，不禁失笑道："扬州曾有八怪，可都是些极雅致的人物。你这老兄，又现一怪呢！"

围观的人一会就多了起来。见了那字，都自摇头苦笑，讥讽李千不知天高地厚。

李千全不理会，寻了牌楼一位置，两手将字幅朝上一扬，紧接着随手一枚甩袖针射出，将那字帖高高地定在了那牌楼之上。而后在旁边站了，静等人来请。街头张榜示医这一手，乃是从那杜松子处学来的。

"咦！果然是个有手段的！"围观之人见状，皆感惊异。

"非百金莫请！便是有医人的大本事，也是没有几户人家能请得起的。"有人惊讶道。

"看好了，是专医有钱人的。"有人摇头道。

"也是胡闹，真正的有钱人家怎么会来请他。扬州城内四大名医，哪里有他出彩的地。"另一人冷笑道。

"果是能医那四大名医医不得的病，倒也说不准呢。"

"哼！若有那本事，何必还站在这街上丢人现眼。倒是刚才的这一手飞针杂耍，还有些看头。"

围观的人群议论纷纷，接着也就散去了。虽是有看到那字幅的病家，有请医的心思，待看到"非百金莫请"的字样，心中动气，白了字幅下的李千一眼，嘟囔了句道"有这钱，我还治病作甚"，也自摇头走开了。

待过了午时，也自无人来问讯。李千腹中咕咕地响动起来，只是还未开张，哪里讨那能果腹之物。

李千心中不免索然，倚在牌楼下，闭着眼睛，寻思着下一步应该如何办才好。这招若是不管用，就只能易了招牌，医几个普通病人混口吃食了。

忽有一股香气扑鼻而来。李千睁眼看时，眼前出现了一张烧饼，旁边站着赵直，一脸亲切的笑意。

"李千兄弟，我都卖了十几双草鞋了，你这边还未开张啊！"赵直笑道。

"嗯！我这是三年不开张，开张吃三年的买卖。"李千说着，已是饥不可耐，伸手夺过那张烧饼，大口吃了起来。

"呵呵！真搞不懂你，怎么会想出这种法子来。"赵直摇头笑道。

"放心，这种医大户的手段管用的。"李千嚼着烧饼应道。

赵直随后就坐在李千的旁边支开了他的草鞋摊，以便陪着李千。

"不用着急，多在我那里住上几天也没事的。出门在外，谁还没个难处呢。"赵直安慰道。

李千听了，泪水自在眼中打转，强忍着不令其流出来，拍了拍赵直的肩膀，未应声。此时即便有千言万语，也无法表达对赵直的感激之情了。

时近傍晚，赵直的一担草鞋卖尽，收拾了一下，欲要回家。

李千暗里叹息了一声，也自准备收摊。取了赵直的扁担，举起来将定在牌楼上的那字幅弄了下来，以备明天再用。

赵直又于街上买了些吃食，这才和默默无言的李千出了城门回到了家中。

这天晚上，李千躺在床上寻思道："或是扬州有钱的大户人家没有患重病的。明日再候上一天，若是还无人来请，就到附近转转，终不能守株待兔。赵直兄母子生活本已艰难，不能再与其分食了。"

第二天一早，李千和赵直又回到了扬州城内，仍旧在昨天的那座牌楼下面，赵直又摆开了他的草鞋摊。

李千取了昨日的那帖字，展开来，欲要再行飞针定于牌楼之上时，旁边忽有一人说道："昨日原来是这位公子在此张字示医。听闻消息时已是晚些，来寻时公子已是去了，故于今日早早地过来候了。"一葛衣老者蹀步走了过来。

葛衣老者上前望了李千手中的字幅一眼，点头道："公子果是身怀绝技，能医得我家老爷的病证，莫说百金，就是千金、万金也能酬谢得。"

李千听了，心中一动，拱手道："老人家请了。在下李千，得高人师父传授济世针法，可应天下万病。只因在此地意外陷入困境，故出此下策，引人注意罢了，非故意炫耀。可以到府上走一回。还请放心，待在下诊过病人之后，倘能医治，自会施术。若果不能治，在下也自会知难而退，不做勉强之事。"

葛衣老者听了，点头道："好，我且信你。莫说医好我家老爷的病，但能取效，也会重重酬谢的。还请公子随我来。"

李千随对赵直说道："兄长请先回家，我看过了病家再去找你。"

"李千兄弟，量力而为。若无把握且不可强行施术，回到我这里仍旧有得吃住。"赵直吩咐道。

李千摆了摆手，随葛衣老者而去。

"老夫姓孙，名和，就叫我和叔好了。"那老者对旁边的李千说道。

"是和叔啊！"李千应了声。

"你刚才说师从高人，不知是哪一位高人啊？"孙和问道。

"归安凌氏。"李千应道。

"哦！原来是那凌云的弟子。"孙和听了，点了点头。

李千倒也未纠正，既然是师出凌氏，也莫管是凌云和凌霄了。

孙和引李千过了两条街，拐到一巷子里，然后在一处院门上轻轻拍了拍。那院门也很普通，和旁边人家的院门并无异处。

随有人开了院门，迎出来一名年轻人，见是孙和，忙于旁边避让了。

李千随孙和进了这座院子，绕过屏风，进入后院。孙和又引了李千走过后院院墙侧的一处月门，径直往里走去。沿一石径前行五十余步时，里面景致忽地一阔，全不是外面普通院落的模样。亭阁楼台，池塘假山，廊桥环绕，一大片园林景象。再往前行，矮墙长廊，房屋叠落，竟自藏着座深宅大院。

李千见了，暗暗惊诧不已，此座巨宅，可不是一般富人家所能有的。

一路所遇皆为男仆，不见婢女和女眷。那些人见了孙和，远远地施礼避让，态度甚为恭敬。显然这孙和在此宅中的地位不低。

待进了一幽静的院落，步入一大屋中。孙和止步，对旁边的李千低声道："你且稍候，待我进去告诉老爷一声。"说完，掀起里间的门帘进去了。

李千转头环顾了一番，见屋中摆设极是精致，桌椅家具多为古式，器玩罗列，也多是有了年代的旧物件。一座近人高的大铜香炉，金光璀璨，尤是显目。

李千离得近些，不由走过去，伸手触摸了一下，心中一怔。复再抚摩时，质感润滑柔腻，却是那纯金铸造。

"乖乖！这可不是一般的有钱人家！"李千暗中惊叹道。

这时，里间门帘一挑，孙和走了出来，望了望李千，严肃地说道："实话对你说吧，我家老爷患病多年，百医无效。天下名医也不知请来多少位了。今日请了你来，除了是被你那句'医天下难医之病'的大话引去的外，也是有着病重乱投医的意思。稍后你且仔细看了。"

李千听了，点了点头道："在下不才，这句话也不是随便说出去的。当然了，诊过之后，若无医治的把握，在下也实不敢冒险。"

孙和听了，面色稍缓，伸手让道："那就请吧！"

李千进了里面一间四下遮了窗帘的屋子，却见一张藤椅上坐着一人，身上盖着条毯子。这是位年逾六旬的瘦弱老者，面色憔悴，两眼却是隐有精光透出。

"你就是和叔请来的郎中吧，后生可畏呢！老夫元柏杨，有劳小郎中了。"那人朝李千善意地笑了一下。

"是元先生！"李千点头示意。见元柏杨并无那种富贵人家的装腔作势，和善得很，心生好感，暗生敬意，随于旁边椅上坐了。

元柏杨伸出右手放在面前矮桌上的脉枕上，望着李千，微微含笑，显是对李千这种初生牛犊不怕虎的劲头有些欣赏。要知道，能有资格进入这元府诊病的都是那些经验丰富、医术高超，并且医名盛于一方的老医。这个年轻人能打出"医天下难医之病"的招牌，可不是一般医家敢作为的。或是身上别藏奇术，也或是游走江湖的神棍骗子。

此时在外间屋子，那孙和已是招来了十几名粗壮的家仆，暗中吩咐道："稍后若证实此人是个到处诈食的江湖神棍，且与我乱棍打出门外。"

李千凝神定气，伸手搭于脉位，欲诊其脉。忽然眉头一皱，乃是感觉指下皮肤有异，如按皮革一般，自是隔绝了内里脉息。李千一怔之下，查看那元柏杨皮肤，只是保养得润泽白腻些，并无粗糙的手感。再行重按之下，虽也觉脉动，却不能如正常人一样辨识脉息。

"这是怎么回事？"李千心中讶道，"我怎么辨不得脉息了？此人的皮肉筋脉尚属正常，应该不是他的缘故。可是我的原因吗？"

李千收手查看了一下自己的手指，也无甚异处。惑然之下，诊脉的三指索性离开了三部脉位，摸触旁边皮肤，以证有何不同。待偶然触及距离手腕处较近的内关穴时，隐感此处气盛，然而仍旧有那种若皮革一般隔绝内外的感觉。

"我这指端如何诊不得脉了？更是探不得经脉上的气息。"李千心中惊讶不已。欲要探个究竟，想那内关穴气盛些，我指下既然辨识不得，不若透入根针试试。

想到这里，李千竟然忘记了身处何境，在为何人诊病，竟自从怀中取出阳和针，寻了一根，抬手刺入了元柏杨的右手内关穴。

元柏杨见李千未及诊脉说病，却先行施针，也有些惊讶。此时进入屋中的孙和见状，欲要上前阻止李千，被那元柏杨摆手示意拦住了。也是想看看这位年轻的医者欲要何为。

待李千一针刺入内关穴，心中立时一喜。原是突然感觉指间所持之针，竟然能探察到内关穴中的脉气流动，是比外诊三部九候脉位时还要清晰可辨。运针再感，不仅是此内关穴所属的手厥阴心包经，便是同一手臂上的手太阴肺经、手阳明大肠经、手少阴心经、手太阳小肠经、手少阳三焦经，还有乾坤八脉中流经此处的巽脉，虽是经行部位有别，却都能在一内关穴中感觉其存在和运行。在李千的指下针间，凭空地出现了以针探脉的功效。这可是在以前不曾有过的奇妙现象，并且是在离开武夷山寒梅生处，第一次为人诊脉失效，进而施针时出现的特殊针感。

"没想到这以针探脉竟然比以手诊脉还要明白清楚。可是那寒梅生教我修习真气运行之后，这才在针下有此特殊的感应？并且同时废去了我正常的诊脉之法。应该是这样了，他传我的真气运行之法，习练多日，可能起效了，令我独能感应于针，在一穴之内，能以针探查病源。好极！好极！我先前的诊脉之术也不甚精，正苦于无法突破呢！现在不仅能以针探病，更能施以针法医病了。诊治并于一针之中，实在妙不可言呢！"李千恍悟之下，心中窃喜不已。

那元柏杨见李千莫名其妙地在自家手腕上刺了一针后，随做沉思状，脸上偶然挂笑，似乎有了某种心得一般欣然不已。疑惑之余，索性默不作声，配合着李千。或是非常之人必有非常之术也说不定呢。

"好了，我现在开始以针探查你患的病证了。"李千心中兴奋之余，捻转针身，运针感应经此手臂的所有经脉之气。并且针身深探、神思细感之下，不仅此条手臂，便是全身经络的气血运行情况也能感应得到。所谓牵一发而动全身，李千这是持一针而探全身了。

"怪了，此人身上的经脉为何全部呈现出一种缓行的现象？也就是说，此人的全身经脉都处在了一种近于被阻滞的状态中。在这种情形下，白天倒还好过些，但是到了晚间，阳气再行潜伏，经脉间更无了鼓运催行之力，气血运行更慢，人体当是处于一种半死亡的状态。半迷半醒之间，那可是特别难受的。倒非疼痛，而是一种不可言状的极为折磨人的痛苦。他这是患上了什么病证啊？"李千心中诧异不已。

"还有，他这病乃是陈年旧疾，有些年头了。这么多年他是怎么熬过来的？现在全身经脉运行愈来愈缓，说不定哪天便会滞而不行，没了性命去。照此情形来看，此人当也活不过三个月了。"李千心中立时一惊，起针收手而立。望着元柏杨，不知如何告诉他真实的病况。他的生命，也仅有百天的活头了。

"年轻人，你适才弃了脉诊而以针探病，不知有何结果？"元柏杨问道。

"这个……"李千欲言又止。实在不忍告诉对方大限将至。

"有话直说无妨。我的情况，我自家早已知晓，只是不知你能否以一根细针探得出来？"元柏杨笑了一下。

"元先生。"李千犹豫了一下，终是下了决心说道，"适才我以针探查先生全身经脉……"

"哦！你竟然能以针探查我全身经脉！果然是个身怀奇术的高人！佩服！佩服！接着说。"元柏杨不禁赞叹道。

李千于是又说道："先生全身经脉气行滞缓，已是有些年头了。并且到了晚间，阳气潜伏之下，症状表现得更为明显，几乎近于半死状态。虽非疼痛，但却是有着一种更为难以忍受的痛苦。天明阳气复苏，方可逐渐恢复。周而复始，实在没有一天好过的。这般病证，我虽不知何名，也不知何因所致。但是世间普通的针药已是不能取效了。便有奇药，也仅能维持一时，药力一过，病证发作得更甚。并且先生两腿间的经脉，气血运行基本上已停滞了，双足已废，当是行不得路了。依目前全身经脉气血运行的情形来看，先生也就能再坚持百日的光景了。这是我于针下探得的，只能实话实说，若有说错之处，还请先生见谅。"

"厉害啊！"孙和在旁边惊讶道。

"你说得一丝不差！"元柏杨点头叹息道，"我这病是在二十岁上偶然患上的。从此之后，我便坠入人间地狱了。每至晚上，全身难受之至，不可名状，是近于那种欲死不能的感觉。直是折磨了我四十余年，一夜未得安生，实在苦不堪言。两足早废，瘫于椅上已是数年了。而今你仅以一针之功，便能探诊得如此详细，便是那世间的名医们也自不及。能如你一般诊断无误的，也只有神医李济远一个人了。"

"神医李济远也为先生诊治过！"李千闻之讶道。

"是啊！"元柏杨说道，"三年前我便请过李济远来家为我诊治。但他说，此病乃世间不治之病，他也无药可投。并且说我也仅有三年寿命，寻医再治，也是徒费金钱，不若坚持三年寿终病止的好。医不妥当，反增痛苦。"

"并且，他还为我这奇怪的病起了个名字，叫'脉瘫症'。经脉自瘫，百医不治！"元柏杨接着说道。

"很抱歉，元先生，神医李济远于此病都束手无策，我也自无计可施。"李千愧疚地说道。

"不，年轻人。"元柏杨说道，"你能将此病探诊得如此详细，已非一般人了。况且此病实为世间不医之症，我也早已认命了。虽是不时寻医来看，也是死马当活马医，盼望着出个奇迹而已。其实我心已死，只是和叔那边不甘心罢了。"

孙和在旁边，暗里抹了几把眼泪。

"和叔，这位李千公子能以一针诊出我的病情，非常不易了，且也以百金酬谢于他。"元柏杨吩咐道。

"是，老爷，我这就去准备。"孙和应道。

"不！"李千那边拒绝道，"我虽能探诊出先生病情，却是不能施治，当也无功。何敢再受百金的酬谢。"

"这也怨不得你。"元柏杨感慨一声道，"我病如此，神仙难为。命中有此长劫，又能奈何。和叔，且代我送李公子出府。"

"李公子，请！"孙和上前礼让道。此时对李千也自显出恭敬来。

"先生保重！"李千拱手一揖，转身便走。

就在李千走到门口时，忽然间想起了什么，忙又转身道："元先生，我学艺有限，虽不能根治你的'脉瘫症'，却是有一种法子暂时能解除你晚间所遭受的痛苦。当然了，能不能起效，还未可知，可否令我一试？"

"哦！"元柏杨听了，笑了一下道，"不知公子有何奇术？"

李千复走上前说道："在下有一种针，名为轩辕九针，是以特殊的材质铸造的。针之本身自有奇异功能，我若再施以相应的针法，或能在晚间催行经脉中的滞缓气血，以解除相应的痛苦。"

孙和听了，大喜道："公子若能解除老爷一日之痛苦，便当以百金酬谢。解两日之痛苦，当以两百金酬谢。"

"不，我不要那么多。"李千摇头道，"若能取效，我只取百金足矣！因为我眼下有急用，这也是我张榜于街头的原因。"

"原来如此！"元柏杨笑道，"好，你这个年轻人果然特殊。既然有急用，和叔，你且先付李公子百金吧。不管你施术能否取效，后果如何，我元某也怪不得你。当然了，若能令我安稳地睡上一宿，必有重谢！"

"不。"李千摇头道，"待明日得了效果，我再取百金不迟。现在无功不受禄。"

第二十章　少爷

　　元柏杨听了，暗里点了点头，赞许道："李公子是个如此有原则的人，令老夫佩服。也好，就依你。待明日取效之后，我再行谢你。"

　　"好，现在请先生归床平卧，以利于我施针。"李千说道。

　　孙和望了元柏杨一眼，元柏杨点头示意。孙和随即唤进了两名仆人来，将元柏杨抬于床上平放了。

　　李千说道："我施术时，旁边容不得人观看。还请和叔守住门户，不得让杂人擅入。"也是考虑轩辕九针的特殊性，不想令更多的人看见。李千知道，以轩辕九针的奇特功效，加上自己的针法，只要小心谨慎行事，控制住轩辕针的针力，应该能在元柏杨这种重病之人的身上取得一定的效果。李千所以要用轩辕九针，除了被元柏杨"脉瘫症"的奇疾吸引外，也是突然间有了以针探病的能力，自认为只要控制了轩辕针的针感，就能控制住轩辕针针力的运行程度，故想一试。虽然仍不能以气御针，但已经跃跃欲试了。

　　"和叔，一切按李公子说的去做。记住了，我已是将死之人。医治的过程中倘若出了什么意外，也自怪罪李公子不得。万不可为难他。"躺在床上的元柏杨吩咐道。

　　"老爷……"孙和站在那里犹豫了一下，不想离去，有想监视李千的意思。

　　"去吧！李公子能有以针探病的能力，必是身怀高超针术的好手。他能尽力，我等病家也要尽心，信任于他。且依我说的去做吧。"

　　孙和听了，这才施礼退去，于门外守了。

　　"谢谢你，元先生，令我无了后顾之忧。还请放心，若无十足把握，我会及时收针的。"李千感激之余，安慰道。

　　"放手施术便是。"元柏杨应道，"一个将死之人，还有什么顾及的。"

　　李千随于针囊中取出了轩辕九针中的"火龙针"。意在振发元柏杨体内阳气，催动气血运行。知道轩辕针针体控制不住有伤人之力，也自不敢在胸前背后试了，仍取右手内关穴，远离脏腑，以便于控制针力。

李千持了火龙针，一针刺下。

"好暖和！"躺在床上的元柏杨也自感觉到了火龙针针体内散发出的热量。

"医先生的'脉瘫症'，非此种轩辕针不能取效。医非常之疾，必用非常之术、非常之器具。"李千说道。

"希望能有效果吧！哪怕能安稳地睡上一晚也好。"元柏杨期望无限。

"好了，先生莫再说话泄气。现在到了关键时候了。"李千忽觉指下的火龙针有异，忙提醒道。随全神运行轩辕针。

李千运以火龙针，催发阳气，一个穴位一个穴位地冲击过去。偶遇阻滞严重的大穴，催气不进，又不敢冒险强行冲关，只是缓缓催发针力慢慢冲击。

李千虽不能以气御针，但是能清楚地探知针感所在，所以持了火龙针这柄利剑，适度地冲关破穴，倒也被他一试而成。也是李千独钟于针法，尤其是持轩辕针在手，针感更为强烈。全神之下，神思随针感游离于经脉之间，气引神动，意到气到。竟自神思与针气相合，凝合一体，破滞而行，也自无阻碍处。不过元柏杨毕竟患病年久，经脉中虽有一股新流冲入，破滞开积，冲关通穴，令脉气复苏，但是容不得更强的通经之气来，只能试着推进。因为脉气的忽然复苏，也自激发出了一些相应的痛感。李千看到元柏杨的脸上露出了一种痛苦之色，于是不敢再行施针催气，将动作放缓下来。

待针感游到下肢处，便完全被阻碍住了。李千只好收神止念，再行上身经穴。待用火龙针的针气走了一遍全身诸经穴后，李千又换了那枚黄色的央宫针，以收敛游离于经脉之外的经气，达到镇伏诸经脉之气的作用。又以冰魄针点刺头顶百会穴，以安其神。针入即出，不敢久留。

李千忙碌了一番，已是累得大汗淋漓。此时那元柏杨当是受激不过，呈现出迷离状态。李千见了一惊，忙取一枚阳和针入穴探查，尚无异样，心下稍安。坐于一旁歇息了，以待元柏杨醒来。

李千此时并不知道，自己的这一番所为是冒了多大的风险。便是寒梅生在侧，都不会令他这般施轩辕针的。

元柏杨经李千施术后，竟自不醒。也是昨晚经历了一番痛苦之后，又在李千施针令其脉通神安之后，开始睡去了。

傍晚的时候，李千见元柏杨也未醒来，感觉腹饥，于是走了出来。

"老爷怎么样了？"门外的孙和急切问道。

"元先生现在睡了，不要打扰的好。"李千说道。

"老爷睡了？"孙和抬头望了望将暗的天色，有些不敢相信。每天这个时候，就是元柏杨开始遭罪的时候。他只有在白天才能睡上几个时辰。

孙和放心不下，忙进入里间查看。见元柏杨果是睡得香甜，心下惊喜万分，忙退了出来。

"李公子，真乃高人也！这边已准备好酒菜，还请用过。"孙和感激地道。

"希望元先生能一觉睡到明天天明才好！"李千说道。其实心中也自没有太多的把握。

"就是晚间能安稳地睡上一两个时辰也就很好了。这四十余年来，老爷从未在晚间睡上一个完整的觉。"孙和说道。

孙和亲自陪同李千用了饭菜，而后将李千请至一精致的房间内歇息了。不过孙和仍旧吩咐家仆将李千盯紧了。一是怕元柏杨那边有什么好歹来，二是怕李千走掉了，再寻不着。

李千这天晚上很是兴奋，知道自己已是完成了一种创举，可以提前施展轩辕九针了。

"那寒梅生说得极是，轩辕九针只有应用在病家身上，轩辕针特殊的针效才会起作用。施在正常人身上，稍有不慎，就会将正常的经脉脉气散乱了去，有害无益。以前怎么就没有发现自己有以针探脉、辨气查病的本事呢。注意力多留意于手法及针感上了。或是真的得益于那习练的真气运行之法？习出真气来了，故而增加了指下针间的敏感。不过也不应是这个道理，要知道我仅取一穴就能探查全身经脉气血虚实呢。不管怎么样，今天算是别成一术。这种以针探脉，辨气查病的本事，可是自己意外悟出来的。还要感谢这个元柏杨呢。"李千心中激动不已，直到后半夜，见元柏杨那边再无动静，知道已经取得好的效果，否则有什么事会有人来唤的。心下遂安，也自睡去了。

第二天，日上三竿的时候，李千这才醒来。猛然意识到了什么，忙起身开了房门。却见门外孙和及众元府的仆人站在那里，俱是面色欢喜。

"公子起了，恐昨日累着，未敢相唤呢。"孙和上前亲切地说道，"老爷有话，待公子起来后，便去相见，要和公子共用早茶呢。"

李千听了，欣然一笑。知道此番医大户，已是取得了部分成功。危及元柏杨性命的重疾脉瘫症自己医不得，但能令其解除晚间的痛苦。昨日那元柏杨可是有话，只要能令其安稳地睡上一晚，便有百金的酬谢。以此类推，天天都将有百金的谢金，这般好事哪里找去。不过李千认为，自己能得百金便可，毕竟没能医好对方的脉瘫症。

元柏杨的房间内，已是摆满了一桌子精致的茶水点心。元柏杨坐在那里，精神果是比昨日好了许多。看到孙和引了李千进来，忙抬手招呼道："李分子，请这边坐。"

李千过来施礼坐下，还未及说话，那元柏杨已是朝他拱手一礼道："老夫不能起身，不能施大礼，暂且谢过公子赐睡之恩。"说话间，神情颇显激动。

"万幸取效，先生不必客气！"李千抑住兴奋，故作淡然道。

元柏杨感慨一声道："人生最大的快乐，莫过于无痛无痒地睡去，安安静静地醒来。而这一点，只有遭受过病痛折磨的病家才有最为深刻的领会。而那些暂且健康之人，贪于安逸享乐，是不会感受到的。纵有万贯家私又能怎样，病深之人欲以此买一日之安和也是不能。病魔缠绕老夫四十余年，每到晚间，可谓是求生不能，求死不得，硬是咬牙苦撑过来的。"

元柏杨用手帕拭去了眼角的眼泪，接着说道："我本高邮人氏，父母早故，族中无亲可投，十五岁上便来这扬州讨生活。大凡苦累脏活，未有我没做过的。后来做了一家银号柜上的伙计，开始学着做起生意来。"

李千听了，知道这元柏杨是个白手起家的人，不禁肃然起敬。

元柏杨接着说道："待二十岁上时，已是有了自己的铺子。一日夜半归家，醉酒不能自理，睡倒于一桥下。待第二日醒来后，开始也没什么特殊的感觉。只是一到了晚间，手脚开始作麻木状。天明之后，便又消失不见。虽也请医诊治，但多说风痹，湿阻脉络之故，尽服诸药，全不得效。半年之后，便成了现在的模样。同时人道并废，所以至今也未敢因顾及脸面而娶妻纳室，恐误人终生，徒增罪孽。"

李千听了，心中又是一敬。

元柏杨又说道："说也奇怪，自我患了这脉瘫症之后，生意上却是顺利得很，可谓做得风生水起。不到十年间，便有了自己二十几处商号。愈是往后，天下财富自是滚滚而来，想却之都是不能。乃至今日，富甲扬州。大江南北也自有着几十家大型商号铺子。虽是比不上四通商社的实力和名号，但是可以与之比肩。可惜的是，四通商社这个商家王国，有谋乱之嫌，前不久所有产业尽被朝廷抄没了。听说是结党江湖，参与朝政，实乃犯了商家大忌。为商之道，一要不参与政事，二是不结交匪人。谨守这两点，少有奇祸。"

元柏杨陪着李千进了些茶水点心。

"以前我曾发过重誓，谁能解我晚间之苦，必有重酬。昨晚已经取效，敢请李公子在此住下，以保老夫睡得安稳。现在开始，你说吧，有何要求，只要老夫能做到的，当尽力而为。老夫现孤守着若大个家业，却不能免遭夜间之苦，实在无用之至。"元柏杨感慨道。

"先生不必如此。"李千倒也真诚地说道，"既然已取效，日后我自会按时施术，以令先生晚间安稳睡觉。重谢不必，今日但能得百金足矣！因为我这边实有急用。"

"好说。和叔，稍后且先取五百金与李千，令他应急。"元柏杨应道。

"我说过，多了不能要，只要百金足矣！先生令人敬佩，日后也不敢再取分文。"李千说道。

"嗯！"元柏杨点头道，"君子爱财，取之有道。人无贪欲之心，足可成就任何事情。"望着李千，元柏杨眼中闪过了一丝异样。

待用过茶点，李千先行告退，于孙和那边得了一百两银子去了。

孙和转回来时，见元柏杨坐在那里若有所思。忙上前道："老爷，这个李千果然不是个贪利之人，却了那五百金不要，只提了百金出府去了。"

"和叔。"元柏杨这时郑重地说道，"这个李千身怀绝技，不是一般的人。今日能解我晚间痛苦，实乃上天派来救苦救难的菩萨。以前我被这病魔折磨得苦极时，曾发下重誓，谁人解我一日之苦，必以全部身家来报。"

"老爷……"孙和听了，惊讶之极道，"此举不可轻为。那可是老爷一生辛苦创下的，如何轻易与人？"

"和叔啊！"元柏杨感叹道，"我被这病魔折磨得孤独终老，再坐拥着这万贯家私又有何益。我以前的族人中无可托付者，数年前我便开始留意起这继承之人。今日这个李千的到来，应该是天意。他虽然最终医不去我的脉瘫症，却能解我晚间之苦。今日还能安稳地睡去，这是我以前做梦都不曾想到的，和叔啊，你我一样，都无子嗣，应该做以后的打算了。"

"老爷，此事重大，还需谨慎为是。不若再行观察那李千一些日子，认为的确是可托付大事之人，再做决定不迟。"孙和说道。

"也好，反正这也不是一两天内就能做出决定的事。如若李千的针法真的能令我再行安稳地睡上些日子。这份家业权且作为酬劳送与他便是了，以他的本事换来一个富贵又有何不可。此人年轻有为，爱财却不贪利，这一点我最为欣赏。日后有你帮着他，应该能经营好这份家业。"元柏杨说道。

"昨天晚间那种安稳的感觉真好啊！"元柏杨随又感慨道，"好像还做了一个梦呢，梦到我又回到了能吃能睡的年轻光景。如若可能，我情愿以现在所拥有的一切来换取人生的重新来过，哪怕是做个劳碌无为的人也好，只要有个健康的身子就行了……"

且说李千提了一百两银子兴冲冲地出了元府。先找到了那个于街头摆摊的代笔卖字的老先生。此时那老者坐在桌旁，正自愁眉不展，显是有几日没有生意上门了。

随见两锭纹银摆在了他的面前。老者见之一怔，惊得站了起来。对面站着的年轻人，似乎有些熟悉。

李千笑了一下，道："老先生，这十两纹银权为前日的代笔之资，今日奉上。"说完，转身走去。

那老者立时目瞪口呆。

那座牌楼之下，坐着卖草鞋的赵直。前日李千被人请去，已两日未能见到其踪影，尤令赵直忧虑不已。每日只好坐在这牌楼下等待李千的消息。

"这草鞋多少钱一双？"有人问道。

"三文钱一双。"赵直抬头看时，不由一喜，见李千正笑嘻嘻地望着自己。右手间提了一个沉甸甸的包裹。

"李千兄弟！"赵直忙高兴地站了起来。

李千左右望了望，将手中的包裹双手捧于赵直面前放了，掀起一角，露出了一包银子来，而后又将包裹系了。随后低声说道："兄长，这是九十两银子，你且带回家去。其中十两作为我日后上路的盘缠，剩下的八十两就送与你和伯母了。"

"你……你医大户成功了？"赵直惊讶道。

"当然。"李千笑道，"否则谁人能舍得百金来谢我。"

"这……这么多银子，我和母亲如何花得了！"赵直讶道。

"慢慢花度就是。日后我还会有银子奉上的。"李千笑道。

"真是羡慕你们有本事的人啊，总是能绝处逢生。"赵直感慨道。

"兄长的善良也是一种本事，也自会得到回报的。"李千笑道。

"李千兄弟，你去哪里医的大户？"赵直问道。

"可知元柏杨这个人吗？"李千应道。

"元大善人！"赵直惊讶道，"你是去的他家啊！这元大善人为扬州首富，也是第一个大善人，修桥铺路的做了许多的善事。不过此人极少露面，几乎没有人知道他的真实面目。原来他的家人患了重病啊。"

"不，是他本人。这么个大善人也命不长久了。由此看来，善恶有报的话也是骗人呢。"李千摇了摇头，感慨道。

"好了，我有事还要先行一步，待日后再来寻兄长。"李千说着，起身去了。

"乖乖！这是做梦哩！"赵直忙将那包银子混于草鞋中，急急收了摊子回家去了。

李千回到元府，见到了孙和和元柏杨。

见李千两手空空回来，孙和问道："李公子，银子不够用，明日可再取。只是不知这百两纹银都用在了何处啊？"以为李千将那百金移出元府私下藏匿了。

"酬谢了两个人。"李千说道，"一个是代笔先生。那日我于街头身无分文，写个张医的告示都是不能，还是那代笔先生借了几个字给我，所以奉上十两银子为代笔之资。另外一个兄长，为我付了半吊钱的饭钱，免去了我一顿皮肉之苦，所以送与他母子八十两银子。"

"好一个知恩必报之人！"元柏杨那边点头赞许道。

"还剩十两呢?"孙和惊讶之余,又问道。想不到九十两银子就让他轻易地送人了。

"那十两是我日后回老家的盘缠,暂时寄存在那位兄长家中。"李千应道。

孙和听了,与元柏杨互相望了一眼。元柏杨笑着点了点头。意思是,李千果是只取百金酬劳,并未言不由衷的。

"元先生。"李千这时说道,"傍晚时候我再为先生施针吧。连施两日之后,可暂停,看看病情是否会再发作。因为我这针特殊,不可施之太过,会对人的身体有伤害的。而普通的针又对先生的病证不起作用。"

元柏杨说道:"你那针竟然能令针体自行生热,果是一件特殊的宝贝。既然公子不再要每日百金酬谢,我也当另有物件相谢。和叔,拿过来吧。"

随见孙和捧了一盒子过来,放于桌上。

元柏杨指了盒子说道:"这里面是件稀罕物,且送与公子把玩吧。日后或许也能用得着呢。"

孙和上前将盒子开启,里面呈现出了一件看似动物角状的东西。

"此为龙蛇之角。"元柏杨说道,"蛟蛇化龙之前,头生此物,被人捕获锯下。此角可吸万般毒,尤其是蛇毒。所以也算是一医家宝物。我因患病之故,搜罗天下奇药,曾于一老海客手中重金购得此角。说是于一海岛上捕杀一大蛇所得。持此角吸饱毒液,放于清水中浸泡,可令清水变浊。反复多次,待水清之时,毒自可吸尽。你为医者,持此物,当可多一技在身。"

李千见了,大喜道:"多谢先生厚爱!日后持此蛇角救人之困时,必不收取分文,以此作为先生的功德。"

"哦!你竟能有此善意!我倒是要谢谢你了。"元柏杨听了,颇感意外。

孙和站在那里,揉了揉鼻子。意思是,李千的这个意外决定,又自令元柏杨心中的主意坚定了许多。

这日傍晚,李千又为元柏杨施以轩辕针。元柏杨自感身子清爽了许多,入夜之际,再无什么异样,不由大为感激。

李千则是摇头道:"可惜,我也仅能做到这般程度了,终是不能彻底解除脉瘫症。"

"生死有命。这个道理我还是理会得的。"元柏杨说道,"你现在能令我晚间安稳如常人,已是奇迹了。又岂敢再多奢求,延此残命。医者治病不救命,临终前能令我静静地睡去,也是此生最大的心愿了。"

就这样,过了十余日。元柏杨病证于晚间再未发作过,自令他有了种重生之

178

感，对李千更是优待有加。而此时那孙和对李千的态度又表现得不仅仅是一种恭敬了。元府上下，也似乎知道了元柏杨的某种决定，所以对李千都表现出了极大的敬重来。李千不知就里，每日但一门心思的施针而已。

这天，李千再来见元柏杨时，发现这座院子的气氛有些异样。庭院里站满了府内各处主事的仆人，元柏杨也现身堂前，坐在藤椅上，孙和站在其身侧。左右两侧又立有十几名陌生的人，都自显得气度不凡。

李千一进此院门，见了这许多的人，以为元府内有事要议，自己一个外人多有不便，转身欲走。

随闻孙和唤道："李公子慢走，请到这边来，老爷有话要讲。"

李千听了，只好又转了回来。走到堂前，说道："府内议事，我这个外人还是避开的好。"

孙和笑道："不错，老爷今天是要宣布一件大事，不过这件大事是与公子有关的。"

"与我有关？"李千听了，一脸茫然。看那元柏杨时，他正对自己微笑。

"李千，过来。"元柏杨抬手亲切地唤道。

李千走到近前，应道："不知先生有何吩咐？"

元柏杨望了望李千，而后郑重地说道："李千，今有一事相托，不知能答应老夫吗？"

李千忙道："先生有事但管吩咐，只要我能做到的，当尽力而为。"

元柏杨听了，满意地点了点头，说道："只要你愿意，这件事情必能做得来。"

李千道："那就请先生吩咐好了。"

元柏杨伸手指了旁边那十几位陌生人，说道："这是我元家江南一地重要商号的各大掌柜，今天请他们同来，也是做一个见证。"

"李千啊！"元柏杨这时拉过了李千的右手，望着他的眼睛说道，"这十几天来，我能安稳睡眠，是这四十余年来最大的福分，当是拜你所赐啊！老夫一生，经营南北，获资无算。而今大限将至，不能不做一个事先安置。今天我宣布，收李千为义子，且从这一时刻起，他掌管元家一切的产业商号。"

"恭喜老爷得此义子！恭喜少爷接掌元氏家业！"孙和在旁边忙率了那一干目瞪口呆之人，上前参拜道。

"什么！"李千一时间惊呆在那里。元柏杨的这个意外决定，实在是超出了李千的想象。医大户的好处，可是没有这般将家产托付于人的。

"少爷，还不谢过老爷。"孙和那边提醒李千道。

"这个……"李千茫然无措。

元柏杨安慰道:"李千,你若是不愿认我这个老朽为义父,也无不可。本是以此举来确定你的身份罢了。你依然可以接管元家的全部家业。"

"不,我不是这个意思。而是……而是这太意外了。"李千慌乱道。

"哈哈!天降富贵于人,又有何不可呢!"元柏杨笑道,"老夫就要付上这古今第一重的医家酬金,也是回报你这医家的济世情怀。"

李千毕竟是李千,在稍加犹豫之后,惊喜兴奋之余,忙俯身拜倒道:"儿李千,拜见义父。且在此保证,日后但有子嗣,第一个必为元姓,以承义父元氏香火。"

"好啊!难得你有此孝心!"元柏杨听了,也自有些激动。也是他病魔缠身多年,看透了世间冷暖,不曾过继养子。

"恭喜老爷!恭喜少爷!"满院子的人齐声恭贺。

李千缓缓站了起来,望着堂下拜贺的人群,暗里稳了稳神道:"这不是梦,这是我创造的事实!"

第二十一章　花娘子

李千这日于街上寻到了正在卖草鞋的赵直。

"李千兄弟。"见了李千，赵直欢喜道，"母亲听说你发了财，高兴之余，却令我将你送的银子藏起来，说是日后待你遇到难处时再用呢。"

李千听了，心下着实感动，知道这双母子自己是万不能忘记的。于是说道："那点钱不用也罢了。今日我来是和兄长说个事。"于是将拜元柏杨为义父，接掌元氏家业的事情大概说了一下。

"兄弟，你转了鸿运了！"赵直听了，立时目瞪口呆。

李千接着说道："我现今已为少主人，执管了元家的一切。目前身边少个心腹之人，所以想请了兄长前去，和我一起做事。同时迎了伯母入住元府，找些丫环婆子侍候就是了。"

"我什么也不会呢！"赵直缓过神来，颇显为难地道。

李千道："不妨，如何做事情，自会有人教你。况且有些事也不必我们亲自去做的，但起个监工的作用就是了。还请兄长同意。"

赵直听了，意外之余，挠了挠头，应道："也好！不过待我将这担草鞋卖了吧，做事情也要有始有终呢！这可是昨日编了半晚上的。然后再回家与母亲商量过如何？"

李千听了，点头笑道："随兄长了，我不勉强你今日就随了我去。明日一早我会亲自去接伯母和兄长的。家里简单收拾一下即可，其他的连房屋一并送人便是了。"

"又像似做梦呢！"赵直摇了摇头道。

"这个梦，也应该由我们兄弟做了。"李千拍了拍赵直的肩膀，约好了明日去接他们母子的时辰，然后转身去了。

赵直坐在草鞋摊前，一脸的茫然。总觉得这件事情不如他自家卖草鞋过得踏实些，又自不忍拒绝李千的邀请和一番好意。

第二天一早，李千亲自将赵直母子请进元府入住。孙和那边事先得了李千的吩咐，早已另置庭院精舍，并安排了数名丫环婆子侍候赵母。接着孙和又按李千的意思，带赵直在扬州各商铺走了一圈，教他些待人应物之事。赵直本自聪明，一点即通，全不多费口舌。半个月下来，便自成熟了许多。

李千见了笑道："这些本不是我愿做的，只好委屈兄长代受了。"

赵直得到了孙和暗示，尊卑有别，不再称呼李千为兄弟，而以少爷相称了。李千不愿他如此，奈何赵直执意这般称呼，时间久了拗不过他，也便随他去。

这期间，在孙和的介绍下，李千以少主人的身份见过了扬州一地各商号掌柜。新主人身怀绝技的事，早已在各商号间纷传。众人见到李千，本是年轻才俊一个，竟又有绝技在身，愈感神秘莫测，尤自恭敬有加。

在李千精心施治下，元柏杨晚间终得安稳睡去。但毕竟是病入膏肓，纵有李千持轩辕九针在侧，也无法挽回其终将逝去的生命。一个月后，两臂脉废，而成不举，竟至全瘫。三个月后，元柏杨在一个夜晚，安静地睡去后，再未醒来。

依元柏杨生前遗嘱，将其葬于祖籍高邮。李千和孙和又自忙碌了一个多月，事情才算告一段落。

对于义父元柏杨的去世，李千心中颇感愧疚，毕竟是自己没有救活元柏杨的生命。暗中起誓，必于天下间再寻访更高明的医术去。

休息了半个月之后，李千与孙和说了自己将回山东老家的事，以及日后当做江湖游，医行天下，持针济世。自是不愿做那守财奴和经营商贾，生意上的事暂由孙和全权作主便是。孙和听了，知道勉强他不得，但说自会有所安排，以遂其愿。

这天，孙和来见李千说道："我已在江南各地的铺子内挑选了十几名做事干练的伙计，以供少爷遣用使唤，这些人足以抵挡一面。另备有几十名精壮的擅于武艺的家丁，路途上保护少爷的安全。至于车马箱笼，也已备齐。沿途的各商号也自会多加照应。家中及各商号自有老仆看管着，少爷只管放心回去便是。"

李千听了，满意地点了点头，唤过赵直，让他明日和孙和交接人手，乃是另有打算。

接下来，在回山东老家莒县之前，李千令赵直率人先行打前站，并于莒县县城内购了一大宅，随即在内里展开装饰布置。期间，赵直暗里接济李千父母之余，又于城外乡间买下了几大片田地来。这一切，都是在李千到来之前就做好了的。

待李千接到赵直的来信，说是莒县一切已安排就绪之后，这才率了一行车马、家丁，和四名护院武师，离了扬州朝山东而来。

这日行至傍晚时分，前行探路的家仆吴超打马回来，在李千乘的马车车帘外禀报道："少爷，前面五里是白马甸，我们今晚要在那里打尖了。客栈和酒菜都已定好。”

“嗯！”李千在车里应了一声。

吴超随又大声对其他人招呼道：“天快黑了，大家加紧赶路。听前面的人说，这边的路上不太平，时有强盗出没，打劫过往的商旅。”

“强盗！”车内的李千听了，捻了捻袖里藏针，暗里冷哼了一声，“明火执仗的强盗并不可怕，可怕的是那些施展其他手段害人的恶人。”乃是想起了当年来时路上葫芦谷的一番遭遇来。

这时，有几匹快马从旁边飞驰而过。马上之人是那短衣斗笠看不清面目的汉子。自令一些家仆好生紧张。

一名叫王柱的武师笑道：“我们人多势众，还怕他几个毛贼不成。”

一行车马前行至白马甸，投了家万隆客栈。吴超招呼家丁将车上的箱子搬进房间安置了。李千被安排于一间上房内。

路上那几名飞马而过的短衣斗笠神秘人物已是引起了李千的警觉，他先是在这家万隆客栈的前后转了一圈，发现客栈的北墙之外便是荒郊野地。唤过吴超来问，才知道这万隆客栈是此白马甸最大最好的一家客栈了。其他的几家小店，住不了过多的人，也安排不下这么多的车马。

李千于是吩咐众人，晚间必要提高警惕，看管好箱子。因那箱内装的多是金银之物。

用过晚饭，李千在房间内推开窗子，此窗的对面就是客栈的北墙。李千估算了一下距离，站在窗内居高临下，北墙一侧自在甩袖针射发的范围内。若有强人夜袭，也多会从这北墙翻入，刚好能以甩袖针拒敌于墙头。这是为了防止意外而已。此番有三十余名精通武艺的家丁和四名护院武师随行，一般的小股盗贼是不敢贸然相犯的。

这天晚上，凉风习习，半轮明月也掩于云中去了。四下沉寂，偶闻巷子中传来几声犬吠之声。

夜半时分，躺在床上的李千忽觉眼皮乱跳，预感到今晚有事发生，忙起了床，半推房门看了看外间。外间堆着装有金银的箱子，王柱等四名武师则是衣不解带，持了刀枪坐在箱子上守护着。虽是打着瞌睡，但也是随时警戒着。

李千又走到窗前，刚要抬手推开窗子，犹豫了一下，随用手指将窗纸捅破了数处窟窿，以便观察外面情形。因早就灭了火烛，眼睛已是适应了内外光线。见外面一切正常，心下稍安。

就在李千走回床前，和衣欲卧的时候，忽听得外面隐隐传来一种响动。

李千闻之，忙双手扣针，走到窗侧，再从窟窿眼处望外望时，不由一惊。那客栈的北墙之上，已是黑影绰绰，数条人影从外面攀上墙头来。

"果是有强盗来了！"李千看准了目标位置，忙退后一步，甩袖针左右双打，透过窗纸疾射而出。随见那数条刚刚攀上墙头的人影，纷纷坠落墙外。接着墙外便自无了动静。一切，悄然无息地发生，又悄然无声地结束，没有惊动客栈内的任何人。

李千靠近窗侧，竖耳聆听了一会，见再无动静，知道对方已是知难而退，暗里一笑。不过仍旧未放松警惕，严密地观察着外面，以防对方发动第二波袭击。

街上的五更梆子响过，天色微亮之际，墙外再无动静，李千这才回到床上稍睡了一会。

第二天一早，家丁们开始往车上装箱载物，忙着做出发的准备。

李千起床后，乘大家忙碌的时候，一个人悄然出了客栈，移步到客栈的北墙之外。见墙下草丛倒伏，多现踩踏痕迹，可见昨晚来了不少人，人数至少在三四十名左右。那数名先行跃上墙头的人被自己的甩袖针射落后，被人救走了。其他的人也自知难而退了。

昨晚李千的甩袖针仅是射中了对方的腿部，令其跌落墙外而已，并没有击射要害部位，乃是不想与这伙来路不明的强盗结怨。路行千里，不想惹上过多的麻烦事来。

"这是一大股强盗！"李千心中忧虑不已。若是小股强盗，得了这番教训后，应该不会再有后续行动。但是遭遇上这大股强盗，前途堪忧。伤了对方的人，虽是未取其性命，也未必会善罢甘休的。李千昨晚悄无声息地射落了对方五个人，对方未辨虚实之下，不敢强攻，所以是被吓走的。

"看来我们昨天在路上就被这股强盗注意上了。贼人眼睛毒，能辨得出车上载有金银之物。昨晚失了手，今天必会在路途上发难的。此番便是原路返回扬州也是不能，终是摆脱不了这股强盗追踪的。久驻此地也是不行，会误了行程。即便告知官府，那帮官老爷们也不会轻易地派兵护送，并且与这股强人结怨更深。耽搁太久，对方若是探得我现在的身份，穷缠不放，就更麻烦了。不过昨晚客栈内住有七十余位客人，强盗们必是不知道是谁人对他们动的手，也未必会在路上拦截我们。走就走了，我们的人数与对方旗鼓相当，即使遭遇上，加上我的甩袖针，拼命起来，也未必会落下风。况且他们也未必真敢拦截下我们这支队伍。"李千想到这里，转身回到了客栈。

在路过客栈的柜台时，李千止步，问里面的掌柜道："掌柜的，听闻此地多有强人出没，打劫过往的商旅，不知可有此事？"

那掌柜的听了，摇头叹息道："唉！应该是那花娘子过来了。"

"花娘子？"李千闻之一怔。

掌柜的说道："也就是这几年间，江湖上出现了一个绿林巨盗，人称花娘子，是个女匪呢！纠集了一股江湖上的亡命之徒，打家劫舍，夺财抢物，横行数省，无所顾忌。江湖匪盗，多听从其号令。听说她挥手一召，可聚万人，便是官府都拿她没有办法，只好任其肆虐。也是没有人见过她的真实面目，官府也无从通缉她。听闻朝廷为此专门派了一位大官率兵来缉拿她，竟也被这花娘子设下计来，用蒙汗药药翻了一队官兵，抢光了所有钱财和衣物。那个大官是光着身子跑回京城的。"

"竟有这等事！"李千听了，也自忍俊不禁。

"不过这花娘子的人马只抢劫官府押运的货物和有钱的富家，普通百姓他们是不会劫的。所以这道路上，人越少，反而越是安全些。车马货物越多，越是麻烦呢。这位客官，你们路上还是要小心的好。"掌柜的好心提醒道。

"这么说来，此位花娘子倒也是位侠盗了！"李千笑了一下。

"少爷，早饭已备好。"吴超过来让请道。

李千点了一下头，回身过来与众人一起用了早饭。

"昨晚来的应该是另一股强盗，如果是花娘子的人，不会这么轻易被吓退的。"李千心中寻思道。

用过了早饭，李千回到了房间内。于包裹中取了百余枚精钢针来，往两袖内插遍了，余下的又别于衣襟之内，以便随手取用。这是李千在扬州城内寻了一名高手匠人，花了大价钱，以上等的精钢之料，加以金质，专门为自己的甩袖针铸造出的一批合成的精钢针。是比普通医病之针要略粗些，也更沉实些，这样用起来更为应手，距离上也自射得更远，威力也更大。

"不管是花娘子，还是什么江湖巨盗，即使遭遇上了也无妨，只要我在短时间内射倒几十人，足以将你们震慑住。也令我的人见识一下他们少爷的本事，否则还真以为我是撞了大运才执掌元家而已。况且我这边的人也不是吃闲饭的，一对一的较量也自不惧尔等。"李千想到这里，欣然一笑。

此时客栈的院子里，一行车马已准备就绪。

李千出了来，那边吴超掀起空帘。李千正要抬腿上车，忽听身侧有人唤道："这位公子且慢行。"

李千闻声，转身看时，见旁边过来一老者，在其身后停着两辆遮蓬马车，旁边站着数名丫环婆子和几名仆人。

那老者过来拱手一礼道："这位公子，老朽钱力，从南京一路护送我家小姐至山东济南府。听闻此地路途上时有商旅被劫，故不敢再行赶路，已是在此耽搁几天了，一直在等待大队的客商。今日见公子一行车马，人多势众，可否容我等搭伴前行，以求得一个庇护。待安全进入山东境内，必有重谢。"

"是这样。"李千听了，望了望那边的马车。

随闻马车内传出一女子的声音道："钱管家，不可为难人家。倘若路上有事，我一弱女子岂不拖累了这位公子。我们还是自行上路吧，生死由天，也顾不得许多了。父亲在济南摊了官司，蒙难下狱，我再晚去些日子，怕是再也见不到他老人家一面了。"说话间，隐隐传出哽咽之声。

那钱力也面呈悲凄之色，又自上前一步作揖道："还请这位公子成全我家小姐的一片孝心。老爷在济南做官，只因为官清廉，得罪了上司，这才遭了官司。我等一行非老即弱，尤其是小姐，体弱多病，实在不敢独行于虎狼出没之途。"

李千这时笑道："我又未拒绝你们，何必如此。大家并做一路，也自增些声势。放心好了，有我们在，保管将你们安全护送到山东境内。就是再行护送到济南府也无不可。"

"那可太好了！老夫代我家小姐谢过公子的大恩大德。"那钱力惊喜之余，连续作揖不已。

"小女子王凤儿，在此谢过公子。"随见那马车车帘掀起一角，露出了一名粉纱遮面的年轻女子，朝李千点头示意。暗香浮动，竟溢满庭院，原来是一辆着意布置的香车。

"王小姐不必客气。在下李千，同是行远路之人，彼此有个照应最好。"李千也自点了一下头。随对那钱力说道："就请将你们的车马并入我们队伍中间吧。"

"好了，出发！"李千挥了一下手，然后上了车。

一行车马离了白马甸，沿着一条官路前行而来。

行至午时，未能遇到集镇，队伍只好在野外暂歇，各围在一处用些饮食。

此时见钱力引了两名各端着一大盘肉饼的丫环过来。

"李公子。"钱力拱手笑道，"这是我家小姐让送过来的精肉筋饼，是临行前小姐亲自做的，以备路途上用。特意令我送过来两盘，以令公子和大家尝尝小姐的厨艺。"

"一看就是好吃的肉饼呢！"吴超那边高兴地接过来。

"还请李公子和各位慢用。"钱力说着，率了两名丫环去了。

"公子请用。"吴超端过肉饼。

"这些肉饼耐饥，待前面遇不到人家时再让大家用吧。"李千不以为意地说道。

"也好！听少爷吩咐就是。"吴超随将这些肉饼存放了起来。

李千转头见那边王凤儿主仆一行也围于一棵柳树下用些吃食。那王凤儿头包青帕，面遮粉纱，身穿圆领袄，里面衬着一件紫花绣底的罗纱裙。亭亭玉立，果是有种久病弱不禁风的样子。

李千寻思了一下，于是站起身来走了过去。

"王小姐，冒昧打扰，还请见谅。适才出发前，听钱管家说小姐体弱多病。在下不才，略知医术，可否令我诊治一下？否则路途上风餐露宿，经不起过多折腾的。"李千上前拱手作礼道。

那王凤儿闻之一怔，随应道："那就有劳李公子了。"说着话，自行伸出右手腕来。

李千笑道："我与别医不同，不持脉诊，但以针探脉。"说话间，一针已是刺入王凤儿右手内关穴处。

王凤儿一惊，收手已是不能。旁边钱力等人也自色变。

"不妨。"李千笑道，"这是我的独特诊法，也不痛的。"

"公子入针，果是不痛。"王凤儿应道。

李千运针探查之下，心中微讶。随起针收手道："王小姐贵体暂且无恙，但注意些风寒即可。"说完，转身去了。

望着李千离去的身影，王凤儿粉纱遮面的一双杏眼之中，呈现出了一丝异样。

队伍继续前行。

"少爷。"吴超这时打马过来说道，"前面是黄风岭，是一处险恶之地。只要顺利过了那里，今天基本上就算没事了。"

李千在车中应道："就怕这黄风岭不好过呢！"

这黄风岭乃是一座山岗，大树参天，林茂草密，自古以来就是一处杀人越货的所在。

待队伍行到岗上，大家都全神戒备的时候。猛然听得林中一声呼哨，呼啦啦从两侧树林中涌出了百余名短衣斗笠之人，各持刀枪。前后路上，又各出现了骑马的黑衣人，断了前后去路。

"有强盗！"武师王柱呼呵了一声，和众家丁挺刀持剑，欲作殊死一拼。

李千下了马车，冷眼旁观，见那王凤儿也下了马车。于是走过去说道："王小姐，强盗来了。"

"这可怎么办？"王凤儿惊慌道。

"好办！你下令叫这些人撤了就是。"李千冷笑了一声。

"你说什么……"王凤儿闻之一怔。

李千指中夹针，仅露出针尖寸许，指向王凤儿说道："不要再装了，花娘子！"

"什么！她就是江湖巨盗花娘子？"王柱等人听了，皆自失色。

此时那钱力等一干仆人、丫环纷纷从马车中取出刀剑来，将李千、王凤儿二人围住。

"好个李千！真是聪明得很！你是如何识破我身份的？"那王凤儿取下遮面的粉纱，露出了一张美艳冷俏的面容来。

"你们的破绽太多了。"李千冷笑道，"昨晚客栈内几乎遭袭，今个一早就遇上了要搭伙同行的人，也太巧了吧。还有你那个管家，怎么知道我们是要去山东的。午间你送去的那些肉饼我没敢令人食用，怕是里面已被你们下了蒙汗药了。其实这些并不重要，暴露你身份的是你的脉。一个体弱多病的女子，如何内里脉气充实，有如壮年男子，不是习武炼气之人，难出此种脉象。"

"算你厉害！"花娘子冷哼了一声道，"那又能怎么样。你们现在已被我的人重重包围，我一声令下，即可四下冲击。"

"是吗！"李千笑道，"你可是忘记了昨晚我的手段。"

"果然是你！"花娘子望了望李千指间隐露的针尖，面色一凛。

"怎么，昨晚这伙强盗就来过，已被少爷打发了？"王柱等人惊讶不已。

"你们人手虽众，但是我要告诉你，不及他们靠近我，我便能将他们射翻一半去。不信你就试试，看谁的损失大。况且，你现在就在我的手上，莫要轻举妄动，否则我的针是不长眼睛的。要知道昨晚我已是给你们留足了情面，没有射中要害部位而取性命。你们非但不领情，还要假装路人来骗我。"李千愤慨道。同时左手掀开一侧衣襟，里面布满了明晃晃的精钢针。

"那你现在想怎么样？"花娘子显是惧惮李千手中的针，不得不软下口气来。

"你我本无仇，所以也算不得有恨。让你的人撤去，让我的人走。从此再不相犯，大路朝天，各走一边。"李千说道。

"李千，我花娘子可是未曾失过手的。这样轻易地令你们去了，在弟兄们面前，我还有何脸面。"花娘子冷哼道。

"要脸面，就别要命；要命，就别讲脸面。"李千坚决地说道。

花娘子脸色变了变。而后说道："没想到会遇上你这个用针高手。好了，算我这次栽在你手里了。你们走吧，没人会动你们分毫。"

"要走也请你和我们一起走。待到了安全地方，我自然会放了你。"李千说道。

"李千，不要得寸进尺。我花娘子说过的话，从不失信，也自无人敢违背。你若敢挟持我，大不了鱼死网破。"花娘子面色一冷道。

"你是怕在手下人面前没了威信吧。"李千笑道，"我不相信强盗说的话。你若不和我们走，就先毙于我的针下。"说话间，欲作射针状。

"李公子住手。"钱力那边忙阻止道，"我们大当家的说出的话，在江湖上就是一道令牌。既然已同意放你们走了，但请放下心来走了便是。"

"是吗？"李千知道这花娘子若是使硬，不肯随自己一起走，也自勉强她不来。否则僵持下去对自己这方没有好处，于是说道："那好吧！我且信你花娘子一次。"说着，收针回手。转身命令众人道："走了！"

此时见钱力朝四下一挥手，群盗果是瞬间散了个干净。

"李千!"花娘子上前唤道。

李千闻声止步,回身应道:"不知王大小姐还有何事?群盗已退,你我各行其道吧。"

花娘子听了,不禁笑了一下,说道:"本小姐不姓王,姓花,名凤娇。叫我花娘子好了。"

"你又不是我的娘子,我如何这般唤你。"李千笑道。

"你……"花娘子听了,脸色一红,嗔怒道,"油腔滑调!李千,别不知道好歹。你的针即使再厉害,我若于路途上设下万般险阻,你终难逃一劫。"

"刚才还大叫不失信于人,现在便开始威胁我了。这可是花娘子所为吗?"李千应道。

"你……"花娘子一时语塞。

"大家出发!"李千招呼了一声,转身进了车内,不再理会花娘子。

"好个李千!别以为我不能将你怎么样。走着瞧……"望着李千率人离开,花娘子站在那里,若有所思。

顺利地离开了黄风岭,坐在马车中的李千这才暗里松了一口气,两手心中早已各攥了一把汗。适才虽然看是挟持住了那花娘子,却也是在吓唬她。群盗果真发起围攻,无所顾忌的话,混战之中,自己也实是无法将对方射翻了一半去。况且花娘子身边还有钱力等十几名仆从,骤然发难,近在咫尺之下,自家的甩袖针实难施展。尤其是那花娘子,虽是呈些惧惮,但并未表现出惊慌来。当是身手不凡的一个人,自己发针的话,也未必能射中她。且从她的神态上看,也好像是有意放自己一马。

"少爷!"车外面的王柱、吴超等家丁、武师们,已是对李千敬若神明。这才知道,这个新的少主人,能被老主人选中,不仅是因为医术高超,且还智谋超凡,能识破江湖大盗花娘子的身份。尤其是身藏飞针的绝技,竟能将那花娘子震慑住,真的是高深莫测得很。

"原来昨晚花娘子就率人欲要抢劫客栈了,没想到被少爷一个人暗里击退了去,竟然没有惊动任何人。这般大手段,实在是高明呢!"王柱惊叹道。

"所以那花娘子对客栈内隐有这样的高手极是惧惮,为了查明高手身份,自己假扮富家小姐加入了我们的队伍,不曾想早已被少爷识破了。我说呢,午时她送来的肉饼少爷没有让大家伙吃,原是早有了戒心了。老爷将若大个家业全部托付给了少爷,果是有道理的。老爷识人真的是准呢!"吴超说道。

"这回好了,有了少爷坐镇,路途上当不会再有强盗敢对我们怎么样了。"一名家丁兴奋地道。

"惭愧啊！临走的时候，和叔再三交代我等一定要保护好少爷，现在却是少爷在保护我们大家伙。"王柱那边摇头道。

"此行人多行李重，被强盗注意上倒也说得过去。只是花娘子如何知道我们是去山东呢？并且亲自出马。按她现在的身份，用不着亲自现身的。几百名盗贼一哄而上，抢尽了事。如何又大费周章，假扮路人同行呢？也未必是昨晚在万隆客栈我的甩袖针惊了她。即便有此缘故，也用不着她这般下力气的。"李千坐在车中，心中迷惑不已。

"难道说此番她的目标不是我们车载的这些金银，而是另有目的？可是探得了我现在的身份？若如此，她不会罢手的。"李千心中一凛。自己身后富可敌国的财富，足以令任何人不择手段来谋取，尤其是自己在元氏帝国中根基还未稳固。旧主已逝，他这个新少主，没有任何背景和来历，是可以被轻易换掉的，而且不会有人来追责。早在扬州之时，李千已是隐隐感觉到了一种危险的存在。所以急着离开扬州回山东省亲，其实也是一种无奈和对危险的逃避。此番与江湖巨盗花娘子遭遇，应该不是偶然。这个时候，李千才意识到了自己目前所面临的危机是多么的严重。

"富贵险中求！况且已到手的财富，岂可轻易与人。那样也有负义父对我的一番情意。为了义父，我也要守住他一生辛苦创下的家业。"李千心中决然道。

"吴超，叫大家加速前行，务必在天黑之前赶到集镇上投宿。"李千掀起车帘，对车外吩咐道。

"明白，少爷！"吴超应了一声。

第二十二章　阴谋

傍晚时候，一行车马终于赶到了一座有着几千户人家的大镇子。寻了家丰利客栈投了。

就在吴超引了李千到一间上房刚要坐下的时候，但听得门外有一女子的声音道："李千公子，我家主人有请公子赴宴。"

李千闻之一怔。

吴超开门看时，门外站着一名青衣环髻的侍女。

"你家主人是何人？"李千讶道。自己初到此地，未曾有熟人的。

"公子去了，一见便知。"那侍女应道。

"不明不白的酒席，我不会去的。"李千说道。

"这个……我家主人是……"那侍女朝屋中桌子上摆设的一盆兰花指了一下。

"花……"李千一怔之下，立时意识到了什么，脸色微变。

吴超那边也自知请李千赴宴的人是谁了，忙阻止道："少爷，切不可过去。"

李千稍犹豫了一下，说道："不妨，在荒郊野外的路途上，我都不怕她，在这里又惧她何来。若是不过去，倒是令她笑我胆小。"

"前面带路！"李千出了房间。

那侍女见之一笑，前面引了李千转至对面的一间客房中。

李千一进房中，便觉香气扑面。一桌子酒菜摆在那里，旁边罩有纱帐，里面坐着一女子。随闻琵琶声脆，激昂音起。浪涛拍岸，激起无数水花，如珠散玉盘……

接着声消音止，纱帐两侧拉开，白衣素裹，一美貌冷俏的女子笑吟吟走了出来，正是那花娘子花凤娇。

"这才有个大家闺秀的模样！"李千点头赞许道，"比跃马扬刀的样子中看多了。"

"驰马天下，快活江湖，才是人生的乐趣。一辈子闷在阁楼中又能有什么出息。不过，你喜欢我这个样子吗？"花凤娇笑道。

"不喜欢！"李千摇头道，"这终不是你的真实装扮，故作雅致而已。怎么也脱离不了江湖绿林匪盗的习气。"

花凤娇听了，不由得哼了一声。

"本姑娘今天请你饮酒，你却也不说几句好听的来。"花凤娇嗔道。

"为何请我饮酒？要知道，你我本不是一路人。"李千应道。

"你又是哪路人？"花凤娇冷笑了一声道，"一个穷小子夸下海口去医大户，病不仅没有为人家医好，连病家的性命都没有保住。却是撞上了狗屎运，得了个泼天的富贵来。可就得意忘形了吗？"

李千闻之，一惊道："你果是探得了我这边的一切详情。"

"本姑娘从不做没有把握的买卖。"花凤娇笑道，"你以为我真的在意你现在车上的那些金银吗。虽可令人得一小富贵，却分毫未放在我的眼里。本姑娘能亲自出马办的事，都是大买卖。你的运气好，但是胃口不能太大，否则消化不了的。总要为大家分一杯羹的，吃独食的事，可不成啊！"

"你错了，我所得的不是赃物，所以与你们分不得赃去。"李千说道。

"赃物！"花凤娇冷笑道，"天下间又哪里没有赃物。我们是民匪，但却有着更狠的官贼。官贼是堂而皇之地盗取百姓之物，天下之财。我们不过是再从他们手里抢出一些真正的赃物罢了。"

"李千，你也过于天真了。"花凤娇随后笑道，"你真的以为可以执掌扬州富商元柏杨送给你的一切吗？要知道你撞上的这个大运，不知惹得多少人眼红呢。莫说相干的人，就是不相干的人，也急切地盼望着你能出事。即使令那些相干的人将你的财富瓜分了去，那些分毫不得的不相干的人也自会心安理得些。他们容不得一个穷小子乍富。"

"你应该也是一个不相干的人。也是一个容不得别人得了好处的心胸狭隘之人。"李千冷声道。

"你错了，本姑娘这回可是一个相干的人。"花凤娇笑道，"因为有相干的人请我做此相干的事。"

"什么人请你？"李千闻之一惊，这个花娘子果然是有人专门请她来对付自己的。

"这就与你不相干了。"花凤娇笑道，"你若想知道也可以，以你一半的身家来谢我如何。"

"对方出了多少价钱？"李千问道。

"元柏杨原来在江北的所有商号铺子。现在也可以说是你的。"花凤娇说道。

"将不是自己的东西许诺于人，倒是够大方的。"李千冷哼道。元柏杨曾向李千明示过他的资产。江北之地的商号可占他全部资产的三成，另七成都在江南。

"对方出了这么大的价钱，想请你对我如何？"李千说道。

"当然是取你性命了。"花凤娇说道，"少东家在路途上遇盗抢劫，被害身亡。你又没什么来历，自然无人会顾及你的死活，然后那些相干的人便可坐地分赃了。"

"主意倒是不错。"李千应道，"不过我的命不是随意就能取了去的。看来花娘子告诉了我这些，是有志在必得之意了。"说话间，手中已是袖里扣针。

"我若杀你，在黄风岭的时候就动手了。"花凤娇说道，"你的针再厉害，也是双拳难敌四手。况且，你的针也未必能伤得到我。我的本事，你也是未曾见识到呢。当时我不与你为难，乃是敬重你是一个汉子。如果在万隆客栈，你拒绝了一个寻求保护的弱女子并入你的队伍中，你可能也活不到现在了。是你的一点善意救了你和你的人。"

"这说明，好人还是有好报了。"李千说道，也自松开了袖里扣着针的手。

"这句话偶然取效而已，更多时候是害人的。"花凤娇说道，"也就是你遇上了我。若是遇上他路人马，就是你曾施援手救过他们的性命，也一样会取你的项上人头。因为你命太贵重了，可令人富贵三世。知道吗，我这边收取你性命的定金，就有一千两黄金之多。这样的价钱，可以令任何人做出任何事来。你也不要怪他们，虽然和你本无仇，但是他们做的是买卖。"

李千听了，袖里又暗自扣针在手。

"那么，你现在到底想对我怎么样？"李千冷声道。

"不怎么样，就是想请你饮酒而已。"花凤娇笑道，"请了。放心，酒菜之中没有下蒙汗药，也没那个必要了。因为，你已是我的掌中之物。"

"看来，你还是要取我性命。"李千说道。

"除非你能舍一半的身家与我。"花凤娇笑道。

"这不可能。"李千说道，"非我贪得无厌，而是我答应义父，要为他守护住一生辛苦赚下的财富。更不能用此财富助纣为虐。"

花凤娇冷哼了一声道："你若不舍一半去，怕是另一半也守不住呢。"

"那也没办法。"李千说道，"即使身死，也不能在我的手中将此财富易人。"

"也是个要钱不要命的人！"花凤娇摇了摇头。

"两回事。"李千说道，"我这是为义而守财，不是为了自己的利而守。"

"都一样，说得好听些而已。"花凤娇摆了一下手。

"好了，你且坐下，陪我饮酒，然后一起商量下，下一步怎么办。"花凤娇持杯斟酒，让请李千。

李千听了，犹豫了一下，也自坐了下来。他知道，这个花娘子能和自己敞开了来说，暂时当无恶意。对方所求的不过是财而已，自己一定要找出那个重金请她的雇主。既然对方是为了财而来，也就有商量的余地。不过想以此敲诈自己一半的身家，那是痴心妄想。不是自己不舍，而是不能。那等于是用一笔巨额财富支助了一伙无法无天的强盗，天知道他们能做出什么事来。这是一场鸿门宴，是要和对方谈判的。

花凤娇见李千坐下了，已是有妥协的意思，不由得意地一笑。

"我的建议你考虑一下。"花凤娇让请了一下李千，先干为敬。

"莫说是送你一半，就是江北那些商号铺子，你也休想拿到手。事已至此，我且送你五千两黄金，说出雇请你的人来。然后你罢手退去，从此两不相干。"李千说道。

"什么……"花凤娇一口酒喷了出来，皱眉道，"你这个穷人家的孩子，果然是没有做过大买卖。你打发叫花子呢。五千两黄金和你真正拥有的财富比起来，不过是九牛一毛。"

"那些是别人的，不是你的。你能得到这些已经够可以的了，不可贪得无厌。"李千说道。

"你是真糊涂还是假糊涂啊！我花凤娇能在这里摆酒请你商量此事，那可是破天荒的事，从未有过的。你竟然和我讨价还价起来。要知道，我若做掉你，是轻而易举的事。自会得到江北那些商号铺子，从此可以过上一个富家人的生活，不再过那种江湖喋血的日子了。当然了，我若见哪个狗官和为富不仁者不顺眼，也可暗里教训他一下。你现在的态度是什么啊，完全不领我的人情啊。"花凤娇大为不悦道。

"我是一个不愿受人威胁的人。"李千说道，"宁为玉碎，不为瓦全！"

花凤娇听了，望着李千好一会，突地一笑道："你这个人，还真是特别得很，与众不同呢！放心好了，我不会取你性命，也不会再为难你。黄风岭上我说过的话是算数的。你有没有想过，可以通过一个好的法子，不仅不会令我取走你那一半的身家，而且我还会协助你除掉那个雇请我对付你的人。同时呢，你还可以令一个江湖大盗洗心革面，弃恶从善。"

李千听了，于是道："不知是何良策，还请赐教？"

"花娘子你不是叫不惯吗，那就直接叫娘子好了。"花凤娇说到这里，脸色一红，低了头去。

李千听了，已是明白了对方的意思，是要强迫自己娶她这个江湖大盗为妻呢。

"断无可能！"李千起身道，"你勇气可嘉，敢说出心中所想，全无那般小儿女的作态。我也敬你是个女中的豪杰，但是在下不能从命。"李千知道，若是娶了这样一位江湖大盗，稍有不慎，则有可能将义父一生的心血毁于一旦。元柏杨曾告诫过李千，为商之道，要谨守两点：一是不参与政事，二是不结交匪人，这样可少有奇祸。

"你嫌我是个强盗吗？"花凤娇也自拍案而起，愤怒道，"你和世人一般的庸俗势利，以为我会连累你吗？影响你享受富贵吗？盗亦有道，我花凤娇专取天下不义之财。在你眼中，如何就成了万恶不赦之人了。"

李千一时语塞。

"送客！"花凤娇随又呵道。

李千便自转身离去。

"李千，我会让你改变主意的。"花凤娇站在那里，气鼓鼓地道。

回到房间，李千坐在那里，心中隐感不安。在各商号中，有影响力的人应该是那几位大掌柜的了。一定是其中的某个人不愿看到一个陌生的人接管下元家所有产业，故起了谋害自己的心思。花凤娇倒也坦荡，说出了事情的真相，唯没有透露这个幕后主使来。

现在自己身份特殊，已是惹得许多人眼红。这个时候是不能发生任何意外的，更是不能与江湖强盗扯上关系，否则有通匪之嫌，予人口实了。这世道，雪中送炭的人少，落井下石的人多的是。官府倘若追查起来，麻烦得很。

"逃避也不是办法，待回到山东老家看过父母，住上几日之后，必要尽快回到扬州，主持全局。这期间万不可令人钻了空子。"李千想到这里，叹息了一声。

一夜无话。

第二天一早，李千令人整顿好车马，准备上路。抬头望了望花凤娇的房间，见里面没有动静，当是在昨晚就离开了。

"李公子。"这时钱力从旁边走了过来。从怀中掏出一面绿色小旗，上面绣有一团粉色花朵。上前递与李千，说道："这是我家主人的令旗，奉主人之命送与公子。插在车旁，一路自无人敢来惊扰。否则前行，遭遇上他路人马会造成误伤的。"

李千听了，只好接过，倒也对那花凤娇暗生感激。

钱力随后拱了拱手，转身去了。

一路行来，果然再无盗贼惊扰。

这日傍晚时候，李千率了一行车马进入了莒县城内。离家几年了，免不得感慨万千。

李千回来的当晚，先行接了父母入那宅子住了。他这边接着去见了叔叔李同。待叔侄见面，李千一拜倒地，哽咽得说不出话来。要不是他这个叔叔当年多些见识，强行送自己到安顺堂，又哪里会有自己的今天。

那李同忽然见了一身衣着光鲜的李千，以及门外一溜车马随从，还以为是做梦。待看清了李千的面目，不是他的那个侄儿又是谁。激动之余，上前抱住道："好侄儿！你这是在外面发了财吗？"

李千点了一下头，感激道："侄儿终不负叔叔厚望，现在凡您所能想到的，侄儿都带回来了。现已于城内购了宅子，城外还购有几片田地，此番请叔叔和婶婶过去与父母他们同住的。父亲不识字，管不得事来，日后这家里的一切，还需叔叔照看着。"

"好好好！咱自家的事，我不去管又能让谁人来管。"李同一时间激动得老泪纵横。

李同夫妇随李千进入新宅，这才知道前些日子外乡来的一富户所购本县城最大的宅子，原来就是李千指使人做的。惊讶之余，更是惊喜万分，至于李千现在到底有多少身家，也自不好过问。只知道李家从此几辈子都吃穿不愁了。

第二天一大早，李千寻了一件旧衣衫，仍旧扮作原来的落魄模样，提了一包裹，来到了安顺堂。

那王成顺正在屋中坐着，等待病家上门。忽见进来一年轻人，朝他深施一礼道："师父安好！不成气的弟子李千见过师父。"

"咦？"那王成顺先是一怔，见李千还是原来的模样，以为是在外面混不下去又回来了，坐在那里未动，冷声道，"是你回来了啊！可是学有所成啊？拜了几位名师啊？"

"弟子无能，竟自一事无成。"李千站在旁边，低头愧疚道。

王成顺见了，倒也缓了口气道："日后有何打算啊？不成的话我荐你去临沂的朋友药行那里做个学徒，也可混口饭吃的，毕竟你以前在我这里能辨识些药材来。"

李千听了，笑道："谢谢师父还对弟子有这个心思。暂且不用了，弟子已另寻了营生。这次来就是看望一下师父，别无他意。这点小礼物，不成敬意，还请师父收下。"李千说着，提了提手中沉甸甸的包裹。

王成顺见了，以为是李千为他买来的吃食，不以为意地朝旁边柜子内一指道："放那里吧！你倒还有这个心意。"

李千放了包裹，见再谈下去也无甚意思，便躬身一礼道："弟子还有事，就先行告退了。"

王成顺一摆手道："你去吧！混不下去时，可再来寻我。"

李千听了，一笑而去。

不一会，见王成顺的那个侄儿王民兴冲冲地跑进来道："叔，听说那个李千回来了。还发了大财，将城内最大的那座宅子都买下了呢。现在满城都在哄传此事。"

王成顺冷哼了一声道："凡事都要眼见为实，就他现在的模样，吃饭都没个着落，还发了财呢。"

"我说的是真的，叔。"王民说道，"有人昨晚亲眼见到李千带着好多装着金银的车马进入了那宅子。"

王成顺不以为意："他必是卖身于哪个大户人家为仆了。我说呢，怎么回来了，原来是与东家一起回来的，刚才还过来送了些礼物与我呢。"

"李千来过！还送来了礼物？"王民一怔。

"放那呢！应该是什么吃食，也必是从主人家那里私下倒腾出来的，拿来与我送个人情。我倒以为是他自家买的呢。"王成顺指了下那柜子。

王民见了，忙上前去拿那包裹。一拿未动，讶道："什么东西这么沉？"而后用力捧于王成顺面前的桌子上。待打开来看时，那王成顺叔侄二人自是目瞪口呆。原来那是一包的金银之物……

却说杨文这日回到家里，见了林芳便说道："和开儿在安顺堂一起习医的那李千回来了。应该是在那里掘了宝藏，回来前便将城里最大的宅子以高价买下了，迎了父母去住了不说，还将当年曾资助过他的叔叔李同夫妇两个也一起迎了去同住。这孩子真是出息了呢！"

林芳听了，讶道："原来是那个李千啊！当年和开儿可是最要好了。也是这孩子争气，为父母挣足了脸面回来。"

林芳随又笑道："不过你也莫要羡慕人家，我们的开儿不也在外面混得风光。尤其是在京城，不仅为公公婆婆的旧案昭雪，还讨回了杨家在京城的老宅，最长脸面的是皇上御赐他太医郎的五品官职。昔日消息传回来，全县轰动呢！县衙里的那一干老爷们，哪个没有来家贺喜过，这才是为祖宗挣得脸面呢。还有啊，开儿结拜的那个义妹枣儿，模样长得真是令人心疼呢！虽然她那日是自己一个人回来，却也是带回来了万贯家私。至今我都不相信开儿有这个能耐，还以为他在外面做了不法之事。后来三哥来家证实了此事，我心才安。"

杨文叹息了一声道："开儿这孩子也不知是怎么想的，那日快到家了，却又走掉了。"

"枣儿那孩子不是解释过了吗。"林芳说道，"开儿习艺未精，所以不敢回家拜见我们。这才是我们真正的开儿呢，若是换作了别家的儿子，有了这般荣耀，早就衣锦还乡显摆了。"

"我也是想他呢！"林芳不免现些惆怅来。

"也……也不知他和那陆家的姑娘如何了，至今还无消息传回来。"杨文犹豫了一下，说道。

"都是你当年做的好事！"林芳哼了一声道，"你当年的情人因爱生恨，竟将开儿扣作人质。若不是枣儿回家来问出实情，还不知那边生出什么事呢。"

杨文忙道："当年的事我不是和你解释过了吗，现在还拿这事来奚落我。"

"当年早知你已情落他处，我又何必和你成亲呢。现在倒好，你盼望着我们的开儿为你重续旧情，还要入赘陆家。你可知我心里的感受。"林芳泛了醋意道。

"我……我也仅是出一个主意罢了，事情能不能成还要看开儿和那陆家姑娘的心思。现在没有消息传来，怕是也成不了了。"杨文颇为遗憾地说道。

"成不了最好！免得日后看到这个儿媳妇，就会令人想起那个周玉琼来。况且他们若真是成了亲，你岂不又有机会和那周玉琼见上面了。人家现在是个寡妇，你也有机可乘呢。"林芳免不得尖酸道。

"你又来了！"杨文有些懊恼，起身甩袖欲走。

此时忽闻门外传来一阵敲门声。

"谁啊？"杨文借故去开院门，起身去了。

"你现在倒还怨上我了，谁叫你当年隐瞒我呢。若不是开儿碰巧遇着，泄了身份，让那个周玉琼认出来，还不知当年你也是个浪荡子呢。"林芳坐在那里埋怨道。

其实世间再好的女人，也容不得男人用情不专，唠叨几句，也是在所难免的。

杨文去开了院门，不由一怔。门外站着一名锦衣的年轻公子，瞧着虽有些面善，却是一时间想不起是谁来。在此人身后，跟随了一行家仆，抬着八箱的礼物。

"可是杨叔叔，侄儿李千有礼了。"那锦衣公子俯身便拜。原是李千到了。

"哦！你是李千！"杨文这才认出来，忙上前将李千扶起道，"李公子切莫施此大礼。"

"应该的！"李千一拜而起，笑道，"今日来家，特意看望一下叔叔和婶婶。顺便也打听一下杨开师弟的下落。"

"你真是有心呢！快快里面请。"杨文忙将李千让进门内。

李千回身招了招手，赵直便指挥仆人们抬了八箱礼物进了院子。放下礼物后，赵直一挥手，仆人们便都静声退了出去。

林芳在屋内望见家里来了一群人，又运进院里一些大箱子，不知怎么回事，也忙出来查看。正好与李千遇上。

"婶婶，请受侄儿李千一拜！"李千远远望见，当头拜倒。

"是李千啊！"林芳惊讶道。

"婶婶！"李千此时感激地道，"当年我外出学艺时，还是杨开师弟从婶婶这里讨来三两银子送我，作为远行的盘缠。此恩终生难报，且再受侄儿一拜。"说完，跪地又拜。

"使不得！使不得！"林芳忙上前将李千扶起来，说道，"你现在可是当家的老爷了，再行不得这般大礼了。"

李千诚恳地说道："婶婶言之差矣！在杨叔叔和婶婶面前，李千这个礼永远都要行的。"

"李千啊！还是屋里说话吧。"杨文那边笑着让请道。

屋中落座，林芳望着院中摆放着的八只大箱子，忙说道："李千，你来便是了，如何送了这许多东西来。"

李千笑道："这是侄儿一点心意，不成敬意，还请叔叔婶婶收下便是。对了，听闻杨开师弟也外出学艺去了，现在师弟可有消息？"

杨文应道："倒是往家里捎回来两次信，现在又不知去了哪里呢。"

"哦！原是这样。"李千听了，颇感失望。而后说道："不妨，我在家歇上几日也要走的，日后自会打听杨开师弟的下落。我盼望着与师弟相见的那一天。没有师弟当年的鼓励和支持，就没有我李千的今天。"说着话，李千也自动了感情，显得有些激动。

林芳见了，也自感动道："杨开能有你这个师兄和朋友，我们也感到很高兴呢。当年你俩一起在安顺堂从师学艺，就要好得很。现在也都各有出息了。这是你们自己努力的结果，也是县里的风光呢。"

李千应道："婶婶过奖了。我也仅是捡了个富贵而已，远不及杨开师弟。刚刚听闻师弟京城内得天子召，御赐太医郎。这才是光宗耀祖的大好事，我自愧不及师弟万一。"

"过谦了！"林芳自是呈些得意道，"县里出了你们这两个孩子，也是家乡人的风光。"

聊了一会，李千这才起身告辞。杨文和林芳夫妇送了出来。

待送走了李千，合了院门，林芳回身望着地上那八只礼箱，感叹道："这个李千，富贵了，倒也不忘恩呢！开儿这个朋友交得好！"

李千在家里仅住了十余日，因心中有事，便辞别了父母、叔叔，率了赵直等人南行赶回扬州。

第二十三章　琴之谋　雅之计

因有了那面花凤娇送的小旗，一路行来极是顺利。这日便已到了扬州城内，回到了元家老宅。孙和上前接了，令人解马卸鞍，又令人备了酒宴，为李千一行人接风洗尘。

席间，吴超、王柱等人将路上的一番奇遇，添油加醋地说了一通。府中上下人等听罢，无不惊异。对李千又自刮目相看。

酒席后，李千将孙和唤到自己房中，对他说道："和叔，现在我们的人中有人开始在算计我了。重金收买强盗欲要置我于死地，好在我命大，避开一劫。"

"什么？"孙和惊骇道，"少爷是说我们内部有人要谋害少爷，那伙强盗的首领花娘子就是被收买的？谁人能有这么大的胆子？"

李千摇头道："此人是谁，目前还未知。有能力运作此事的人，也就是那几家商号的大掌柜了。我想这么办，将那几家大商号的各大掌柜互相调换。同时开始查账，看看近期是否有大笔黄金被动用。这样可以令他们暂时失去调动大宗银子的权力，又可以查出调用那笔黄金收买强盗的人。"

"好，我明天即刻按少爷吩咐的去做，一定要将这个人查出来报官严惩。只是不知这些重要的消息少爷是从哪里得知的？"孙和讶道。

李千道："强盗中也有贪财的人，花些银子，自然可以得知这些消息了。"

李千这个时候，除了赵直，任何人再也信任不得。

"少爷高明，谋害少爷的人能收买强盗，少爷也能收买下强盗获知消息。"孙和应道。

"对了，少爷。按照旧列，东家出门归来，扬州一地各大商号的掌柜是要在八仙居酒楼设宴为东家接风洗尘的。到了少爷这里，规矩也变不得的。明日还请少爷去八仙居赴宴。"孙和随后说道。

"好吧！既然有此规矩，我明日去就是。也许谋害我的人就在这些人之中，顺便探探他们的虚实。"李千应道。

"那好，我现就令人通知城内各大商号的掌柜们做准备。明日午时，我陪同少爷去赴宴。"孙和说完，转身去了。

"义父，你留给我的不仅是一笔巨额财富，而且也是一块极为烫手的山芋。我若是接不住它，便有可能会要了我的命去。"李千望着窗外感慨道。

第二天一早，李千起床用过早茶后，便开始准备去八仙居赴宴。

"少爷!"赵直从门外匆匆走了进来，手中持了一封信。

"什么事?"李千问道。

"有人在门外递给我一封信，要我一定亲自交给少爷，说是事关重大。"赵直说道。

"哦! 拿来我看。"李千听了，忙接过那封信，拆开看时，里面一素笺，上书两行字：八仙伏鬼，小心刺客。在底部描绘有一朵简单的梅花图案。

"一朵花? 是花娘子示警!"李千惊讶道，"今日午时的八仙居宴会上伏有刺客，这说明谋害我的人一定就是扬州城内那几位大商号掌柜中的一个了。花娘子又如何知道这个消息的? 由此看来，她已经身在扬州了。不达到目的真是不罢休呢。"

"少爷，八仙居伏有刺客，宴会不能去了。"赵直惊慌道。

"不行，必去不可，否则如何查出那个幕后主使之人。应该是此人发现收买花娘子失败后，开始狗急跳墙了。再不除掉我，各商号开始大查账，也会查出私下调用那笔黄金之人。"李千说道。

"可是如何防范那些潜伏的刺客杀手? 如果是近身突袭，防不胜防啊! 少爷的飞针也自施展不开的。"赵直说道。

"这倒是个问题。"李千眉头一皱。

"不行我带吴超和王柱师傅他们这些人去，只有这些人才最可靠。令他们围在少爷身边，不让任何人近前。"赵直说道。

"这样会打草惊蛇的，也会让那些人轻视于我。"李千说道。

"这样吧。"李千说道，"你现在就令王柱他们在八仙居内外彻查一遍，然后在宴会开始的时候，守住房间的门，不令生人靠近。我这边也会加倍小心的。总之，我不会令任何人接近我五步之内。"五步之外，才是李千甩袖针最佳的射击距离，也只有在这个距离上才能产生相应的威力。五步之内的突袭，是令人猝不及防的。

赵直听了，应了一声，转身匆匆去了。

这时孙和走了进来，说道："少爷，可以走了吗? 轿子已备好。"

李千故作轻松道："和叔，那我们就走吧。"

在一众家丁的护送下，李千、孙和乘了轿子朝那八仙居而来。

不多时，便到了那八仙居酒楼前。只见扬州城内几大商号的掌柜已是在恭候了。武师王柱率了家丁把守着正门。

见李千下了轿，那王柱上前拱手道："少爷，酒楼内外已仔细查了个遍，放心赴宴就是。我等守在门外和楼下各进出口，任何生人都进不来。"

李千听了，满意地点了下头。

就在这时，忽听得酒楼内呼呵声起，接着便传来一阵兵器交锋的声响，随见数名黑衣蒙面人被摔出窗外，尸体落在街上。

孙和及几位掌柜见状，俱是色变。

"哪里冒出来的？保护少爷！"那王柱见了，大吃一惊。

此时，酒楼内已是无了动静。

"进去看看。"李千手中扣针，先行跑了进去。

此时酒楼内的一些伙计正站在楼下朝楼上好奇地张望着，还不知发生了什么事。

李千沿楼梯上了楼，再看时，自是一惊。十几名黑衣蒙面人倒在了几个房间的地上，此时全已毙命。显然这些潜藏在酒楼内的刺客们，是另外遭到了高手袭击。

"奇怪啊！他们是从哪里冒出来的。"后面过来的王柱惊讶之极。

"少爷，还请回府，这里会有人和官府沟通处理的。"赵直忙上前说道。

李千点了一下头，转身而去。

惊惶失措的孙和陪着李千回到了元府。

"和叔，这是怎么回事？"李千进入客厅后，坐下来问道。

"少爷。"孙和上前应道，"应该是有人走漏了少爷赴宴八仙居的消息，那个想除掉少爷的人便安排了杀手过来。只是没想到被另一路来历不明的人给除掉了。"说着话，孙和抹了一下脸上的汗水，适才八仙楼外，事发突然，自将他好吓。

"好了，出了这么大的事，官府也会派人来查看的。和叔，你就去处理一下吧。我累了，想自个休息一下。"李千摆了下手。

"那么少爷先歇了吧。老夫告退。"孙和说着，转身去了。也许是未注意脚下，出门时，险被门槛绊倒。忙又扶住了门框，脚步不稳地去了。

屋内的李千见了，眉头皱了一下，感觉孙和今天的神态有些反常。

"是什么人帮我除掉了那些刺客？那些刺客都是高手，藏得极是隐蔽，王柱他们竟然都未能搜查到。我若是进去，当是有进无出了。"李千此时也自惊出了一身冷汗。

忽有种熟悉的香气扑鼻而来。李千一怔，转头看时，却见那花凤娇站在里间门内，朝自己微笑。

"你是怎么进来的？"李千见之，一惊而起。

花凤娇笑道："别忘了，我是江湖大盗，什么地方去不得呢。我已经警告过你了，想不到你仍旧前往八仙居。你府上的那些笨蛋，酒楼内藏着那么多人，竟然一个也发现不了。你若是进去，还有命出来吗。没法子，我只好替你处理了。"

"原来是你暗中相助！"李千惊讶之余，忙拱手一揖，感激地道："谢谢了！"

花凤娇冷哼了一声道："我救下了你的命，就这样谢我啊！另外，就不怕我这个江湖大盗坏了你的名声？"

"说句实话，在这之前，我对你还有所顾虑。现在是真心的感谢！"李千真诚地说道。

"这句话嘛，还有点人情味。"花凤娇得意地笑了一下。

"那个人请了这么多的高手来刺杀我，倒是下了血本。为免再生意外，还请花娘子告诉我那个人是谁。"李千说道。

"现在这座宅子里，除了你，还有谁能动用大笔的银子行事。"花凤娇笑了一下。

"你是说……"李千脸色忽然大变道，"是和叔？"

"不错，就是这个老主人的管家。"花凤娇说道，"他见一个外乡的陌生人，竟然在一夜之间继承了老主人的全部家产，自令他徒生恨意。本来他的老主人元柏杨命不长久，他就等着坐收渔利呢。没想到被你半路横插进来坏了他的计划……"

"有人来了。"花凤娇忙隐身进了里间屋子。

"少爷！"吴超惊慌地跑进来说道，"和叔他……和叔他……"

"和叔怎么了？"李千急忙问道。

"和叔不知道为什么在自己的房间内上吊自杀了。"吴超一脸茫然地说道。

"他竟然上吊了！"李千听了，大感意外。

"可能是他太过想念义父吧，毕竟一起生活了大半辈子。吴超，令人将和叔厚葬。"李千站在那里，淡淡地说道。

"是，少爷。"吴超领命去了。

"这叫畏罪自杀！"花凤娇从里间屋子踱步出来，说道，"他两番算计于你，都失败了。知道事情即将败露，所以一死了之。你的心肠倒也厚道，没有揭发他，又令人厚葬他，也算是对得起他了。"

"毕竟他侍候了义父多年，一时想不通做错了事。人既然已死，再追究又有何意义呢。"李千叹息了一声。

"好了，这个主谋已死。现在应该谈谈我们的事了。"花凤娇说道。

"你良心未泯，没有被人收买害我，这次又救了我。你说吧，要多少银子。只要保证不用这些银子做不法之事，要多少，我都给你。"李千说道。

"一半的身家。"花凤娇笑道。

"这不可能。"李千摇头道，"你还是说个实际些的数目吧。"

"你是个说话不算数的人。"花凤娇嗔怪道，"你刚说过，我要多少银子你都给，现在要你一半身家，又自不舍。出尔反尔，非大丈夫所为。"

李千笑道："你的要求太过分。我的一半身家，目前无法给你折算出银子来。"

"哼！又一个为富不仁的人。真的以为我喜欢你的那点银子吗？这些年来，我率兄弟们劫官抢富，各地已是积蓄下了不少于你半个身家的财富。"花凤娇说道。

"那你还要那么多银子干嘛。"李千笑道。

"好玩啊！钱多又不咬手。"花凤娇说道。

"对了，你若是愿意，我便携带了那些财宝做了嫁妆，连人及物，都与了你吧。"花凤娇半是认真半是玩笑地说道。

"你又来了。"李千起身道，"你对我的恩，我不会忘记。但是这件事……"李千摇了摇头。

"哼！看不起我不是。李千，总有一天我让你跪地求我。"说话间，愤怒的花凤娇身形已飘出室外，纵身上房去了。

"对不起，我现已身不由己。我不能辜负了义父托付家产之恩。若是在来扬州之前，便与你去了。"李千站在那里，怅然若失。

此时此刻。

杨开站在一座破旧的古长城烽火台上，远望群山，心中尤自感慨。自幼便开始习医，初以为读尽天下医书，便可以成为一个好的医者，而现在看来，并不尽然。纵使明脉、辨药、知理，而临证之际，仍旧有许多令人费解之处。

机缘偶遇，得拜明师，悟习太素神脉，虽是指下渐明，也仅限于切法而已。至于望、闻、感之法，仍旧心中未了，少知其意。还有药理，由于《汤液本经》的影响，医书中所载的药性，似乎还不能尽释其药性本义。当然，这些对杨开来说，也仅是眼下的部分疑问而已，最为重要的，乃是他感觉对人之本身这个生命体的无知。血肉之躯，何以能呈现出如此神奇的诸般太素脉象来？天人之间那种更为神奇的感应，也即那种天人合一的境界，实在是现在的自己所不能了解的。病机一现，气机以应，神机而感，这其中又隐藏着怎样的天机？

"自身不明，又何以知天？"杨开自是摇头一叹。

杨开此时忆起《大医要术》开篇之语《大医习业》所言：凡欲为大医，必须谙素问、甲乙、黄帝针经、明堂流注、十二经脉、三部九候、五脏六腑、表里孔穴、本草药对、张仲景、王叔和、阮河南、范东阳、张苗、靳邵等诸部经方。又须妙解阴阳禄命，诸家相法，及灼龟五兆，周易六壬，并须精熟。如此乃得为大医。若不尔者，如无目夜游，动致颠殒。次须熟读此方，寻思妙理，留意钻研，始可与言于医道者矣。又须涉猎群书，何者？若不读五经，不知有仁义之道；不读三史，不知有古今之事；不读诸子，睹事则不能默而识之；不读内经，则不知有慈悲喜舍之德；不读庄老，不能任真体运，则吉凶拘忌，触涂而生。至于五行休王、七耀天文，并须探赜。若能具而学之，则于医道无所滞碍，尽善尽美矣。

"欲成就大医之道，必要博学诸家群术，更要灵思妙悟，无所滞碍才行。然人之精力有限，便是穷极一生，百年内不做他事，也难阅尽汗牛充栋的天下书籍，又哪里有机会为人医病去。况且便是读透天下群书，也仅是理尽而已。古人所谓'知天之道，执天之行，尽矣！'书读尽时，仅得理尔，知道而已，终不能得道。庄老之学，可任真体运，却未能说得明白，如何去'任真体运'？儒家之道，也仅尽理而已，佛门、道家，倒是有指人入道的门径。其实医道亦然，《大医要术》里不是说了吗：医乃仁术，济世活人之本，入大道之门。医内也能得道！"杨开心中自是一动。

此时杨开不由想起了少时闯入家门，执意要带他去出家修道的那个云游道士玄真子来，摇头苦笑之余，点头道："成仙得道，也无非是修炼精、气、神而已，医家也最重于此，只不过是医家少有工夫修炼自身罢了。或有自修者，也不与人知。嗯！能明了自身的精成、气化、神之往来，也便能知晓病之何以生，又如何去了。这些道理《归真图》上说得最是明白，可是目前仅看到了两幅，若是三十六幅《归真图》尽行观得到，医家大秘也自是明了了。归真、归真，归于本真，而不是去修出来的，看来人体的这些个'真'本来就有的，只是以修的方式令其呈现出来而已。"

"人身中为什么有这些个不为自家所知的'真'，这些真正的人体之秘又是被先圣们如何发现的呢？仅是读书是不能参悟出来的，况且这些真正的东西书中也少有记载。看来人体之秘，天地之机，都是不能轻泄的。"杨开又似有所悟。

"神之动者为意！意起而气行，气行则精生，无形而至有形。医者意也！意感而神通！如是而已了！"杨开感慨了一声。

"哥，原来你在这里啊！"枣儿沿着城墙寻了过来。

见是枣儿，杨开忙从烽火台上下来，迎了上去。

"哥。"枣儿走过来说道，"我已备好了出关的马匹和必需之物，并且也找好了一商队搭伴同行。可是出关要有通关谍文的。这个我们暂时没有，不过没关系，我正在使钱办理。这几天也就有消息的。目前不知关外发生了什么事，商队都不放行了，说是要等候几天才能开关呢。"

"这么麻烦。"杨开摇头道。

"这是出关啊！比不得关内任意来往。况且走这边的关口还便利些，要是走山海关就难了，听说那边查得极严，商队都进出不得呢。"枣儿说道。

"那就再等候几天了。"杨开无奈地说道。

兄妹二人随后回到了关内附近一镇子上，在客栈等候消息。

第二天，出去打探消息的枣儿回来后，说道："哥，我们一时半会出不得关了。听说关外几个女真部落正在打仗，朝廷在关外的卫戍驻军劝解不得，只好帮助其中一方弹压另一方，打得很乱。现在所有关口都封闭了，只有官兵可以通行。"

"来得真不是时候。"杨开摇头道，"既然出不得关，暂且处理了已购得的马匹和物品，我们再返回中原好了。"

"那倒不用。"枣儿说道，"马车和物品，在关内的路途上仍旧可以用得着。"

"对了，哥。"枣儿随后神秘地说道，"你猜，我刚才在街上见到什么人了？"

"谁呀？"杨开不以为意地道。

"云姑娘！"枣儿应道。

"云姑娘也到了这里？"杨开闻之一怔，随即是一种惊喜。

"不过还未确定。"枣儿说道，"我仅是看到了一个人的背影，像极了云姑娘。待追上去欲要看个究竟时，她又不见了。"

"唉！原是这样。"杨开失望道，"那必是你看花了眼，认错了人。云姑娘来这边关之地做什么。"

"应该是这样吧！"枣儿说道。

"谁说我不能来这里。"随着一个清亮的声音响起，门帘一挑，进来一名笑吟吟的年轻女子，不是那朱云又是谁。门外隐见有几名精壮汉子警戒着。

"云姑娘！"杨开和枣儿俱是一怔。

朱云笑道："枣儿妹妹没有看错，那个人就是我了。我又跟着你找到了这里。"

"你到这里来做什么？"杨开惊喜道。

"杨开！"朱云望了望杨开，笑了笑道，"你还好吗？"

"我还好！"杨开笑道。

"我的人刚从关外回来，我来这里是听取消息的。枣儿打听得不错，关外女真人那里几个部落起了冲突，打得很是厉害。这时候的确不宜出关。"朱云说道。

"我们也打算返回了。"杨开说道。

"这就好。"朱云点头道，"知难而退，可保无恙。"

朱云又四下看了看，说道："这家客栈太小了，也简陋，土墙泥炕的，你二人应该不适应吧。且随我去了，距离这里不远有个庄子，我和我的人都住在那里。当然了，你们若是不怕有什么麻烦的话。"

杨开笑道："既然是云姑娘诚意邀请，我们去便是。"

枣儿本想阻止杨开，见杨开先说了话，也只好笑道："大哥说去就去了。我们又怕什么麻烦来。"

"那好。收拾一下就随我去吧。"朱云一笑。

杨开和枣儿随朱云一行人出了镇子，就有几个神秘人物过来接了。不多时到了一座小型的庄子，约有几十间房屋的模样。却是隐落在一片树林中，进退极是方便。

进了庄子，有人过来为杨开和枣儿各安置好了房间。

待用过晚饭之后，朱云才来到杨开的房间里。

"云姑娘，有件事我必要和你说的。"杨开随后将自己见过王守仁，和见到那张"独幽"古琴的事向朱云说了一遍。

朱云闻之笑道："'独幽'琴乃是我送与那王守仁的，他倒是不领我这个人情呢，竟然说我惶急不及带走遗下的。我一生中，从未做过惶急之事。要说有，也是在京城中，万般布置后，在等候刘谨那边的消息时，曾有过一些焦虑而已。除此之外，天下事再无能令我手足无措者。"

"如此宝琴，如何丢给那王大人来？"杨开讶道。

"那就说来话长了。"朱云应道，"生死门自太祖皇帝朱元璋建立大明朝之后，便潜伏江湖，不再有所动作。但朱元璋仍为子孙留下了警示。尤其到了正德皇帝朱厚照主政，不知怎么令他看到了朱元璋遗下的关于生死门的密诏。这个年轻的皇帝好奇的性子立时被激发了起来，于是派出大内密探四下侦查生死门的踪迹。他想验证一下，这个世界是否有生死门这个千余年的江湖组织。本来生死门与朝廷相安无事，是他这个皇帝将生死门硬生生激出江湖的，更是他祖上朱元璋多事，死后也念及生死门有可能对他大明王朝造成威胁。"

"世上没有不透风的墙。"朱云接着说道，"生死门组织庞大，即便再严密，也会有所疏漏。也是家父将四通商社发展得过于迅速了，令大内密探们起了疑心，进而查到了我们父女的真正身份。在这种被动的情况下，我力劝家父不若变被动为主动。此时正值家父旧识刘谨在宫内得势，于是故意向他泄露我们已领导生死门的事实。加上曾和刘谨在生意上有过来往，于是刘谨对我们父女信任有加，召至内行厂，以助其力。我们自然顺水推舟，由我代家父率生死门入驻内行厂。皇上和刘谨倒都想借机利用生死门，'变害为利'，但是他们控制不了生死门，于是自然有了以后的事。"

"生死门入主内行厂，原来是这样。我说嘛，你不会助纣为虐的。原来也是情势所逼。"杨开恍然大悟。

朱云说道："这样做的目的，开始时也是想保存已暴露在外的，生意涉及天下的四通商社，暂为此权宜之计。同时也迷惑一下那个自以为精明的皇帝朱厚照，令他误认为对生死门'招安'得逞。不过我们发现，朝中出了一个对生死门威胁极大的人物。"

杨开应道："是王守仁大人。"

朱云道："不错，就是他。王守仁任兵部主事时，就已经在暗查生死门的事了。

此人文武双全，是古今罕遇之奇才。我们本不想对付他，但是他威胁到了生死门的安全。并且王守仁曾上书皇上，针对生死门采取不利的行动。此人若是得志，当是生死门千百年来所遇第一劲敌。于是在我率生死门人主内行厂之后，便示意刘谨陷害王守仁，将他谪出京城，以利于我们在半路上劫杀，除去生死门的心腹大患。这不是谋害忠良，为了生死门，实属无奈之举。"

杨开说道："对于救下王大人，我任何时候都不会感到后悔。就是当时认识云姑娘在先，我也会毫不犹豫地救下王大人的。"

"这个我知道。"朱云笑道，"所以在你的眼中，我这个谋害忠良的坏人当定了。那是因为你没有站在我这边为生死门着想，所以我也没有埋怨你的意思。每个人都有他自己的做事原则。这样的人才是可敬的。"

杨开听了，耸肩一笑。

朱云接着说道："但是没有想到，我率人劫杀王守仁即将成功之时，却意外地被你们甥舅救了去。王守仁在运气极差的时候我们都杀不了他，现在势头正盛，更是难以动他了。此人果是干练之才，接受皇命后，短短数月，就侦得了我生死门江南三大部部分人员的踪迹，捕杀百余人。生死门可谓损失惨重。好在事先有所准备，否则损失会更大的。要知道，王守仁若是借助朝廷力量以毕生的精力对付我生死门，生死门的千余年基业则有可能毁在他的手里。于是，我便开始研究王守仁这个人，以寻找他的弱点。但是王守仁近乎是一个完人，几无弱处可击。不仅文武双绝，更是修身正己。他的学识更是赢得了天下文人学子的拥戴，即使能暗杀了此人，生死门也会失去人心。百思千虑之后，我想到了一条奇策……"

"不会是和'独幽'琴有关吧？"杨开若有所悟。

"不错，此计就是我故意设计留给王守仁的那张唐琴'独幽'。我虽也不舍此琴，但为了生死门日后的安全，便拱手相送了。"朱云笑道。

"那琴内可是设置了机关，王大人若不慎触动时便会伤害到他？"杨开立时一惊。如果真是这样，他会马上找到王守仁告之这一情况的，以令他有所防范。

"那是一个愚蠢的办法，况且以王守仁的聪明才智，足可以转动天轮，这种小把戏岂能伤得了他。"朱云笑道。

"那如何以'独幽'琴对付王大人？"杨开惊讶道。

"以'独幽'琴本身。"朱云淡淡地说道，"此琴音至清至纯，久闻自有独处幽境之感，而令人淡泊寡欲，有出世之想。便是我也不敢弹之过久，以免淡了志向去。王守仁性本清高，虽倡圣人之学，却实有老庄之志。投其所好，抚此琴正好可以为他摒除官场之尘障，雅其心，静其志，不入俗流。久之尤可自绝仕途，而终老林泉。要知道，官场之上，是容不得清高之人的。否则以他的才智，若是处心积虑，用尽一生的精力来对付生死门，生死门则危矣！所以可令'独幽'琴的清纯之音，淡其杀气，和其性情，寡其志向，能达圣人之境最好。"

"这样也行？"杨开闻之惊愕。没有听说以雅敌心性的法子来对付对手的。

朱云应道："王守仁乃为此'独幽'琴的当世知音，天下再无第二人能担得起此琴的清纯之声了。非此人不能拥此琴，非此琴不能施此计，非此计不能断其对生死门的威胁。所以我设的这条雅计，他会中的。便是有人点破此间的微妙，他仍然会中。因为'独幽'琴声可直中其清雅的性情，避无可避，他自也不愿意避。希望他有朝一日能明白我的一番用意和苦心。"

后来果是如朱云所言，王守仁获此"独幽"琴后，大有相见恨晚之感。仕途沉浮与艰险中，常以此琴自娱，清心淡志，执其本性，不与世俗随波逐流，而有后世的"阳明心学"之悟。待宁王朱宸濠反，王守仁起兵擒拿，于武宗南巡之时，献俘钱塘后，借机托病辞归，隐居阳明洞。晚年偶抚"独幽"琴，忽有所悟，哂然道："当年中那朱云计矣！此真乃古今第一清雅奇绝之计！老夫也实愿中此雅计矣！"万般感慨之余，尤自欣慰。那朱云善于识人用物，由此可见。她和王阳明这双对手，竟以一张"独幽"古琴化解终了。可谓奇谈！

再后来王守仁逝世，后人于其故居的墙壁上发现已脱了弦的"独幽"古琴，可见此琴伴其终生。唐琴"独幽"，也自被后世列为中国古代十大名琴之一。王守仁之后，"独幽"琴清纯之音不再复现，或已被那王守仁的心性吸尽了吧。

第二十四章　云空寺

朱云用心良苦，以"独幽"琴施以雅计，自令杨开暗中啧啧称奇不已。

杨开这时从怀中取出了那只银鼠，说道："云姑娘昔日既然已现身徐州，为何不相见？只是令人送去了这只银鼠？"

朱云听了，上前将银鼠取过，笑道："物归原主了！你当时在陆家除了诊病，还要相亲，送你这银鼠，应知我意。"

杨开听了，笑道："哪里有什么相亲，认下了一个姐姐倒是有的。"

朱云似乎已知大概，笑道："这倒也是你的福分。"

"云姑娘，自京城一别，你还好吧？"杨开随后关切道。

朱云笑道："放心好了，生死门的人自有逃生的特殊本事。你那个昏君朋友还奈何我不得。目前只有这个王守仁还算是个威胁。"

再行论及生死门的事。

朱云说道："生死门从春秋战国历经各朝各代至今日，门中也自有修史记述之人，自较各代史官记载的更近于真实，可谓是真正记下了各朝代的兴衰荣败。简而言之，就是两个字'杀人'。争权夺势时杀人，做了皇帝时忘乎所以时杀人。尤其是今日的明朝，朱家的子孙好像与所坐的江山有仇一样，无所不用其极地进行着败坏。所谓的明君圣主，明臣良相，无不是乘了百姓的尸体在血海中沉浮，你方唱罢我登场而已。"

杨开听了，心中暗讶道："云姑娘所言实是亘古未闻之论！"

朱云接着说道："人一旦做了皇帝，便是圣贤也要脱去原有的伪装，因为无上的权力自会激出原有的和未曾有的邪恶来。所以生死门虽有夺取天下的能力却不敢为之，因为恐和各代的帝王一样遭灭门之祸。所以生死门一脉传承，三十六部蛰伏江湖间，冷眼看世间变化。虽偶涉及世事，但却动摇不了其根本。这便是生死门的'长生'之道和其宗旨。大凡世间事物不至其极，便无有死时。"

"高论！"杨开立时感慨道。此时，更对生死门刮目相看。

"好了！不谈这些令人败兴的事了。"朱云这时笑道，"杨开，你可否随我去寻找生死门三十六部中的'天医部'?"

"天医部!?"杨开闻之一怔。以前在京城杨家老宅时，曾听朱云提起过。

朱云说道："我生死门三十六部中早有天医一部，至今仍处在蛰伏状态。你既有志于医道，我便为你启动它便是。而且民间传说中的天医门其实便是我生死门中的天医一部。天医门据说得封于周天子，春秋之后便不显于世了。后被我生死门中的前贤收入生死门中，一直蛰伏江湖，未曾现世。根据生死门保存的资料得知，天医一部，有着非常神奇的天医医术。"

"传说中的天医果真还存在于世！"杨开听了，惊喜不已。

杨开曾在《大医要术》中得知，天下医道，大体上可分为三途，一为天医，二为世医，三为鬼医。鬼医门的本事，在鬼医莫道生那里见识过了。唯天医一门，总以为是医林中的传说。

朱云说道："生死门启动天医部历史上也仅有两次，那是在唐代和宋代，生死门为了救治门内重要的人物而临时启动了天医部，请其医中高手救活了两个生死门中的重要人物。没有特殊情况，生死门不会轻易去打扰天医们在世外的清修。天医部的医家世代都在研究天医医道，据说有活死人、肉白骨的本事。我现在为生死门门主，有权临时启动天医部。一是为了你有个机会学习一下天医医术，二也是好奇，想看看这个天医部究竟有何神奇的医道。还有一点就是，我未能追查到的金匮玉函，就是天医部曾秘藏的东西，只是不知什么原因流落民间，失踪了几百年了。既然没有追查到那件金匮玉函，但玉函中所载的《生死书》内容，天医部应该有所保存。找到天医部，也就会知道《生死书》的内容了。这里面不仅有医家的秘密，更有生死门的秘密。我这个生死门的门主，也要搞个明白才是。"

原来朱云未能得到金匮玉函的下落，也自好奇《生死书》的内容，所以便想启动天医部。当然，更为主要的原因是为了方便杨开学习天医。

"谢谢你，云姑娘，你总是能为我带来意外的惊喜！身为医者，若能见识到传说中的天医，见证天医神术，这才不枉为医者。"杨开这时颇显激动地说道。

"你高兴就好！"朱云笑道，"生死门存在本朝的一十二部，我们至今也仅是启动了其中的六部而已，我也是想知道其他各部现在的情形。启动天医部，也是为了这世间多一个天医医术治病救人的机会。否则天医们医道再高，不施治于人，隐居世外，也是学而无益不是。当然了，也自有天医隐了身份游医天下，以验证天医之道和展现医者的济世之怀。江湖上传说中的那些神乎其神的神医们，后来再找寻不到踪迹的，有可能就是来自天医部的天医们。"

"看来传说中的天医是存在的。"杨开兴奋地说道，"其实世间许多神奇而神秘的医术，就是得益于天医医道。天医，才是真正的医道！是世医的源头。"

"当然了。"朱云随后神色一肃道，"天医部的真实情况我现在并不清楚。他们有多少人，以什么方式存在，都还未知，只知道他们隐居的地名叫做'天外天'。我手头上仅仅有天医部古老的联系方式。并且过了这么多朝代，能否联系上，还未可知。"

"天外天？"杨开讶道，"果然是世外之地。"

朱云说道："现在倒是获知，叫做天外天的地名，多为风景奇佳之地，天下共计有十六处。先前已是派人查看和排除了十四处，刚刚得知，关外也排除了一处，还剩下一处。只有找到了真正的那个天外天的外围，才能以古老的联系方式联系上天医部。这最后一处是在十万大山中。一些旧有的资料表明，十万大山中也隐藏有一个天外天。并且我的人已查过了，那里有一个神秘的所在叫神农谷，隐居着医林中的高手，极有可能就是我们所要寻找的天外天。"

"我们明日就出发前往十万大山。这次将你截下随我们同行，也是天意使然。你这次计划出关应该也是办重要的事情吧，待我们从天外天回来，如果有可能的话，我可以随你一起出关，到辽东走上一回。"朱云说道。

"如此甚好！"杨开欣然道，"出关要办的事日后再和你说。先找到天外天也是好的。要不是出了意外，已经出不得关了，此行是不能改变的。"

朱云说道："有些事情不是人力能改变的，当顺天意吧。"

待朱云去了，杨开忙到枣儿房间，将寻找天医部及天外天的事和她说了。

"天外天！"枣儿讶道，"这个云姑娘行事从不循常理，每每生出意外之举。京城内已是将你折腾了一回，这次又要折腾到天外天去。我看哪，她不磨尽了你好奇的性子是不会罢休的。"

杨开笑道："说得也是。云姑娘总是给人带来一种惊奇和新鲜的感觉。"

"所以令你欲罢不能了！"枣儿一语双关道。

"唉！我最担心的事情还是发生了。哥，我知道此番劝不了你了，但是你一定要牢记王大人和你说过的那些话。"

"我晓得。"杨开应道，"此行意义重大，我不得不去。"

"这一路上也是不好走呢！沿途要经过许多关口的官兵盘查。稍有不慎，生死门的人和官兵起了冲突，你就脱不了干系。将有同党之嫌，事情就要闹大了。"枣儿忧虑道。

"这些不要担心。"杨开说道，"我相信云姑娘和生死门的能力，不会令我们陷入险境之中的。"

"希望如此吧！唉！该来的总要来的。不过与谨慎的云姑娘在一起，可以避过我们身后那些来历不明者的追踪。"枣儿无奈地摇了一下头。

与朱云的意外邂逅，以及寻找天医部和天外天的事，着实令杨开兴奋不已。

第二天一早，朱云那边备下了两辆马车，朱云乘一辆，杨开和枣儿乘一辆。本是朱云邀请枣儿同乘一辆的，枣儿未同意，朱云一笑，便由了她去。然后在十余骑的护送下，一行车马起程而去。

一路上不断有人接应和传递信息，显是前行路上早有生死门的人做好了各项准备。那朱云在车内处理着门内大小事务，忙而不乱。

枣儿暗里对杨开惊叹道："云姑娘走到哪里都有人接应，生死门的人无处不在。即使在目前朝廷缉拿生死门人甚紧的情况下，仍旧活动正常。"

"是啊！再加上生死门有一个深谋远虑、指挥若定的门主，朝廷还真是对生死门没有法子呢。即便王大人那边也不敢对生死门直接下猛药，只能缓缓图之，否则有激反之虞。王大人那边虽是不说，我已是感觉到了。"杨开感慨道。

"一个女人，能做到连男子都不能做到的事，真是难为她了。"枣儿也不得不生敬意道。

行至傍晚时分，马车在一座大山脚下停了下来。

随闻已下了车的朱云唤道："杨开、枣儿，出来吧，我们今晚在这山上的云空寺歇息，可能要连住上一两天。前面的路不太好走，待探路的人探明了路况再说。"

杨开跳下车来，说道："前面路上，官兵可是查得严吗？"

朱云笑道："有些小麻烦而已。不用担心，会有人去解决的。况且此行路上所有的麻烦事，都会被解决在我们到来之前。"

"怪不得王守仁一直追查不到你的踪迹，原是行程上做得这般严密和谨慎。"杨开心中讶道。

"这云空寺主持为我旧识，且去与他叙叙旧吧。"朱云说着，寻了上山的石阶，先行攀上。

杨开和枣儿随于后面跟了。护送的人马，却不再顾及山上诸人的安全，引了一行车马转到旁边去了。

山路遥遥，于那半山腰上，果有一座古寺隐于苍松翠柏之中。偶闻暮鼓声起，荡于山谷之中，令人精神不禁一肃。

远远见有一老僧率了两名小和尚迎下山路来，不时抬手挥臂与朱云这边打着招呼，显是事先得了通报。

"这云空寺内的僧人，怕也是生死门中的人呢。"枣儿轻声对身边的杨开说道。

杨开闻之一笑，也自轻声应道："在云姑娘身边发生什么样的事来，都不足为奇。"

"了然大师，别来无恙！"朱云朝已走至近前的老僧，拱手一礼笑道。

那了然大师合掌止步应道："阿弥陀佛！闲居山野，莫论好坏吧。"

"这是我的朋友杨开和枣儿妹妹，今晚要讨扰宝刹了。"朱云说道。

了然大师朝二人点了一下头，随后请大家进寺。

待进入山门，一座规模不小的云空寺呈现眼前。大殿内香气缭绕，传出来阵阵诵经之声。

杨开和枣儿被两名小和尚引进了一间客房，随有茶水和斋饭送上来。朱云则随了然大师绕过大殿朝后面走去。

待到了一房门前，了然大师合掌一礼，便自退去了。

朱云站在门前整理了一下衣襟，轻轻咳嗽了一声，而后慢慢推开了房门，悄声唤道："父亲，云儿来了。"

随闻屋中一人爽声笑道："好女儿！怎么耽搁这么久才来看我……"

原来是那朱四通藏身在这云空寺中。

杨开和枣儿用过了斋饭，又候了好一会，才见朱云笑逐颜开地走了过来，显是遇到了什么开心的事。

"刚刚接到山下传来的消息，前面的路已顺利打通。明天一早我们就可以继续前行了，不用在此耽搁了。"朱云笑道。

"那也用不着这么兴奋吧？"杨开心中讶道。

"对了，了然大师还要和我讲些佛法，就不陪二位了。这云空寺后山的风景极佳，乘天还未黑，杨开，你且带了枣儿妹妹去走走吧。"朱云说完，便自一笑去了。

"云姑娘今天有些反常啊！"杨开说道。

"谁说不是呢！能呈现出正常女孩家的欢喜态，一定是遇到了什么令她开心的事了，或者说是什么人了。"枣儿说道。

"满寺的和尚，又能遇见谁来。"杨开说道。

"好了，云姑娘说云空寺后山风景极佳，我们且去闲逛一会吧。"杨开起身道。

"随你了。"枣儿应了一声，也自跟了上去。

这云空寺后山果是风光奇绝，尤其是对面一道瀑布从高耸的崖壁端滑落，是如一条白练从云空中垂下，激得潭中水气弥天。

周围山体尽是石块，少见泥土。那苍松透石生长，其他草木，也多破石而出，点缀崖顶壁端，天工造物，婉若盆景，殊为奇丽。

"真是如临仙境一般啊！"枣儿欢呼道。

就在杨开和枣儿站在这边的石板上观赏对面瀑布的时候，身后传来一人爽朗的声音道："喂，年轻人，最好距离崖端远些。这里风光醉人，看得久了，尤可令人神迷。有时辨不得脚下路径，便会跌落山崖。"

杨开和枣儿闻声，回身看时，身后不知何时来了一名灰袍老者，精神矍铄，二目含光，笑里藏威。

"多谢老人家好心提醒。"杨开抱拳谢道。

"你可是杨开公子？"灰袍老者上下打量着杨开，不住点头，时呈惊喜。

"正是晚辈，不知前辈如何晓得晚辈名姓？"杨开讶道。

"哈哈哈！"灰袍老者仰头笑道，"是那了然和尚说的。说是今天寺里来了一位年轻的公子和两个女娃子。那公子姓杨名开。除了你，当无别人了。"

"哦！原是这样。"杨开应道。

"杨开公子果是一位极为清秀雅致的人物，女娃子眼光不错啊！"灰袍老者哈哈一笑，转身去了。

"喂！你这老人家，胡说些什么啊！"枣儿臊得一脸绯红，责怪道。以为灰袍老者错将二人误认为一双小情侣了。

灰袍老者不再理会，大袖摆动，径直去了。

"这位老人家不明就里，口无遮拦，也莫要怪他吧。"杨开摇头苦笑道。

"此人好是古怪。那神态倒是像极了一个人呢！"枣儿颦眉道。一时间倒也想不起那个人是谁来。

二人复回到寺内，寻不见朱云的人影。天色已暗，只好各自回房歇了。

待第二天一早，朱云倒是主动过来了，和杨开、枣儿二人一起用了斋饭。接着由那了然大师亲自送到山门外。三人这才离了云空寺，沿着石阶下山去了。

此时山脚下，已候了一溜车马。车马未变，护送的人却尽数换了。

"杨开，过来和我说说话，好吗？"朱云那边唤了正要上马车的杨开。

已先上了车，正坐于车内的枣儿听了，努了一下嘴道："哥，人家唤你哪，过去吧。"

杨开听了，笑了一下，转身朝朱云这边走来。

"上车说话。"朱云摆头示意。

二人先后上了车。朱云随朝车帘外挥了挥手，一行车马启动。

朱云望了望有些拘束的杨开，笑道："这个枣儿妹子把你照顾得好是周到。人也机灵得很，就是担心你误入歧途呢。"

杨开应道："她也是一片好心，主要也是在三舅和王大人那里多听了些话。"

"谢谢你，杨开！"朱云感激地说道。

"为何谢我？"杨开茫然。

朱云笑道："以前我主持内行厂时，你和我走得近些倒也罢了。现在我成了朝廷通缉的要犯，你仍旧应邀同行，不怕受到牵连。"

"那是你和朝廷的事，与我们之间并不相干。"杨开应道。

"你有此胆魄，不仅我敬你，生死门中的人也都敬你。这才是无论祸福，都不离不弃的真心朋友。"朱云颇有些动情地说道。

"要说谢，也应该是我谢你才是。"杨开说道，"你身份特殊，但始终未生害我及利用我的心思，并且帮助尤多。"

朱云闻之，一笑道："我怎么能害你呢。要知道，你是买了我的，我的主人。"

杨开听了，也自欣然一笑。

就这样，一行车马走了月余，横穿数省。前面因有生死门的人打点通关，一路上倒也未受到丝毫的惊扰。这一日，便已接近了十万大山。一行人马暂且在山外一镇子上进行休整，等候消息。

生死门的人包下了一家客栈，不令外人住入。

一房间内，朱云坐在桌前研究十万大山的地形图，同时对旁边的杨开和枣儿说道："山中地势险要，山路难行，又多有虎豹狼群伤人。且时有强盗出没，劫财害命。所以自古十万大山中少有人行，也自成为了那般避居世外的桃源之地。山外曾有传说，十万大山中隐藏有一处神农谷，里面居住的医家医术高超，有活死人之术。时有谷内的医家外出游医，在世间留下了很多传奇。"

"这么说，神农谷就是生死门天医部隐居的天外天了。"杨开说道。

"有这个可能。"朱云说道，"目前已有多路人手进山探路，一有特殊发现，会传消息出来的。我已令那些人在山中多处路口留下了联系天医部的古老暗记。如果有天医部的人看到，也会和我们联系。当然了，他们要确定我们的身份，同时我们也要确认他们的身份。互相验证的复杂过程也要等上几天的，然后天医部的人才会将我们引向神农谷。否则仅凭借我们自己的力量，在十万大山中寻找一座神农谷，无疑是大海捞针般的困难。所以说，启动生死门中任何的一个部，都不是一件简单的事。有些部潜伏江湖，隐藏得极深。几百年间都未曾启动，在这种失去联系的情况下，有的部甚至都有另立门户的想法。所以在我有生之年，我要尽可能地将存在中原的十二大部都联络上，要能将海外独立发展的那些海外部联系上更好了。三十六部齐全，无论海内外，天下大事尽在掌握之中了。"

枣儿听了，脸色微变了一下。朱云心志太大，一个生死门，恐难满足她的志向。

"当然了，生死门的宗旨是万世生存，不是一时间的主宰天下。我们所做的一切，都是为了令生死门能够生存传承下去，不会与天下各种势力争锋的，也无那个必要。只要不妨碍我们的生存，便两不相犯。"朱云似乎瞟见了枣儿的神态，接着说道。

"门主，属下有事禀报。"门外有人轻声唤道。

"进来吧。"朱云应道。

杨开和枣儿见生死门内部有事，他们两个外人不宜旁听，起身欲走。

朱云抬手止了道："你二人暂且勿动，现在的消息都是关于寻找天医部的，所以一齐听听也无妨。"

杨开和枣儿听了，这才复又坐下。

一名汉子进来拱手禀报道："门主，我们打听到这山外有一名药商，常年和山里一伙不明身份的人交换物品。据那药商说，这伙人每年只出山一次，运出来的药材却是质地上乘，药品极佳。商药每年则为他们备下一批生活必需之品。如粮食、盐巴、油、棉布衣料之类。双方易货之后，那伙人便马上转回山里。从此事来看，那伙运药材出山的人，极有可能就是神农谷的人。"

"不错！"朱云听了，兴奋道，"问问那个药商，山中的那伙人何时再运药材出山？"

那汉子应道："属下已问过了，他们的易货时间应该在秋后，距离现在还有两个月。"

"那太久了。"朱云听了，摇了摇头。

"如此看来，神农谷中的人还应该有其他时间出山来购置生活必需品，那么就有机会看到我们留下的联系暗记。"朱云说道。

"再去问问那药商，关于那伙山里人的一切情况都要问出来。"朱云吩咐道。

"是！"那汉子应声去了。

"质地上乘的药材，只能出自神农谷了。生活在神农谷天医部的人，是在以药养谷，天外天应该是神农谷的另外一个称呼了。"杨开说道。

"如果我猜得不错，这几天应该会有天医部的人和我们联络。"朱云兴奋地说道。

第二十五章　天医开物

就这样，三四天的时间过去了，再无消息传来。

这日，杨开坐着无聊，于是一个人到街上闲走。十万大山地处西南边陲，当地人多为土族，服饰装扮也与中原有异。民风彪悍，男子挎刀饮酒，醉则卧街不起，也自无人敢扶他；妇人则赤足担柴，手提一筐，筐内盛一婴孩，健若男子，奔走如飞。

杨开见前方有一家酒坊。买了一碗米酒，却是酒性太烈，不堪饮，与了两钱便去了。

"杨开小友，这里饮上一杯如何？"旁边忽有人相唤。

杨开转头看时，在街旁边一家茶肆里，坐有一中年人。面色如玉，长眉俊目。头戴对角方巾，后飘双带。身罩对襟直领，大袖敞口的浅色鹤氅一件。内裹青袍。腰间隐露剑柄。

"阁下是……"杨开见之一怔，此人面生得很，并未谋面。

"在下陈锦中，见过你的。"那陈锦中笑道。

"在下好像未曾与陈先生谋过面？"杨开讶道。

"现在不是见过面了吗。杨开小友，可否赏脸，共饮一杯。"陈锦中伸手让请道。

"咦？"杨开感觉此人的声音似乎有些熟悉。不错，在姐姐陆彩英的家中，还有在和樟树药帮的事情结束后，在一客栈中，外面都有此人的声音留下。随后不见其人。也就是枣儿说的那个"过路的神仙"。

"此人是何人？如何又跟踪到了这里？便是生死门的人都未能将他摆脱开。"杨开心中立时一惊。

稍犹豫了一下，杨开还是走了过去。他想探探此人的虚实。

"不知陈先生有何指教？"杨开走到那人对面说道。

陈锦中指了一下桌上的酒杯，示意先饮此杯再说话，也是互相有种信任的意思。

杨开见了，端起酒杯一饮而尽。

"好！痛快！"陈锦中笑道。

"阁下是何人？到底有何指教？"杨开问道。

陈锦中闻之一笑，见左右无人注意这边，低声道："杨开，你好大的胆子，竟还敢和生死门的朱云混在一起，就不怕被诛灭九族吗？"

"阁下到底是谁？"杨开一惊。

"陈某乃王守仁大人麾下，南京太仆寺监察使，负责缉拿盗匪。受王大人指令，暗中保护你。"陈锦中说着，从怀中掏出一块太仆寺的腰牌来，让杨开看了一眼之后，又收了回去。

"王大人不是在保护我，而是让你来监视我。我还以为王大人光明磊落，不会做此龌龊事呢。"杨开呈些愤慨道。

"你错了。"陈锦中说道，"是王大人发现有宁王府的人在暗里跟踪你，虽然不知是何缘故，但是为了你的安全，于是命令陈某一路暗中保护。不错，王大人也自预见到了你会和生死门的朱云再次相遇，不过吩咐过我不要介入，只要保护你的安全即可。"

"是真的？你未将云姑娘的行踪通知王大人？"杨开疑道。

陈锦中左右看了看，见仍旧无人注意这边，于是低声道："王大人的命令只是让我保护你，未涉及生死门的事。也再三强调在保护你的过程中不要介入生死门一案，所以并未将朱云此次的行踪通知王大人。不过，朱云的行踪也基本掌握在王大人的手中，只不过还未到将她捕拿的时机。这天下毕竟是大明朝的天下，还容不得生死门兴风作浪。我今天见你，也是代王大人传个话，你和那朱云应当适可而止。王大人即将对生死门有大的行动，不想令你卷入其中。"

"我的事，还用不着别人来干涉。"杨开说道。

"我的话就说到这里，你且好自为之。现在宁王府的人已不再跟踪你，我的使命也已完成，当回去向王大人复命。杨开小友，何去何从，你还需仔细掂量。"那陈锦中说完，起身去了。

"我和云姑娘一起于路上走了这么多天，都没有事，看来这个陈锦中果然未将云姑娘的行踪泄露给王守仁。也是王大人不想利用我来查找云姑娘的行踪。枣儿猜得不错，果是有宁王府的人在追踪我。陈锦中此番回去向王守仁复命，必要说出我们现在所在的位置。不过他还不可能知道我们下一步的行动。只要在几天内离开这里，陈锦中便不会再查到我们的去向了。这个人很厉害，竟然一路跟踪到了这里，而生死门的人竟然未发现。可见是个高手。"杨开想到这里，揣着一肚子心思回到了客栈。

此时见朱云和手下的人出去了，便来到了枣儿的房间，将遇到陈锦中的事情向她说了。

"什么，这个陈锦中是王大人派来的！"枣儿听了，惊讶不已。

"此人也就是那个过路的'神仙'"杨开说道。

"怪不得他能一路追踪上我们。而云姑娘的行踪，他不可能一点都没有通知王大人。也可能真的如哥所说，王大人现在还真是不敢动云姑娘，否则真的能将生死门激变。所以现在还没到全面围剿生死门的时候，王大人仍旧在做着布置。即将有大的行动，也是在等待相应的时机。"枣儿说道。

"这件事，我们用不用和云姑娘说？"杨开道。

"暂且不用。"枣儿说道，"以云姑娘的精明，应该早已做好了应对王大人的准备。待我们此番找天医部，从天外天回来后，再提醒一下云姑娘，王大人即将对她有所行动。如果让她知道了一个官府的人跟踪了我们这么久，并且这个人又是哥引来的，难免多心，也必会令生死门的人对我们起猜疑。日后就不好相处了。虽然，这不是我们的过错。"

"也只好这样了。"杨开无奈地说道。

"杨开，枣儿，在吗？"这时，门外传来了朱云的声音。

杨开忙开门迎了道："都在呢！"

朱云迈进来，笑道："一切顺利，今天果然有神农谷的人联系上了我们。现在双方正在核对联络的暗记。这里面程序较复杂，要用上几天。对方来的人说了，一旦确认无误，会马上将我们引至神农谷。"

"那真是太好了。"杨开高兴地道。他现在希望，离开这里愈早愈好。

"我们也要做好进入神农谷的准备了。"朱云说完，转身又匆匆地去了。

"枣儿。"杨开这时临窗望了望街面，回身对枣儿说道，"在进入神农谷之前，我们一定要注意这里的安全。如果真有异常，必要通知云姑娘，及时撤走。"

"我会的。"枣儿应道，"不过请哥放心，云姑娘行事谨慎，这里的外围必有生死门的人在监视。一旦发现有大队的官兵出现，会及时报告这里的。前有十万大山可进，所以用不着过于忧虑。"

杨开听了，心下稍安。

三天之后，朱云带了杨开和枣儿见了两个陌生的人。他们是来自神农谷的信使。核对了一组古老的联络暗记之后，自令这两名信使兴奋异常。生死门不仅联系上了他们，而且是门主亲至。

也就在当天，两名神农谷的信使带着朱云一行人进入了十万大山中。并且在山中走了两天的路程，于第三天中午时分，忽有药香扑鼻，前方现出一谷口来，乃是那神农谷到了。

神农谷倒也名不虚传，这里到处都种植了各种药材，漫山遍野，满目皆是。谷地中坐落着十几排木制精舍。随见有一群人迎了上来。

"那就是我们神农谷谷主陈光。"一名信使指了前面人群中领队的一人说道。

此时见那陈光快步过来，见了朱云，立显恭敬地道："属下为天医部司药，掌管神农谷，负责天外天的部分外围事务。"

"哦！是吗！这里还仅是天外天的外围！"朱云微讶道，"没想到天医部发展成如此规模！倒是超乎了我的意料。"

"这里原来还不是天外天！"旁边的杨开和枣儿听了，暗里惊讶不已。

陈光这时道："天医部几百年来虽然未能和生死门总部联系上，但时刻在做着和总部联系的准备。没想到门主亲自来了，更没想到门主如此年轻，实为天外天的荣幸。"

朱云笑道："你其实没想到生死门的现任门主竟然是一位女子吧。"

陈光应道："这倒也不算什么意外，生死门以前的门主中曾有一位还是九岁的孩子呢。"

"是吗！"朱云听了，颇感意外之余，欣然道，"看来我还不算是最年少的了。"

杨开在旁边听了，暗中惊讶不已，不知道那个九岁的孩子如何能担当得起生死门门主的大任。

陈光道："天外天与世隔绝，外人无从知晓。从神农谷到那里还需走上一天的山路，所以还请门主在神农谷稍作歇息。属下即刻派人进入天外天禀报，以令那边的人有所准备，明日由属下陪同前往。生死门门主能来到天外天，千百年来，当属第一次。这是天外天的一件盛事。"

朱云听了，满意地点头应了。随后和一行人等被安排在了数间精舍之内，进奉的饮食皆为别致的药膳，味道绝美。

陈光自在一旁介绍了这些药膳的药理作用，于人体有何补益。其所述药理又与书载的有所不同。食补脏腑之偏，且是应天时而补。

用过药膳，众人行了一天的山路，暂且安歇。

即将进入天外天，杨开激动之余，自是闲不住，一个人来到陈光的屋子里找他说话。陈光此时已知道了杨开不是生死门的人，但是他已经从杨开和朱云的身上瞧出了一点端倪来，身份当是特殊得很。见是杨开来访，忙热情地迎了。

待落了座，杨开说道："晚辈来这里还想向前辈请教些东西。"

陈光笑道："杨公子既然是门主的朋友，就不要客气。"

杨开说道："适才听了前辈对于药物的一些高论，深以为然。"

陈光说道："药之为药，有些并不是采集来就能用的，还需炮制，甚至于炼制，才能成为真正意义上的药。"

"炼制？"杨开闻之讶道，"可是如禹王鼎一般的炼制吗？"

"禹王鼎？"陈光闻之，惊异道，"此物乃我神农家第一炼药神器！天医部天外天世传的《天医开物·神器篇中》列为第三的。你是怎么知道禹王鼎的？"

"晚辈见过。"杨开低了头，叹息了一声道。自是想起了极有可能被禹王鼎炼化的师父董岳峰。

"你见过的是公鼎还是母鼎？"陈光忙问道。

"这禹王鼎乃石造之物，竟然还能分雌雄？"杨开讶道。

陈光道："那是自然。万物负阴而抱阳，都是阴阳共存的。禹王鼎可是分为雌雄两尊的。只有将药料分别在雌雄两鼎里烧炼过，人才能服用。并且经过禹王鼎简单炼制过的药物，药力都能提高十倍甚至百倍以上。"

"可否能炼制出不死之药？"杨开忙问道。

"当然能炼制出令人长生不老的丹药。能令人活上千年以上那是胡说八道，不过活上一二百年是很正常的。经过禹王鼎炼出的长生丹药，尤能强人气血精神，时常服用，自然会保你长生难老了。你见过的禹王鼎有何特殊功能和奇怪现象，说来听听。"

杨开说道："这尊禹王鼎可令投进鼎内的物体自燃，很快成为灰烬。"

"阳气罡烈！此为禹王鼎中的那尊纯阳雄鼎。"陈光说道，"不懂得禹王雄鼎的炼药方法，自然会令投进鼎内的药料被烧毁。并且这雄鼎内炼制出来的药物，乃具纯阳之性，人是不能服用的，否则便会中阳毒而死。只有具有纯阳之体的仙人才可服用。凡是经过雄鼎炼过的药料，再经过雌鼎炼制，有了阴阳调和之性，人才可以服用。"

杨开听了，心中恍悟道："看来师父和武连东并不知这禹王鼎同时有雌雄两尊，未能雌雄合炼，阴阳既济，才令那武连东中了阳毒而死。"

"请问前辈，禹王鼎如何会有这种神奇的作用？"杨开问道。

陈光道："禹王鼎乃为天生地长，鬼神莫测之器，人之智岂能知晓。这天地间有神奇作用的器物多了去了，谁又能一一解释。"

"你仅知雄鼎，而无雌鼎的下落，得之也无用。"陈光随后摇头道，"只有同时得到雌雄两尊禹王鼎，才堪称宝物，是为神器，自能炼制出想要的特殊药物。只存一鼎，也是如废物一般，便是炼出药物也是害人的，得之无益。"倒也懒得问杨开那尊雄鼎的下落。

"师父和武连东都是被那雄鼎害了。看来就算是拥有宝物，也不能滥用。"杨开暗中一叹。

"对了，前辈，刚才您说的天外天世传的《天医开物》是何奇书？"杨开问道。

陈光应道："《天医开物》乃我天医部天外天世传之书，载古今天下医家奇药、神器和诸般医药所用之品。譬如《神器篇》中，禹王鼎是被列为第三，列为第二的为轩辕九针，而列为医家第一神器的是可自然治愈人疾病的通天石。可惜这三样神器都是传说中的东西而已，实物还无人见识过。天外天仅保存有位列《天医开物·神器篇》中的第七的'如意天灸'和第九件神器宋时铸造的天圣针灸铜人。而在《天医开物·宝物篇》中列为第一的是金匮玉函，实则为玉函所记载的《生死书》。此物本为天外天镇天之宝，只是几百年前失踪了，天医部也找了几百年而未果。"

"金匮玉函所载的《生死书》竟然列为《天医开物·宝物篇》中第一位，且曾为天外天镇天之宝，可见其重要性。"杨开心中讶道。

陈光接着说道："《天医开物·宝物篇》中列第二位的是'归真图'。'归真图'本有三十六幅之多，并列为第二位医家至宝，天外天保存有十三幅。"

"天外天竟然能保存有十三幅'归真图'！占了全部'归真图'的三分之一还多。"杨开闻之，意外之余，大为惊喜道。

"再如《天医开物·脉法篇》中素女脉决列为第三，列第二的是太素神脉。"陈光又说道。

"太素神脉仅为第二位！"杨开闻之讶道，"那么在《天医开物》中占第一位的脉法是哪种？"

"当然是可诊万物阴阳盛衰的天医脉法了。"陈光应道。

"天医脉法！可诊万物之盛衰！"杨开听了，惊异不已。这般脉法，当是近于太素脉中最高的境界感脉了。

"至于《天医开物》中的《奇药篇》，已独成一书《神农宝鉴》，为我神农谷专用。其中所载的世间奇药，医书不载的就有上千种之多。你若感兴趣，回头取了你看。至于《天医开物》全书，你随门主进入天外天后，自会有机会看到这部包罗医学万象的博物志。并且内容上世代都有更新的，每隔二十年，根据实际的情况变化重新排列。又譬如里面所载的《针法篇》和《医者篇》中，就包含了当今医林中的九大奇针针法'凌氏针法'和'六神针法'的使用者凌云和高武。因都是济世针法，不列名次。天外天每年都有出游的天医到天下游医诊病，收集相关的医家、医事资料，以补充《天医开物》的内容。世人所知的，里面都有，不知道的，里面也有，无法想象的更有。"陈光说道。

"天外天，果然是医家的天外之天！"杨开惊叹道。

"那是当然。"陈光得意地说道，"一名真正的天医，当晓阴阳之运化，五行之妙用，以天地间万物为药。天医眼中，只有将死之人，没有不治之症。待你随门主进入天外天之后，还会有更多的惊喜让你来感受。那里是医者的天堂，医道的圣殿。上古黄帝、岐伯，中古扁鹊，后世华佗，都入天医之属。古代的那些神医们，多是与天医一族有过联系而晓些天医医道的。"

"天医眼中，只有将死之人，没有不治之症！"杨开沉吟道，"这不也是世医中的大医之道吗！"

第二天一早，朱云、杨开等人刚用过早饭，陈光便率人来迎了，还备了三顶竹藤编制的软轿。

陈光上前恭敬地道："禀报门主，山路崎岖，特备了三顶软轿为门主和杨公子、枣儿姑娘代步。"

朱云笑道："你想得倒也周全。"随后招手唤了杨开、枣儿上了软轿，一行人等离开了神农谷朝山里行去。

一路行来，所见更是峰奇岭秀，层峦叠嶂，草木馥郁，香气袭鼻。更有那落花飞英铺掩路径，厚约寸许，如踏锦绣绒毯一般，飘然而行。

行至午时，前方忽现一汪碧水，呈现出一面宽阔的山中湖泊来，两侧悬崖峭壁高万仞，唯一水可通。此时岸边早已等候了数叶轻舟。数名青衣人持棹而立。

待软轿落地，陈光疾步上前朝朱云拱手一礼道："门主，属下暂且送到这里，还请门主下轿易舟，渡过这月亮湖和通天洞，天外天就到了。"

朱云颔首。杨开早已下了轿子，过来伸了右手欲请朱云搭扶下轿。朱云见了，感激地一笑，抬手扶了，也自离了轿子。旁边的枣儿见了，暗里摇了摇头。

一行人等随后上了那数叶轻舟，载之离岸而去。

"神农谷防护于外，天外天深藏于内，没想到这大山深处，还有着天外之天！不过寻去那里也是曲折，水陆双行，若无人引路，外人果是寻不到的。"杨开立于船头感叹道。

旁边的朱云说道："天医部隐居天外天，早已自成一族，也就是天医族。世代延习天医医道，医风鼎盛，其医术之神奇高超，是外界所想象不到的。"

"谢谢你，为我寻找到了传说中的这一医家圣地！"杨开感激地道。

朱云闻之笑道："京城的太医院满足不了你，我只有另寻佳径了。此行虽为你而来，不过也与那件未能追查到的金匮玉函有关。我也想了解一下《生死书》的内容及生死门的历史。况且生死门的秘密太多了，虽为其门主，也自有不知的秘密。"

水上行了约有半个时辰，忽船头一转，拐进了旁边一水洞。此洞颇宽敞，可容两船并行。却是深不可测，前方深邃无边，待光线暗时，船上人燃起了火把。这当是那陈光说的通天洞了。

通天洞内水道纵横交错，四下广延开去，幽暗无光，阴气逼人，最是静得可怕。生人至此，必会迷失了路径。那驾舟之人却是驾轻就熟，一路行去，无所阻滞。

在黑暗的水道中行了大约一个时辰，前方隐现光亮。应该是那通天洞的尽头了，也就是天外天的所在。果是别有洞天。

"天外天到了！"杨开按捺不住兴奋的心情。

朱云笑道："天外天果是隐蔽得很，实在是一处绝佳的避难和避世所在。桃花源也不过如此呢。昔日主持内行厂时，就曾借朝廷秘藏的资料搜遍天下间的异域秘境。奇险秀绝，倒是被这天外天占尽了。"

"生死门的能量实在是太大了！"杨开不禁感慨道。

"杨开！"朱云轻声相唤。

"什么？"杨开回身应道。

"可否愿意和我一同掌管生死门？"朱云说着，目光却转向了水道两侧漆黑的石壁。这一时刻，因为期待，乃至于不敢面对杨开。

杨开听了，犹豫了一下。这不是朱云第一次邀请杨开加入生死门了。但是三舅林成和王守仁再三叮嘱过杨开，和那朱云简单交往可以，千万不能加入生死门，因为那样有可能给自己招来杀身之祸，甚至于父母家族都将被祸及。朝廷缉拿生死门风声正紧，那个皇帝朋友朱厚照也在留意自己的动向，进而想从自己身上查到生死门的蛛丝马迹。杨开知道自己是不能加入生死门的，不仅是因为加入生死门受到门规所限，而且日后也无法面对朋友亲人的质问，当会处于两难的境地。抛弃其他的原因不顾，仅为生死门的安全考虑，杨开知道自己是不便也不能加入生死门的。尤其是王守仁昔日对自己语重心长的一番话更是有道理的，但是其中缘由又无法向朱云解释清楚。

"我不能！"杨开漫声应道，话中有无限的无奈。

朱云默然。杨开拒绝加入生死门，似乎便已拒绝了一切。昏暗中，传来了朱云一声轻轻的叹息……

前方光亮渐显，视野也自变得宽阔起来，数叶轻舟逐渐划出了通天洞。

（第三部完）
敬请读者诸君关注《医林志》第四部《生死书》